MÉMOIRES ET OBSERVATIONS

DE CHIRURGIE PRATIQUE.

MÉMOIRES ET OBSERVATIONS

DE

CHIRURGIE PRATIQUE;

Par le Dr Eugène Bermond,

Chirurgien chef-adjoint de l'Hôtel-Dieu Saint-André de Bordeaux, professeur suppléant à l'École de médecine, médecin adjoint de l'Hospice des vieillards, ex-vice-président de la Société chirurgicale d'émulation de Montpellier, membre correspondant de la Société royale de médecine de Madrid, du Cercle médico-chirurgical de Bruxelles, etc.

Vehementer certé optandum foret, ut medicus, casus, in artis exercitio occurrentes, præsertim notabiliores, plenissimè consignaret, atque hoc pacto artis medicæ incrementum promovere anniteretur. (F. HOFFMANN.)

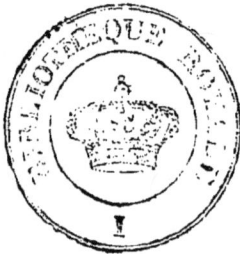

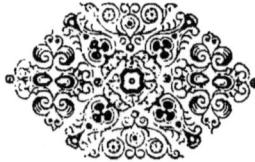

BORDEAUX,

Imprimerie de BALARAC jeune, rue du Temple, 7.

—

1844.

A Messieurs

Les Membres de la Commission des Hospices de Bordeaux,

DUFFOUR-DUBERGIER, *maire, président ;* Vicomte
PELLEPORT, *lieutenant-général, pair de France, vice-président;* WESTEMBERG,
député ; MAILLÈRES, MATHIEU, *chevaliers de la Légion-
d'Honneur ;* Sylvestre DELBOS *et* L. FAURE,

PROTECTEURS DE L'INFORTUNE, AMIS DE LA SCIENCE.

Aimer et soulager les malheureux, en leur prodiguant,
dans la sphère de mes attributions, tous les bienfaits de
l'art médical, tels étaient les devoirs que me dictait votre
haute philantropie. Puissent mon zèle et mes efforts n'avoir
pas été au-dessous de votre attente !

E. Vermoud.

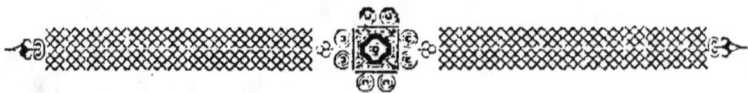

PRÉFACE.

De tous les matériaux nombreux que j'ai recueillis à l'hôpital Saint-André, il n'en est que quelques-uns dont le temps et des considérations diverses m'aient permis jusqu'ici la publication. Ils ont été réunis dans cet ouvrage.

Sous les titres de *Compte rendu* et de *Revue*, se trouvent exposés les cas chirurgicaux les plus remarquables qui se sont présentés durant deux périodes, comprenant neuf mois dans leur ensemble. Les faits y sont groupés systématiquement, et accompagnés de réflexions théoriques et pratiques. Rien n'est plus méthodique, plus précis, que cette manière d'écrire les annales chirurgicales d'un grand hôpital ; elle satisfait sur tous les points la curiosité du lecteur, et fournit au statisticien les élémens précieux dont il peut avoir besoin.

Cependant, pour éviter la monotonie, autant que pour avoir l'occasion de m'élever à des aperçus généraux, j'ai donné la forme de *mémoires* à des faisceaux d'observations qui se recommandaient par un intérêt spécial : *fractures des articulations , collections morbides du sinus maxillaire , luxations spontanées du fémur.*

Quelques observations relatives à des sujets importans de chirurgie , ou à des opérations majeures dont plusieurs appartiennent à ma pratique civile, ont pris isolément leur place dans ce recueil.

Les lésions organiques, les dégénérescences , les arthropathies , les maladies des organes génito-urinaires , l'ophthalmologie et autres grandes catégories , auront plus tard leur tour. Des documens précis ont été mis en ordre sur ces divers points ; ils attestent l'immense richesse du service chirurgical de l'hôpital Saint-André.

J'ai été secondé dans mes travaux par l'ordre merveilleux que MM. les docteurs Moulinié et Chaumet ont établi dans la disposition des nombreux malades qu'ils ont eu successivement à diriger comme chirurgiens en chef.

Tout le monde connaît l'architecture modèle du magnifique hôpital Saint-André , une des gloires monumentales de Bordeaux.

Les salles consacrées au service chirurgical, au nombre de six, dont deux pour les femmes, contenant chacune quarante lits , presque toujours occupés , donnent asile à deux cent quarante blessés.

Dans le service des blessés (hommes) , une salle est dévolue aux ulcères des jambes (n° 10) ; une seconde, portant le n° 11, placée, comme la précédente, au rez-de-chaussée , est spécialement affectée aux fractures et aux traumatismes ; une troisième (n° 17) est ouverte aux maladies des yeux, aux affections strumeuses et aux maladies organiques des os, formant autant de séries. Quinze lits garnis d'un double rideau, dont l'intérieur est en serge verte, représentent autant de *chambres obscures*, dont l'utilité est indispensable à la thérapeutique oculaire. Cette amélioration, qui fait honneur à l'administration, a été provoquée par le zèle philantropique de M. le docteur Chaumet. Enfin, la salle 18, en outre des maladies des organes génito-urinaires, renferme plus particulièrement tous les cas qui nécessitent d'une manière directe ou éloignée l'emploi de la *main armée*. Le voisinage de l'amphithéâtre de clinique et des opérations, rendait cette destination nécessaire.

Pour les deux salles des femmes, des séries successives de lits sont réservées à des catégories d'affections homologues. Il y a également une suite de lits spéciaux et convenablement abrités de la lumière, pour le service ophtalmologique (1).

On conçoit la singulière facilité que prête au pansement et à l'étude une pareille distribution, mille

---

(1) Les internes, au nombre de quatre, ont leur part de dix lits dans chaque salle, et sont aidés chacun, dans les pansemens, par un interne-adjoint et un ou deux externes. — Le chef interne, docteur en médecine, nommé au concours dans les mêmes formes indiquées pour la nomination de l'aide-major, dirige les internes, suit, pendant la visite, le chirurgien en chef qu'il aide dans les opérations, et ne pratique, en fait de celles-ci, que celles qui sont d'urgence. — L'aide-major n'a d'autres fonctions que celles de faire les interim du chirurgien en chef absent ou empêché.

fois préférable au pêle-mêle de la plupart des hôpitaux , où l'on rencontre un ulcère à côté d'un rétrécissement de l'urèthre , une tumeur blanche à côté
d'une fracture, une fistule anale à côté d'une cata-
racte, etc.

Les recherches scientifiques ne peuvent manquer de
recevoir une forte impulsion de l'harmonie savante
d'un vaste arsenal de maladies chirurgicales.

S'il m'a été possible de tirer un parti convenable
de cette foule de faits, capables de donner en quelques années une vieille expérience , je dois en faire
remonter avec reconnaissance l'obligation aux chirurgiens distingués dont j'ai été appelé à être l'auxiliaire.

COMPTE-RENDU

DES

FAITS CHIRURGICAUX

OBSERVÉS

A L'HOTEL-DIEU-SAINT-ANDRÉ DE BORDEAUX,

DEPUIS

le mois d'octobre 1837, jusqu'en janvier 1838.

MÉMOIRE

LU A LA SOCIÉTÉ ROYALE DE MÉDECINE LE 26 MARS 1838;

Par M. Eugène BERMOND,

DOCTEUR EN MÉDECINE, CHEF INTERNE DE L'HOTEL-DIEU, MEMBRE CORRESPONDANT DE LA SOCIÉTÉ ROYALE DE MÉDECINE DE MADRID, EX-VICE-PRÉSIDENT DE LA SOCIÉTÉ CHIRURGICALE D'ÉMULATION DE MONTPELLIER, ETC.

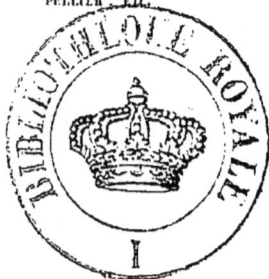

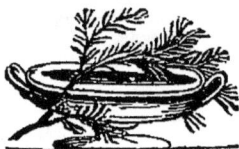

BORDEAUX:

Chez H. GAZAY, imprimeur, rue Gouvion, 14.

—

1838.

COMPTE-RENDU

DES

FAITS CHIRURGICAUX

OBSERVÉS

à l'Hôtel-Dieu-Saint-André de Bordeaux,

DEPUIS

le mois d'octobre 1837, jusqu'en janvier 1838 inclusivement.

MESSIEURS,

Lorsque la pensée m'est venue de vous présenter une revue quadrimestrielle conçue et exécutée primitivement dans un but d'instruction personnelle, je me suis laissé guider par la conscience du zèle empressé avec lequel vous accueillez les communications scientifiques. Dans un temps où la publicité est un besoin si vivement senti, il n'aurait appartenu qu'à un étroit égoïsme de garder le silence sur une foule de maladies intéressantes auxquelles ma position, à l'Hôtel-Dieu de Bordeaux, me fait un devoir journalier de prêter une active assistance. Dans le dernier quadrimestre qui vient de s'écouler, près de huit cents malades ont été reçus dans le service chirurgical; les

considérations diverses de diagnostic et de thérapeutiques auxquelles ils ont donné lieu, les détails nécroscopiques qui ont été recueillis, les résultats avan-
tageux qui ont été obtenus, forment autant de docu-
ments précieux nécessairement perdus pour ceux
qu'aucun devoir n'appelle dans l'enceinte des hôpitaux. Je sais que ces inconvénients ont été déjà neu-
tralisés en partie par les publications mensuelles du
bulletin médical, si habilement rédigées par M. Moulinié; mais celles-ci, n'ayant porté que sur un petit
nombre de faits épars, pouvaient-elles tenir lieu d'un
travail d'ensemble, bien qu'elles aient concouru à l'a-
bréger?

Il m'a semblé que, dans la rédaction de mon mémoire,
j'avais un double écueil à éviter. En exposant une série nombreuse d'observations, dénuées des réflexions
qu'elles m'ont fait naître, mes récits devenaient sans
vie et peut-être fastidieux. Si, au contraire je glissais
très-légèrement sur les détails, pour donner plus de
place aux interprétations théoriques, j'encourais le
risque d'être historien incomplet, et de vous ravir
quelques-uns de ces traits de lumière qui rendent une
question pratique susceptible de plusieurs solutions,
différentes peut-être de celles que j'aurais adoptées.
Afin d'éluder la difficulté, j'ai jugé convenable de ne
rien supprimer d'une part à la teneur des faits tout en
leur donnant la plus grande concision possible, et de
me borner, d'une autre part, à en tirer les déductions les
plus immédiates. Aussi vous verrez, Messieurs, que je
n'ai pas eu la prétentieuse ambition de bâtir des opinions nouvelles sur chacune des catégories de maladies

passées en revue. La prudence prescrivait d'attendre
pour elles une maturité toujours tardive. De la même
source qui a fourni les premiers faits, en jailliront d'autres, et de leur rapprochement mutuel naîtra la répro-
bation ou la sanction des idées spéculatives dont l'esprit
avait été primitivement séduit.

En jetant les yeux sur le tableau statistique qui termine cette revue rétrospective, il vous sera facile de
vous convaincre qu'elle aurait acquis une longueur
effrayante, si tous les groupes de maladies, qui y figurent numériquement, avaient subi des développements
proportionnels. C'est ainsi, que chacune des sections
relatives à l'opthalmologie, aux maladies des voies
urinaires, à la syphilis, aux scrophules, a été provisoirement sacrifiée. Toutefois ces matériaux ne seront
pas perdus et réclameront leur place à côté de leurs
analogues, dans les comptes rendus ultérieurs, dont la
Société royale de médecine daignera, je l'espère, agréer
la lecture.

§ I. — *Ulcères.*

Les ulcères méritaient à plusieurs titres de figurer
au commencement de mon travail; leur fréquence,
leurs aspects variés, les nombreuses causes auxquelles
ils se lient, les retentissements fâcheux qu'ils peuvent
occasioner dans l'économie, les opérations graves que
par fois ils nécessitent, les phénomènes physiologico-
pathologiques auxquels ils donnent lieu, la variété
des méthodes thérapeutiques qui leur conviennent,
voilà tout autant de motifs qui en rendent l'étude jour-
nalière excessivement intéressante.

Nulle affection n'exige peut-être autant de sagacité

de la part du chirurgien. Assigner le vice général de l'économie duquel relève telle ou telle forme ; apprécier à quelles circonstances locales, il faut attribuer la persévérance opiniâtre d'une solution de continuité ; entretenir un juste équilibre entre une excitation trop intense et une vitalité trop faible; appliquer, à chacune des complications, les ressources thérapeutiques qui leur sont le mieux appropriées, c'est là, un travail de tous les instants, c'est là, une des plus belles missions qu'il soit donné au chirurgien d'accomplir.

Le chiffre des individus atteints d'ulcères à la jambe qui ont été admis à l'Hôtel-Dieu pendant le dernier quadrimestre, s'élève à quatre-vingt-dix-sept. J'ai exposé, dans le tableau statistique, les différentes espèces que nous avons eu l'occasion d'observer et leur nombre respectif; il me reste à donner quelques développements sur les faits les plus remarquables et sur les méthodes rationnelles de traitement qui ont été opposées aux principales catégories.

Sous la dénomination *d'ulcères simples*, j'ai voulu désigner, ceux qui tirent leur origine d'abcès ou de plaies, dont la cicatrisation n'a été entravée que par l'incurie ou la misère. Ce n'est pas le lieu, ici, d'invoquer un corps étranger oublié au fond de la plaie, la forme circulaire de celle-ci, une gêne de la circulation dans les parties voisines, ni toute autre circonstance analogue. Si la plaie a perdu sa tendance vers la cicatrisation ; si elle s'est couverte d'une suppuration sanieuse, si ses bords sont devenus irréguliers, plus ou moins indurés ou amincis, étranglant par fois la masse fongueuse, élevée au-dessus de leur niveau, il faut en accuser seulement le défaut de propreté et de soins, la station verticale, la marche et les fatigues d'une foule de professions pénibles.

Voici les moyens qui ont parfaitement réussi à M. Moulinié sur les malades de ce genre : 1° Bains de jambes et cataplasmes émollients ; jamais les saignées générales ou locales n'ont été reconnues nécessaires ; 2° situation horizontale sévèrement ordonnée ; 3° pansements exécutés de la manière suivante : Trois bandelettes de linge fin, enduites de cérat circonscrivaient en triangle la circonférence de la solution de continuité sur laquelle on superposait un gâteau de charpie maintenu par des compresses ; celles-ci étaient fixées par une bande compressive, dont les premiers chefs commençaient à l'extrémité du pied, et qui venait se terminer près du genou. Sous l'influence de cette méthode, les ulcères marchaient rapidement vers la guérison, une auréole blanchâtre en couronnait la circonférence, et, dès-lors, un tégument nouveau se formait de la périphérie au centre ; dans quelques cas où la solution de continuité occupait une vaste étendue, des îles blanchâtres, apparaissaient çà et là, et hâtaient, en se réunissant, le travail de cicatrisation.

Le même traitement a été appliqué avec succès aux ulcères *calleux ;* mais il a dû plusieurs fois être remplacé par l'emploi des bandelettes agglutinatives, qui jouissent d'une incontestable supériorité. Ce dernier mode de compression, dont il faut faire honneur au docteur Baynton, était soumis aux règles suivantes : 1° Choix de bandelettes de sparadrap, d'une largeur d'environ un pouce, et d'une longueur suffisante pour

faire une fois et demi le tour du membre ; 2o imbri-
cation de ces bandelettes qui revêtaient toute la surface
ulcérée, de manière à se recouvrir mutuellement dans
le tiers de leur largeur, et à empêcher ainsi les parties
sousjacentes de faire hernie à travers leur entrebâil-
lement ; 3o addition d'un bandage roulé destiné à soutenir les bandelettes, et partant de l'extrémité du
membre, afin d'éviter l'engorgement œdémateux insé-
parable de la première compression ; 4o renouvellement
de l'enveloppe emplastique tous les quatre ou cinq jours,
c'est-à-dire, jusqu'au moment ou le pus se fait jour en
dehors; on découvrait alors une surface égale, humide,
rosée ou vermeille, à périphérie blanchâtre, et douée des
meilleures conditions. On ne saurait uniquement attribuer l'heureuse influence des bandelettes à leur action
compressive plus exacte, plus uniforme, plus continue,
plus tonique, si je puis m'exprimer ainsi, et plus
capable de favoriser le dégorgement des vaisseaux
envahis par les fluides. Ce revêtement emplastique a
encore l'avantage, d'emprisonner les produits perspiratoires, émanants de la peau, et d'utiliser l'action émol-
liente de cette atmosphère humide, au profit de la surface ulcérée; peut-être aussi la nature de la composition de l'emplâtre, doit-elle être tenue en ligne de compte.
Toujours est-il, que rien n'égale la fidélité de ce moyen :
Les ulcères, aux bords les plus endurcis, aux bosselures
les plus proéminantes et les plus solides, ont guéri avec
la plus grande rapidité, tandis que les autres moyens
agissaient avec lenteur.

C'est surtout aux ulcères variqueux que j'avais vu
faire à Montpellier l'application des bandelettes agglu-

tinatives. Depuis les essais malheureux de Delpech,
les chirurgiens de l'Hôtel-Dieu-Saint-Eloi, reculaient
d'effroi, devant la seule idée d'appliquer une ligature
sur le tronc principal des veines variqueuses. Témoin
des catastrophes déplorables, qui avaient suivi de pareilles tentatives, j'ai été frappé de leur parfaite innocuité à l'Hôtel-Dieu-Saint-André; sur huit malades
atteints d'ulcères variqueux, cinq ont eu la veine saphène interne liée à des hauteurs différentes, et avec
des procédés divers que je vais retracer brièvement.

Au lieu d'établir un lieu d'élection, comme l'avait
fait Delpech, sur le point du trajet de la saphène interne, qui avoisine son immersion dans la veine fémorale, M. Moulinié l'a toujours saisie assez loin de son
embouchure. Sur trois individus, elle a été liée à son
passage sur le côté interne du genou; chez les deux
autres, au tiers inférieur de la face interne de la cuisse.
Le procédé opératoire a été aussi simple que facile. Un
pli longitudinal, fait sur la peau, qui recouvrait le
vaisseau, a été incisé jusqu'à sa base; la veine était
comprise ou non dans la section; dans le premier cas,
deux fils étaient placés successivement à l'aide d'un
stylet aiguillé, et l'on étreignait ainsi les deux bouts
du vaisseau; dans le second cas, un seul lien l'étran-
glait. Une ou deux bandelettes servaient à réunir la
petite plaie, et le membre était condamné au repos.
Aucune douleur n'a été témoignée pendant cette opération, ni dans les jours qui l'ont suivie. Au-dessus et
au-dessous du lien, et toujours à une courte distance,
le vaisseau s'emplissait d'un caillot oblitérateur et
d'une lymphe coagulable, de plus en plus consistante.

Du huitième au onzième jour, les ligatures étaient trouvées libres au fond de la plaie, qui, dès-lors, se cicatrisait rapidement.

Les résultats ont été satisfaisants ; l'ulcère variqueux a diminué peu de jours après l'opération, en même temps que les cordons veineux dilatés s'effaçaient notablement. Chez un seul malade, qui s'est livré à des imprudences réitérées, un gonflement énorme s'est manifesté dans tout le membre inférieur, avec sensibilité excessive, fièvre considérable, délire, et tous les symptômes qui accompagnent la phlébite : celle-ci a été combattue de la manière la plus heureuse à l'aide des frictions mercurielles ; la salivation ne s'est prononcée que lorsque la médication externe a été suspendue et l'orage conjuré. Elle a cédé à l'usage du sucre de Saturne, dont l'emploi a été récemment vanté par M. Blaud.

Everard Home, Béclard, MM. Physich et Dorsey, ont lié souvent des veines, sans avoir à déplorer des accidents graves. MM. Smith, Travers, Oulknow, n'ont pas été tout à fait aussi heureux, au dire de M. Velpeau. Pour mon compte, j'affirme, qu'à l'hôpital de Montpellier, j'ai vu cette opération constamment mortelle ; à tel point, que Delpech avait fini par y renoncer, après avoir modifié ses procédés d'une manière plus nuisible, il est vrai, qu'avantageuse. En effet, l'interposition d'un morceau d'amadou entre le vaisseau et le lien, dans l'intention d'amoindrir les effets irritants de la constriction, devait, au contraire, ce me semble, ajouter aux chances de la phlébite ; et, lorsqu'elle se déclarait, son extension rapide du côté du bassin, rendait les efforts de l'art infructueux. N'est-ce pas à ces circonstances, qu'il faut attribuer les revers dont nous parlons si différents de ce qui vient de se passer sous nos yeux? n'oublions pas, toutefois, qu'il est des conditions inhérentes, soit à la saison, soit aux individus eux-mêmes, qui font éclater la phlébite plus fréquemment dans un temps que dans un autre. Pendant le dernier quadrimestre, je n'ai vu à l'Hôtel-Dieu-Saint-André, aucune saignée suivie de ce funeste accident; tandis que M. Legros m'a affirmé, qu'à d'autres époques, elle était d'une fréquence effrayante.

Il est une espèce d'ulcère que les auteurs ont passé sous silence, et que je ne saurai mieux placer qu'à la suite des ulcères variqueux; je veux parler de ceux à aspect sordide, qui accompagnent les engorgements viscéraux, et qui les font, pour ainsi dire, deviner avant toute exploration. Ils me paraissent devoir être attribués, en grande partie, à la compression qu'en éprouvent les troncs veineux abdominaux.

Un seul cas s'est présenté à l'Hôtel-Dieu; il me paraît assez intéressant pour figurer ici.

Jean Benoit, de Beysac (Médoc), âgé de quinze ans, a été atteint, dès son plus jeune âge, de fièvres intermittentes. Sa constitution est chétive, appauvrie par les souffrances; la face est pâle et terreuse; le ventre volumineux, à cause de l'accroissement prodigieux de la rate, qui remplit l'hypocondre, et dont le rebord, saillant, va diagonalement dépasser l'ombilic. Reçu à l'Hôtel-Dieu le 23 janvier 1838, il offre, à la région malléolaire interne de la jambe gauche, un ulcère arrondi, de trois pouces environ de diamètre, et couvert d'une couenne vert-noirâtre; la peau qui l'environne est luisante et le pied engorgé; on prescrit la tisane de houblon, le sirop de Portal; un bandage compressif est appliqué sur l'abdomen, et la plaie est pansée avec de la charpie, imbibée d'huile essentielle de térébenthine. Dès le 31, la couenne sordide a fait place à des bourgeons d'un rouge vermeil. Le 1er février, retour du sommeil, qui était perdu depuis près d'un mois; le pied est désenflé; l'état saignant des bourgeons fait substituer, à la térébenthine, le pansement avec le cérat. La plaie était en voie de cicatrisation, lorsque, tout à coup, Benoit est saisi subitement de la fièvre, en même temps que des taches pétéchiales ont couvert toute la surface de la peau, et que la solution de continuité a pris une couleur brunâtre. Yeux ternes; assoupissement profond; refus des médicaments; soubresauts des tendons; des révulsifs ne produisent aucun effet : l'enfant succombe le même jour, à neuf heures du soir. A l'autopsie, la rate apparaît avec un volume énorme, refoulant le diaphragme jusqu'à la quatrième côte, et descendant jusqu'à quatre travers de doigt au-dessus des pubis; sa consistance égale celle du foie, si même elle ne la surpasse pas. La muqueuse gastro-intestinale est injectée, et parsemée, dans toute sa longueur, de follicules volumineux; les autres viscères sont sains.

Les ulcères, dits atoniques ou adynamiques, ont tous guéri par la compression ordinaire, à l'aide des bandes cératées, ou des bandelettes agglutinatives.

Quant aux ulcères dyscrasiques, le vice général qui les entretenait a dû être combattu par des moyens appropriés; ceux de nature syphilitique ont cédé à l'usage de la liqueur de Vanswieten, un entr'autres qui avait détruit circulairement toute la peau de la jambe. Les ulcéres scrofuleux sont ceux contre lesquels les efforts de l'art ont échoué ; il est vrai que les préparations d'iode avaient été exclusivement adoptées.

D'autres ulcères, mais en petit nombre , ont résisté avec opiniâtreté, par suite d'obstacles difficiles à vaincre, tels qu'un rapprochement trop immédiat de la peau avec les os sousjacents, un état particulier des tissus difficile à décrire, et qui a cédé chez une femme à l'eau créosotée. Je citerai, enfin, comme ayant été extrêmement rebelle , un ulcère provenant de la. déchirure d'une vaste inodule, et un autre situé sur la rotule, provenant d'une brùlure.

A part ces rares exceptions , portant sur quatrevingt–dix–sept malades, on ne saurait que s'applaudir des résultats obtenus. Sept individus , seulement, ont présenté des ulcères réfractaires ; les autres sont sortis guéris, ou dans un état d'amélioration, tel, que leur présence , à l'hôpital , n'était plus jugée indispensable. Aucune opération grave n'a été motivée.

§ II. — *Phlegmons.*

Il n'est peut être pas une seule région du corps, où nous n'ayons eu occasion d'observer le phlegmon. Ils ont tous facilement cédé aux moyens thérapeutiques connus ; le plus petit nombre d'entr'eux était situé sous des plans aponévrotiques , capables d'en obscurcir le diagnostic , ou d'en faciliter la propagation. Un jeune enfant a présenté une collection purulente, logée sous l'aponévrose temporale superficielle, et distendant trèsdouloureusement les parties. Au cou , tous les abcès se sont rencontrés en dehors de l'aponévrose cervicale superficielle; l'un d'eux s'est accompagné d'une dénudation assez étendue du peaucier; les phlegmons axillaires n'ont atteint que le tissu cellulaire extérieur au plan-cellulo fibreux, qui ferme le creux de ce nom; aussi, ont-ils guéri rapidement, après la ponction ou l'incision des téguments quand ils étaient décollés. Aux membres, j'ai été frappé de la fréquence d'une variété du phlegmon, que j'avais rarement observé auparavant. Une fraction de membre se tuméfie, s'enflamme, devient chaude et douloureuse; tout semble faire craindre l'apparition de ce que Duncan, d'Edimbourg, a appelé *phlegmon diffus.* La suppuration ne tarde pas à se faire jour dans le point le plus culminant de la tuméfaction; mais, au lieu de tirer sa source des parties profondes, elle est formée aux dépens seulement du tissu cellulaire, interposé entre les téguments et l'aponévrose; le pus, étalé en quelque sorte dans l'intervalle de ces deux plans, est ramené facilement au-dehors par une pression méthodique, et finit bientôt par tarir. Des bulles d'aspect huileux surnagent souvent dans la matière purulente.

Nous avons eu quelques exemples de phlegmons profonds de tout le membre supérieur; il a été impossible de les faire avorter malgré le déploiement des moyens les plus énergiques ; saignées générales et locales, frictions mercurielles, vésicatoires : tout a échoué.

Les irrigations continuelles avec l'eau froide, dont l'utilité avait été éprouvée pour enrayer un grand nombre de phlegmons, ont été pareillement impuissantes, contre un travail morbide, qui semblait impérieusement provoqué par une cause interne. Malgré l'observance des préceptes, les plus sages, relativement à l'onchotomie, pour nous servir de l'expression de

Fabrice d'Aquapendente, la guérison a été pénible.
Les doigts sont restés longtemps contractés, et les membres n'ont repris que très-lentement leurs fonctions.

§ III. — *Brûlures.*

Seize individus se sont présentés avec des brûlures
produites par des corps assez variés, tels que l'eau, le
bouillon de viande, et l'huile à l'état d'ébullition ; par
l'application d'un fer, ou d'un charbon incandescent,
par le contact du phosphore en ignition. Chose assez
remarquable, toutes étaient au second degré, et n'ont
réclamé d'autres soins, après l'incision des phlyctènes,
que l'application de linge enduit de cérat opiacé, et
l'administration des narcotiques à l'intérieur. Le cas le
plus grave a été celui d'un jeune homme qui, s'étant
laissé tomber dans une chaudière remplie d'eau tenant du
sucre en dissolution, mais d'une température un peu inférieure au degré d'ébullition, a eu le membre inférieur
gauche brûlé au second degré ; les mêmes moyens ont
cependant suffi pour amener une prompte guérison.

§ IV. — *Congélation.*

Deux malades ont été reçus frappés de *congélation*
aux pieds. Le premier, nommé Michenet, âgé de 19
ans, mal nourri et mal couché, eut les orteils des deux
pieds atteints de mortification, après une nuit froide
passée sur la paille. Dès le premier jour de son admission à l'Hôtel-Dieu, il offre la peau des orteils dans un
état de corrugation et de coloration noirâtre, qui rappelle parfaitement les caractères de la gangrène momi-

fique; l'insensibilité des parties est complète; leur température très-abaissée; les escarres ne se sont détachées
qu'avec lenteur, et ont laissé voir la dernière phalange
des orteils partiellement nécrosée; une suppuration fétide s'est établie, et la cicatrisation s'est fait longtemps
attendre. Le second, nommé Berthelot, mousse,
âgé de 13 ans, avait été obligé, de travailler les
pieds dans l'eau pendant les nuits les plus froides
au mois de janvier 1838. Reçu à l'Hôtel-Dieu-
Saint-André, le 15 du même mois, il a les deux pieds
d'une couleur gris-noirâtre, parsemée d'escarres nombreuses ; dans plusieurs points, l'épiderme est soulevé
par une sérosité abondante ; bientôt, une réaction inflammatoire s'établit dans les parties, jusque-là, froides
et dénuées de sensibilité. La chute des escarres laisse
voir à nu, d'abord, les tendons exfoliés qu'on est obligé
d'exciser, à chaque pansement, et plus tard, les parties
osseuses qui, privées de soutien et de leur périoste,
sont retirées sans effort avec des pinces : c'est ainsi
que nous avons vu s'éliminer successivement, au milieu de douleurs intolérables, les phalanges des orteils,
et les os métacarpiens des deux pieds, qui sont aujour-
d'hui réduits à leur portion tarsienne.

§ V. — *Contusions.*

A quelques exceptions près, nous n'avons eu aucune
conséquence grave à déplorer chez les nombreux individus atteints de contusion. Les contusions à la tête n'ont
déterminé que des commotions cérébrales fugitives; les
chutes sur la poitrine, bien qu'effectuées avec une assez grande violence, n'ont entraîné, après elle, ni pneu-

monie, ni pleurésie traumatique, ni rupture d'aucun organe. C'est ainsi que plusieurs ouvriers, qui tombèrent dans un fossé profond, creusé sur l'emplacement de l'ancien hôpital, en furent quittes pour une simple gêne dans l'acte respiratoire, de même qu'un autre individu qui se laissa choir au fond d'un puits. Une violente contusion à l'abdomen, produite par la chute d'un tronc d'arbre, ne produisit aucune inflammation interne, grace au déploiement des moyens antiphlogistiques les plus actifs. Toutefois, nous avons à signaler deux cas de contusion, qui ont été accompagnés d'accidents assez remarquables : La nommée Latour, âgée de 15 ans, reçut, sur l'épigastre, de violents coups de clé. Lors de son admission à l'Hôtel-Dieu, il existait, dans la région épigastrique, une large ecchymose; la respiration était difficile, et la malade ne pouvait parler qu'à voix basse; il était difficile d'assigner les véritables causes de l'aphonie, qui, on le sait, sont excessivement nombreuses. Fallait-il accuser la vive impression de frayeur, produite au moment où cette jeune fille avait été assaillie? Devait-on invoquer une rupture des fibres antérieures du diaphragme, ou une lésion des nerfs phréniques? Toujours est-il que la phonation ne s'est rétablie qu'au huitième jour, après l'emploi des saignées générales et locales, des bains et des ventouses. Le second malade, à la suite d'une chute sur le sacrum, a été frappé de paraplégie, d'incontinence d'urine et de relâchement du sphyncter anal. Ces symptômes ont cédé à l'application d'un vésicatoire sur la région sacrée.

§ VI. — *Plaies.*

Parmi les plaies que nous avons eu à soigner, je me contenterai de citer les plus remarquables.

Quelen, marin, âgé de trente-huit ans, tombe la tête la première au fond de la câle d'un bâtiment; les phénomènes de commotion cérébrale se dissipent très-vite, puisqu'il n'en restait presque plus de vestige lors de l'entrée du malade à l'hôpital, deux heures après l'accident ; mais il s'est fait à la tête une plaie énorme pour laquelle je suis immédiatement appelé.

Presque toute la moitié gauche de la calotte cranienne, se trouve abandonnée par un vaste lambeau de téguments, nettement détaché, suivant une ligne, partant de la racine des cheveux du front et parallèle à la ligne médiane jusqu'au niveau de la ligne courbe supérieure de l'occipital, où elle se dévie obliquement pour gagner l'apophyse mastoïde gauche. A l'aide de nombreux points de suture, je fixe, à la lèvre opposée, le bord supérieur du lambeau : dès le cinquième jour, la réunion est complète. — On ne peut méconnaître le service immense qu'a rendu ici la suture. Elle seule pouvait conjurer d'une manière aussi décisive la formation des clapiers, la dénudation des os et un érysipèle phlegmoneux formidable par ses retentissements dans la masse encéphalique.

Un tétanos intense est survenu à la suite d'une plaie avec écrasement du doigt indicateur droit, chez le nommé Hervey, filassier, âgé de trente-deux ans, reçu à l'Hôtel-Dieu le 26 octobre 1837. Huit jours s'étaient déjà écoulés depuis la blessure. Le trismus s'est manifesté le même jour suivi bientôt après de la raideur des muscles du tronc. Celui-ci, constamment arqué en arrière, ne peut être mu que d'une pièce, les muscles abdominaux éprouvent une tension excessive; il y a constipation, malgré l'emploi quotidien de huit pilules d'un grain d'opium et de lavements avec deux grains d'acétate de morphine.

Les courts instants de sommeil qui sont accordés au malade, sont interrompus par des rêves en sursaut ou par un véritable cauchemar; la constipation a cédé le 31 octobre à un lavement purgatif; beaucoup de gaz abdominaux, qui tourmentaient singulièrement Hervey, ont été expulsés. Les jours suivants une transpiration abondante a coïncidé avec le relâchement des muscles abdominaux et une diminution du trismus; 5 novembre, le malade peut faire quelques pas dans la salle, bien que le tronc soit encore raide; il lui est impossible de prendre la position assise, et il se tient à genoux lorsqu'il veut manger la soupe dans son lit : 7 novembre, il se livre plus facilement à la marche, et peut ramasser des objets à terre. Suspension des narcotiques. Le 9, le malade demande à sortir.

Les deux cas de plaie d'arme à feu, dont je vais maintenant m'occuper, sont intéressants; l'un par la manière dont les balles ont agi, l'autre par la guérison qui s'est opérée sans amputation, lorsque celle-ci paraissait inévitable.

Mathieu Clérac, âgé de trente ans, cocher, est porté à l'Hotel-Dieu-Saint-André, le 8 janvier 1838, à neuf heures du matin, blessé de deux coups de pistolet de petit calibre, qu'il s'est tirés l'un dans la bouche et l'autre dans l'oreille droite, la nuit précédente. L'exploration de la bouche, rendue difficile par la tuméfaction des parties et par la présence des caillots sanguins, permet cependant de reconnaitre que la langue est labourée longitudinalement vers son milieu par une plaie. Aucune trace de lésion extérieure n'apparaît au pavillon de l'oreille droite, dont la conque est remplie de sang; un stylet frotte à nu profondément, contre une surface rugueuse, rendant à la percussion un son presque métallique; la région sous-maxillaire est gonflée et douloureuse, le cou raide; la parole et la déglutition s'exercent difficilement. On ignore le sort de la balle qui a pénétré par la bouche; celle qui a frappé l'oreille, avait été retrouvée par Clérac, dans le collet de sa chemise. Une légère fièvre se manifeste les jours suivants; besoins presque continuels de rejeter de la bouche des caillots, ou un liquide presque purulent; parole plus difficile; l'ouïe est conservée du côté droit (limonade, gargarisme). Le 11 janvier, céphalalgie qui est apaisée par une saignée locale derrière chaque oreille. Le 13, délire pendant la nuit, quoique vingt sangsues aient été posées la veille de chaque côté du cou; fièvre et douleur de tête intense; saignées du bras; sinapismes aux jambes; soulagement. Le 14, le délire est revenu pendant la nuit; calme pendant la journée. En poussant une selle, le malade entend résonner dans le vase, un corps étranger, qu'il reconnait être une balle; il me la montre avec satisfaction; elle est du calibre des pistolets dont il s'est servi. Le 15, rêvasseries nocturnes; cessation de la fièvre et du gonflement de la région sous-maxillaire. Le conduit auditif droit contient du pus, la langue ne peut encore se montrer au dehors (limonade stibiée). Rien de remarquable jusqu'au 25 janvier; alors éclate une fièvre intense; peau chaude et sudoreuse; chute des forces plus prononcée; céphalalgie. Les jours suivants, l'adynamie fait des progrès; altération des traits de la face; soubresaut des tendons; langue sèche et tirant sur le brun; rigidité du cou toujours la même. Le 28, stupeur très-prononcée; assoupissements; le malade s'éteint à trois heures de l'après-midi.

Nécropsie le lendemain à neuf heures du matin. La cavité cranienne est exempte d'altération ainsi que la dure-mère, même à l'endroit correspondant à l'oreille blessée. Le pourtour de la conque auriculaire droite, adhère comme à l'ordinaire au pourtour du conduit auditif externe; la balle n'a intéressé que la portion de la conque qui recouvre l'apophyse mastoïde, dont la surface rugueuse a été légèrement entamée. L'examen minutieux de l'appareil auditif droit, démontre l'absence de tout désordre physique; la masse encéphalique et ses membranes, sont dans une intégrité parfaite. En recherchant les traces du trajet de la seconde balle, nous avons vu à la partie postérieure du pharynx, dans la même direction que la luette, mais un peu à droite, une ouverture circulaire, à travers laquelle l'extrémité du doigt plonge dans une cavité hémisphérique, hérissée de petites esquilles, et que l'on reconnaît après l'enlèvement du pharynx, être creusée dans l'épaisseur de l'axis. En désarticulant avec le couteau cette vertèbre, son apophyse odontoïde est restée sur l'arc antérieur de l'atlas détachée qu'elle était de sa base par une fracture irrégulière. Quelques tractions violentes, exercées sur le cadavre, avaient probablement achevé la rupture de cette apophyse, si toutefois elle n'était pas primitivement complète. A ce niveau, comme dans tout le reste de sa longueur, la moelle épinière et ses enveloppes ne présentaient pas la moindre altération. Les viscères du thorax et de l'abdomen n'ont offert rien de particulier.

Les plaies, avec fracture du crâne et du rachis, doivent, on le sait, leur danger à la lésion de l'axe cérébro-spinal. Or, il n'avait subi aucune atteinte appréciable chez Clérac, et cependant, la mort est arrivée. Je pense qu'il faut avoir recours ici, à un autre ordre de causes ; je veux parler des affections morales qui ont tourmenté le malade jusqu'à ses derniers instants, et qui paraissent avoir présidé à la manifestation des symptômes typhoïdes. Clérac, était sous le poids de la prévention d'assassinat.

Barthélemy Chomes, âgé de quarante-huit ans, garde champêtre de la Teste, voulant franchir un fossé, s'appuie imprudemment sur le bout du canon de son fusil ; le coup part et atteint le côté interne du poignet droit; c'était le 9 novembre 1837. Transporté le même jour à l'hôpital, il nous montre la moitié interne du carpe convertie en une échancrure, dont les extrémités finissent à un pouce environ au-dessus et au-dessous de la tête du cubitus. Les portions osseuses comprises dans la plaie, sont triturées et d'un aspect noirâtre; l'hémorragie abondante, qui a suivi immé-

diatement l'accident, ne s'est pas renouvelée; des irrigations froides sont maintenues en permanence. A dater
du septième jour seulement, une inflammation, accompagnée d'une fièvre peu intense, préside lentement à
la chute des escarres; peu à peu la plaie, tout entière,
prend un aspect vermeil; des bourgeons charnus gran-
dissent, et viennent combler successivement la lacune
considérable du poignet ; rien ne vient troubler le travail édificateur ; point d'hémorragie secondaire; nul
abcès dans les gaînes des tendons; le tissu cellulaire
sous-cutané, lui seul, fournit du pus dans un rayon peu
étendu. Au bout d'un mois et demi, la réparation est
complète, et un tégument nouveau s'est formé. Le malade sort le 11 janvier 1838, n'ayant qu'un engorgement indolore de la main encore inhabile à l'exercice
des fonctions.

§ VII. — *Fractures*.

Trente et une fractures figurent dans notre tableau; on
y verra leur nombre corrélatif par rapport aux os
qu'elles affectaient. Aucune des méthodes nouvelles,
qui font maintenant bruit dans la science, n'a été mise
en œuvre; les fractures de l'humérus, de l'avant-bras,
du corps du fémur, de la jambe, se sont consolidées à
l'aide des appareils décrits dans les auteurs classiques. On a abandonné en quelque sorte à elles-mêmes
celles du col du fémur et de la clavicule, et la
réunion s'est opérée à très-peu de chose près, aussi
bien qu'avec des moyens contentifs ou extensifs ordinaires.

Vingt-quatre malades sont sortis guéris, au bout du

temps ordinaire assigné à la consolidation. Chez un seul, le cal s'est formé d'une manière vicieuse, et le fémur a conservé une direction angulaire. Un second malade, âgé de 12 ans, a eu l'imprudence de marcher, avant que la cicatrice osseuse du fémur eut pris la fermeté convenable, et son séjour à l'hôpital a été prolongé presque du double. Nous gardons encore dans les salles un troisième malade, qui a eu les parties malades nécrosées à la suite d'une supuration abondante des parties voisines.

Trois individus ont succombé; nous allons en tracer l'histoire rapide :

1º Ferrand, âgé de dix-huit ans, marin, tout récemment sorti de l'école des mousses et novices de Bordeaux, tombe la tête la première du haut d'un mât, sur le pont du navire l'*Elizabeth*. Transporté immédiatement à l'Hôtel-Dieu, le 23 décembre 1837, il nous présente une plaie peu considérable à la région pariétale gauche, avec fracture de l'os sousjacent. Un raccourcissement du doigt indicateur droit, qui est cambré en avant, est reconnu sur le champ comme effet d'une luxation en haut et en avant de la seconde phalange; la réduction est immédiatement opérée, à l'aide d'une légère traction. Le malade n'accuse que de la céphalalgie; son intelligence est libre, mais la nuit suivante le délire se manifeste; dans la journée les facultés intellectuelles sont intactes, et le seul phénomène remarquable est une prostration extrême des forces, accompagnée d'un léger degré de stupeur. Le délire n'apparaît, les jours suivants, que pendant la nuit. Le 27, stupeur plus prononcée; le malade s'éteint le même jour après quelques heures de coma.

Nécropsie le **28** décembre. En dessous de la petite plaie des téguments s'observe, sur la partie antérieure et inférieure du pariétal gauche, une fêlure en V, dont la pointe est tournée en avant, et dont les branches ont chacune un demi-pouce d'intervalle. La dure-mère a éprouvé une déperdition de substance triangulaire comme la fêlure; elle est décollée du pariétal par une légère nappe de sang coagulé. Le point du cerveau, correspondant à la déchirure des membranes, est contus et broyé à une profondeur d'une ligne environ. Aucun travail inflammatoire ne s'est développé à la circonférence de cette légère solution de continuité. Partout ailleurs, la masse encéphalique a une blancheur et une consistance remarquables; les organes thoraciques et abdominaux sont à l'état normal.

Nous ne voyons ici aucun désordre bien grave, et cependant la mort a eu lieu très-rapidement, malgré l'absence des phénomènes ordinaires de la commotion ou de la compression cérébrale. Si l'on rapproche ce fait de ceux où une fracture considérable du crâne, avec ablation d'un segment du cerveau, a été impunément effectuée, on conviendra que le pronostic des lésions cérébrales expose à bien des mécomptes, et que les distinctions classiques sont souvent illusoires.

2° Une fracture communicative des deux os de l'avant-bras droit, chez une vieille femme, a été suivie, le jour même de l'accident, et, peu d'heures après l'admission de la malade à l'hôpital, de phénomènes tétaniques.

(Resserrement des mâchoires ; renversement douloureux du çou.) Malgré l'administration de quatre grains
d'opium en pilules, et d'un demi-lavement avec quarante gouttes de laudanum, la malade a succombé la
nuit au milieu d'une violente attaque d'épilepsie. La
nécropsie a eu lieu vingt-quatre heures après la mort;
le crâne et le canal rachidien ont été complètement ouverts, et l'examen le plus attentif de l'axe cérébro-spinal n'y a pu découvrir la moindre lésion; le cerveau
offrait, cependant, un peu de molesse.

Le troisième cas funeste est celui d'un homme robuste, qui eut les deux os de la jambe droite fracturée
avec plaie des parties molles, par l'effet du passage
d'une roue de voiture pesamment chargée. Une suppuration abondante eut lieu les jours suivants. Le neuvième jour, des symptômes typhoïdes, tels que la stupeur, le délire nocturne, la sècheresse de la langue, les
soubresauts des tendons, vinrent s'ajouter à la fièvre,
et amenèrent rapidement la mort. A la nécropsie, nous
trouvâmes des clapiers de pus qui s'étendaient jusqu'à
la cuisse; les veines saphènes étaient enflammées, et
chariaient de la matière purulente; aucun travail de
consolidation n'existait entre les deux fragments du
tibia et du péroné. Il est à regretter, peut-être, que
l'amputation n'ait pas été pratiquée en temps convenable.

§ VIII. — *Luxations.*

Parmi les luxations qui se sont présentées, le plus
grand nombre a été réduit sur-le-champ et sans au-

cune difficulté. Je citerai spécialement deux cas de
luxation en avant de la seconde phalange des doigts indicateur et médius ; elles s'étaient opérées pendant une
chute faite d'un lieu élevé ; et, bien que les malades
n'aient pu rendre compte de la manière dont les doigts
avaient porté contre le sol, je conçois leur mécanisme,
si les deux dernières phalanges avaient subi une extension forcée. Toujours est-il qu'il m'a été facile de
reconnaître le déplacement à la cambrure antérieure
du doigt, à son raccourcissement, et à la saillie de
l'extrémité supérieure de la seconde phalange, au devant de l'extrémité contiguë de la première. Une légère traction a remis les os à leur place chez l'un et l'autre
individu.

Deux luxations ne se sont pas trouvées dans des conditions de réductibilité, en raison de leur ancienneté.
La première (luxation en haut et en dedans de la tête
du fémur) datait depuis trois mois; la seconde (luxation
complète de la rotule en dehors), appartenant à un
vieillard indocile, a résisté aux efforts les plus énergiques.

§ IX. — *Distensions.*

Je ne saurai passer sous silence une classe de maladies chirurgicales, trop négligée peut-être dans les
auteurs, et qui a été désignée par quelques nosographes
sous le nom de *distensions*. Nous en avons eu de fréquents exemples, et il était impossible de ne pas être
frappé de la durée des vives souffrances que la plupart
des individus ont éprouvé, et de l'insuffisance des
moyens chirurgicaux. Chez les uns, des fibres appar-

tenant aux muscles de la partie postérieure du tronc ou
de la cuisse, avaient été fortement tiraillées, ou peut-
être rompues en soulevant un lourd fardeau, ou en
exerçant tout autre effort violent. Chez les autres, c'é-
tait la capsule d'une grande articulation (épaule, genou),
qui avait été fortement distendue dans des circonstances analogues. Une jeune fille, Marie Lasalle, est restée fort longtemps à l'Hôtel-Dieu pour une vive douleur survenue au jarret, à l'occasion d'une fausse position du genou, pendant qu'elle cirait un parquet. Elle
indiquait constamment le siége de la douleur au tendon du muscle poplité. Les saignées locales, les frictions calmantes de toute espèce, les vésicatoires, l'application de l'acétate de morphine suivant la méthode
endermique, les bains, tout a échoué. La malade a quitté
l'hôpital, pouvant à peine appuyer le pied sur le sol.

§ X. — *Cancers.*

Le cancer, cette maladie redoutable contre laquelle
nos ressources thérapeutiques sont impuissantes, ne pouvait manquer d'avoir ici une place, en raison de sa trop
grande fréquence. Il est peu de parties sur lesquelles
nous ne l'ayons observé; des opérations ont été tentées
toutes les fois que les dispositions anatomiques permettaient de le faire sans danger. Ainsi, à côté des dégénérescences cancéreuses, occupant une grande étendue
du cou, de la langue, de l'œil, de la région inguinale,
des fosses nasales, et que la prudence a forcé d'abandonner à elles-mêmes, je mentionnerai trois amputations de cancer au sein, et deux ablations de cancer à

la face, l'un au lobe gauche du nez, l'autre en dessous
de la paupière inférieure.

Les amputations de cancer au sein, n'ont offert rien
de particulier. Grace à la réunion immédiate, la plaie s'est
cicatrisée en peu de temps à la ligne des deux opérations
pratiques sur la face, l'une a été motivée par un cancer
tubéreux du volume d'un gros poids, occupant le lobe
gauche du nez. Le sujet, nommé Basile Duplan, âgé
de trente ans, en fut débarrassé le 6 décembre 1837, au
moyen d'une double incision en forme de V renversé,
dont la branche externe fut prolongée en droite ligne
sur la lèvre supérieure, afin de faciliter le rapprochement des deux bords de la plaie par la suture entortillée.
Ce procédé a parfaitement réussi; le malade est sorti
guéri le huitième jour.

La seconde opération était nécessitée par un tubercule cancéreux, remplissant presque tout l'intervalle
situé entre la pommette gauche et la limite latérale du
nez. Une double incision a circonscrit en ellipse transversale la masse morbide, dont la dissection a laissé après
elle une déperdition de substance assez considérable ;
des bandelettes agglutinatives ont été appliquées en vain
pour maintenir les lèvres de la plaie rapprochées. Dès
le lendemain, elles se sont trouvées écartées par un espace considérable, qu'on a laissé béant et pansé à plat.
Des bourgeons charnus se sont développés, et la réunion
médiate s'est effectuée sans entraîner aucune difform-
mité, grace à la laxité des téguments. Le seul reproche
qu'on puisse adresser à la négligence, qui a été com-
mise à l'égard des nouveaux préceptes sur la restauration de la face, c'est la longueur du temps qu'a exig-
la guérison.

Quant aux autres individus, que des conditions fâcheuses ont défendu de soumettre aux opérations, ils traînent actuellement à l'hôpital une déplorable existence : l'un d'eux, surtout, est menacé d'une catastrophe prochaine. Je veux parler du nommé Hardy, âgé de quarante-huit ans, entré à l'Hôtel-Dieu le 26 octobre 1837, avec une tumeur squirrheuse des ganglions de l'aine droite, du volume des deux poings. Cette tumeur, contre laquelle tous les agents de résolution ont été vainement essayés, s'est échauffée graduellement, et a fini par s'ulcérer; la solution de contrainte a grandi rapidement en surface comme en profondeur, sécrétant un iquon fétide. Aujourd'hui, la région inguinale est rongée dans une grande étendue, et il y a lieu de s'étonner que l'artère fémorale ait été épargnée. Le malade est en proie à une fièvre hectique, qui lui prépare une mort inévitable.

Bien qu'il ne soit plus permis, aujourd'hui, de confondre avec le cancer la tumeur érectile, il me semble qu'à certains égards le fait suivant doit être ici mentionné. Il s'agit d'une fille de dix-sept ans, affectée d'une tumeur mixte variqueuse, mixte érectile, qui régnait sur la moitié droite du rebord de la lèvre inférieure. L'opération a été pratiquée le 23 novembre 1837, de la manière suivante : Une première incision de six lignes a fendu la commissure droite, afin d'agrandir l'ouverture de la bouche, et de donner plus de laxité aux parties; puis, la moitié droite de la lèvre a été comprise dans une double incision en V, dont la pointe touchait à la base de l'os maxillaire inférieur. La suture entortillée, à l'aide de trois épingles, a rapproché ver-

ticalement les deux bords de la plaie, et l'incision de la
commissure a été réunie en partie par la suture avec
des fils de soie. Après l'achèvement des cicatrices (29
novembre), la bouche s'est trouvée trop grande; on
n'avait pas assez compté sur la laxité des tissus.

§ XI. — *Maladie des vaisseaux.*

Nous sommes naturellement conduits maintenant à
parler des maladies des vaisseaux. Deux exemples
d'augeio-leucite ont été offerts à notre observation.
Toutefois, hâtons-nous de dire que le seul cas digne
d'être rapporté dans ce paragraphe, est relatif à un
anévrisme de la crosse de l'aorte : il est d'un haut intérêt sous le rapport anatomo-pathologique.

Jeanne Blaise, âgée de quarante-huit ans, est admise à l'Hôtel-Dieu, le 20 octobre 1837, pour une
tumeur volumineuse, occupant à la fois le haut du
sternum et une grande partie du cou, et dont la date
d'apparition remonte à treize mois. L'intelligence fort
obtuse de la malade ne permet pas d'avoir des rensei-
gnements exacts sur le mode qu'a suivi la tumeur
dans son développement; elle commença à être appréciable au-dessus du sternum après un accès violent
de toux. Son caractère anévrismal se décèle par les
battements qui se font sentir à la main dans toute son
étendue : le cylindre ne perçoit aucun bruit particulier.
Ressemblant à un goître volumineux, elle a, pour
limite supérieure, une ligne parallèle au bord supérieur du cartilage thyroïde; sa limite inférieure est
représentée par une courbe atteignant de chaque côté
la troisième côte, et dont le centre correspondrait au

niveau des mamelons. Son plus grand diamètre transversal s'étend depuis la moitié de la clavicule droite,
jusqu'à la fin du tiers externe de la clavicule gauche.
En deux endroits la peau est soulevée en hémisphère
du volume d'une noisette, facile à déprimer, de couleur violacée, et amincie au point de faire craindre
une rupture prochaine. La malade est amaigrie, et ne
ressent d'autre incommodité qu'une orthopnée presque
continuelle; la voix a un timbre égophonique. La
dyspnée et l'insomnie vont en augmentant, les forces
s'affaiblissent; tout à coup, le 21 janvier 1838, la
malade tombe dans l'assoupissement et s'éteint.

Nécropsie le 22 janvier, huit heures après la mort.
Un trait de scie divise les deux rangées des côtes jusqu'à la naissance de la tumeur : on enlève ainsi un
grand segment antérieur de la poitrine, et on met à nu le
cœur et les gros vaisseaux qui en partent. Il est facile,
dès-lors, de voir le sac anévrismal se détacher du côté
supérieur de la crosse aortique entre le tronc innominé et
la carotide gauche, se replier ensuite en avant et en bas de
manière à renfermer, dans une espèce de cul-de-sac,
le quart supérieur du sternum, la moitié interne de
la clavicule droite, les deux tiers externes de la clavicule gauche, et de chaque côté une étendue équiva-
lente des deux premières côtes. Toutes les portions d'os
ainsi comprises dans l'enceinte anévrismale, sont frac-
turées, corrodées, usées et entremêlées avec les caillots fibrineux. Remontant ensuite vers le cou, le kyste
a déjeté les sterno-mastoïdiens, et donné une forte
inclinaison latérale au tronc brachio-céphalique et à
la carotide gauche. Ces vaisseaux forment des cylin-

dres solides qui rampent en relief dans l'épaisseur
des parois latérales de la poche, et ils ne prennent
leur direction naturelle ainsi que leur perméabilité au sang qu'au niveau de l'os hyoïde. Le larynx et
la trachée n'ont subi aucune modification de calibre,
bien qu'adossés à la paroi postérieure du sac dont la
cavité est remplie de caillots fibrineux formant dans
l'hémisphère postérieur une masse solide d'aspect musculaire : moins organisés dans l'hémisphère antérieur,
les caillots y sont évidemment d'une origine plus récente. Après les avoir enlevés, on voit l'intérieur du
kyste communiquer avec la cavité de la crosse aortique au moyen d'une ouverture ovalaire, à bords lisses
et polis, vestige de la solution de continuité des membranes interne et moyenne, et s'étendant sur la paroi
supérieure seulement de la crosse depuis l'origine du
tronc brachio-céphalique jusqu'à celle de la carotide
commune gauche. Le kyste se détache manifestement
non loin de la périphérie de cette crevasse; il est formé
par la membrane extérieure de l'artère qui s'est doublée du tissu cellulaire voisin. Les orifices des vaisseaux précités placés directement en dessous de la
marge de la crevasse, sont oblitérés par de la matière
fibrineuse très-solide; celui de la sous-clavière gauche
est resté libre. Le cœur présente les dimensions naturelles et la crosse se dessine comme à l'ordinaire.

Nous voyons ici un exemple remarquable d'anévrisme de la crosse de l'aorte par ulcération ou par
solution de continuité des tuniques interne et moyenne
(anévrisme faux consécutif de quelques auteurs).
Peut-être une dilatation partielle de l'artère a-t-elle

5

précédé la rupture de ces tuniques; toutefois il n'existait dans aucun point du trajet de la grande artère le moindre vestige de dilatation. On ne retrouvait, non plus, aucune des plaques, écailles, granulations, soit osseuses, soit stéatomateuses auxquelles on a voulu faire jouer un si grand rôle dans l'histoire des anévrismes.

M. Velpeau, dans sa médecine opératoire, mentionne, sans donner aucun détail, un cas relaté par M. W. Darrach, dans lequel le tronc innominé et la carotide gauche avaient été trouvés complètement fermés, sans que la circulation, dit-il, ait cessé d'être maintenue dans le membre supérieur droit. Le cas de M. Darrach, est, à cet égard, semblable au nôtre. Chose remarquable! la sous-clavière gauche, fournissait, à elle seule, les frais de la circulation de la tête, du cou et du membre supérieur droit, au moyen des communications établies dans l'intérieur du crâne, entre les deux vertébrales et les carotides internes; à la région cervicale postérieure, entre l'axillaire gauche et les branches cervicale du côté droit; dans les diverses parties de la face et du cou, entre les portions, restées perméables, des carotides droite et gauche, et par contiguïté entre la carotide droite et la sous-clavière correspondante; du côté du thorax, entre les intercostales droites et les branches thoraciques et mammaires. N'a-t-on pas lieu de s'étonner des merveilleuses ressources que l'organisme s'est ménagées à l'aide des anastomoses artérielles? Quelle hardiesse ne sont-elles pas en droit d'inspirer, lorsque la ligature des premiers troncs de l'aorte est reconnue indispensable!

§ XII. *Hernies.*

OBSERVATION PREMIÈRE. — *Hernie inguinale étranglée pour la seconde fois (côté gauche); opération; réduction incomplète de l'épiploon; péritonite; mort.*

Michel Rault, marin, portait depuis 1831 une hernie inguinale du côté gauche. Elle s'étrangla en 1837, et fut opérée avec succès. Depuis cette époque, un bandage contentif fut appliqué contre la tumeur, qui persistait à l'aine. Le 23 septembre 1837, Rault éprouve subitement de violentes coliques, semblables à celles qu'il ressentit lors du premier étranglement; et, en même temps, il touche avec effroi une tumeur volumineuse qui déborde le bandage. Des lavements purgatifs sont administrés sans résultat. Transporté à l'hôpital Saint-André le 24 septembre, le malade s'offre à moi dans l'état suivant : face altérée, voix affaiblie, douleurs abdominales très-intenses par moments; quelques vomituritions; défécation suspendue depuis la veille; tumeur inguinale du volume d'une petite orange, dure, sans changement de couleur à la peau, offrant sur le milieu une longue cicatrice linéaire, vestige de la première opération (potion de Richter; saignée locale; bain de siége; lavements purgatifs). Le taxis est essayé en vain.

Les deux jours suivants, persistance de la constipation et des vomissements, qui sont cependant assez rares (potions avec deux onces sirop diacode et une once huile de ricin.)

L'opération, jugée indispensable, est pratiquée le 27

septembre de la manière suivante : Une incision de la peau, dirigée parallèlement à la cicatrice, dépasse de quelques lignes en haut et en bas le diamètre vertical de la tumeur. Après la division successive de plusieurs couches, l'épiploon se montre à nu, recouvrant une anse intestinale fortement hypérémiée. Le bistouri de Richter guidé par l'indicateur de la main gauche, est glissé jusqu'à l'angle supérieur de l'anneau inguinal, et là, un débridement suffisant est obtenu par deux incisions. Après avoir réduit l'anse intestinale tout entière et une partie de l'épiploon, l'opérateur laisse dans la plaie une masse assez considérable de ce repli pour faire bouchon. Les deux lèvres de la plaie restent écartées par cette interposition et sont recouvertes par des plumasseaux enduits de cérat, et un gâteau de charpie (diète, limonade, potion calmante). Une selle assez abondante est rendue trois heures après l'opération. Les vomissements ont cessé ; calme physique et moral.

28. Deux selles. La fièvre se déclare ; langue tendant à la sécheresse avec enduit jaunâtre ; soif considérable ; le facies et le timbre de la voix sont toujours altérés.

29. Enduit jaunâtre plus prononcé de la langue, avec rougeur des bords et sécheresse. Les vomissements ont recommencé ; une selle a été poussée ainsi que beaucoup de gaz stercoraux ; ventre un peu douloureux à la pression. Les bords de la plaie sont très-écartés et adhèrent déjà à la masse épiploïque, qui est devenue tuméfiée et grisâtre (potion huileuse calmante ; bains ; fomentations émollientes sur l'abdomen).

30. Peu de sommeil ; pouls fréquent ; langue très-sèche ; ventre dur et ballonné, très-sensible à la pression dans le côté correspondant à la plaie. Plusieurs vomituritions ; une selle peu abondante : traits de la face crispés (20 sangsues à l'abdomen ; fomentations émollientes).

1er octobre. Prostation des forces accrue ; pouls vite et concentré ; tuméfaction et douleurs considérables du ventre, à gauche principalement ; vomissements ; déjections alvines copieuses.

Mort le 2 octobre, à six heures du matin.

Nécropsie, six heures après la mort. Une dissection attentive de la plaie qui est restée largement ouverte, fait reconnaître que les bords ont contracté une solide adhérence avec la masse épiploïque occupant le centre. Celle-ci est grisâtre, manifestement augmentée de volume, ramollie, et semble être à l'étroit dans l'espace qui la contient. Après avoir déchiré les adhérences qui en retiennent le pourtour collé aux lèvres de la plaie, le doigt n'en rencontre plus à mesure qu'il se rapproche de l'anneau inguinal, et fait, facilement, dans cet orifice, le tour du pédicule épiploïque, renfermant dans son milieu une collection purulente assez abondante. La portion de l'intestin grêle qui avait subi l'étranglement, se reconnaît à sa coloration noire, qui s'interrompt brusquement et d'une manière circulaire à ses deux extrémités ; le mésentère correspondant est légèrement épaissi, granuleux à sa surface, parsemé de ganglions tuméfiés. Un liquide purulent tenant en suspension des flocons pseudo-membraneux, est rencontré dans le petit bassin ainsi que dans la région lomba re gauche, entre les anses intestinales. La péritonite s'est circonscrite dans ces endroits, et tout annonce qu'elle a pris son point de départ à la portion d'épiploon laissée dans la plaie extérieure.

Rien de remarquable dans les autres cavités.

OBS. IIᵐᵉ. — *Hernie crurale étranglée (côté droit); opération; ligature et excision de l'épiploon; guérison.*

Jeanne Bonau, de Bordeaux, âgée de soixante ans, est admise à l'Hôtel-Dieu Saint-André, le 28 septembre 1837, pour une hernie crurale du côté droit, qui, depuis trois jours, est devenue tout à coup irréductible, en même temps que se sont déclarés des vomissements et une constipation opiniâtres. La tumeur est dure, a le volume du poing, et résiste aux efforts du taxis, aux bains et à tous les moyens employés en pareil cas.

Le lendemain, l'opération est pratiquée. Une incision cruciale des téguments permet la dissection de quatre lambeaux; on arrive successivement au sac qui est divisé sur une sonde cannelée, et alors se présente une portion considérable d'épiploon, recouvrant, dans le siége de l'étranglement, une très-petite anse d'intestin. A l'aide du bistouri courbe et boutonné, on coupe obliquement, en bas et en dedans, le ligament de Gimbernat. Des adhérences, contractées par l'épiploon près de la racine du sac, empêchent sa réduction. Il n'en est pas de même pour l'intestin qui est facilement repoussé dans la cavité abdominale. Au voisinage de l'étranglement, l'épiploon est traversé d'un double fil, qui sert à étreindre les deux moitiés de son épaisseur : toute sa portion excédante, est retranchée et mesurée à son bord libre, elle offre huit pouces de longueur. La plaie est pansée à plat sans rapprochement des bords.

Les deux jours suivants, calme, apyrexie, soif, quelques vomissements bilieux, un peu de météorisme et de douleur au côté droit du ventre ; absence des selles malgré l'usage des purgatifs.

Le troisième jour, selle abondante qui se renouvelle les jours subséquents ; ventre météorisé, mais indolent ; du reste bon état.

Le onzième jour, chute des ligatures et de la portion étranglée de l'épiploon. A dater de ce moment, la marche vers la guérison n'a plus été entravée par aucun obstacle. Le météorisme, seul symptôme opiniâtre, a cédé à plusieurs reprises à des purgatifs qui ont provoqué l'expulsion de beaucoup de gaz. Plusieurs portions restantes de l'épiploon ont été successivement éliminées ; le fond de la plaie s'est régularisé et s'est rempli de bourgeons charnus qui ont servi de base à une cicatrice solide. La malade est sortie parfaitement guérie le 15 février 1838.

Obs. IIIme. — *Hernie inguinale étranglée (côté droit);*
opération; péritonite; mort.

Abadie, boulanger, âgé de vingt-huit ans, éprouve tout à coup, le 15 janvier 1838, des symptômes d'étranglement dans une hernie inguinale qu'il porte du côté droit. Admis trois jours après à l'Hôtel-Dieu Saint-André, il est tourmenté par des vomissements fréquents,

par une douleur très-vive partant de la tumeur qui a
le volume d'une pomme d'api. Les manœuvres du taxis
sont inutiles ; les lavements purgatifs provoquent une
selle liquide peu abondante (application de dix sangsues sur la tumeur ; bain.)

19 janvier. Les matières rejetées par le vomissement participent du caractère des matières fécales ;
ventre douloureux et tympanisé (bain et purgatif.)

20. M. Moulinié procède à l'opération. La peau est
incisée longitudinalement dans le milieu de la tumeur ;
les couches sousjacentes sont divisées successivement
en dédolant ; la piqûre du sac fait sortir une sérosité
citrine , et, après que celui-ci a été fendu dans toute
sa longueur, une anse intestinale fort peu étendue, de
couleur rougeâtre, est mise à découvert ; l'anneau inguinal est débridé à son angle supérieur, et l'intestin
réduit. On maintient les bords de la plaie rapprochés
par des bandelettes agglutinatives. Une selle est rendue
deux heures après l'opération qui a été extrêmement
rapide.

21. Quoique plusieurs selles liquides aient eu lieu ,
les vomissements continuent, accompagnés d'un malaise
général ; abdomen tympanisé, mais peu douloureux
même à la pression.

22. La persistance des vomissements , de la tympanite et des douleurs abdominales font présumer une
péritonite (purgatif, fomentations émollientes). Le soir,
la température du corps s'abaisse, la face est plus altérée, le pouls se concentre, la langue est humide et
froide, la voix très-affaiblie. Le malade meurt dans la
nuit.

Nécropsie, neuf heures après la mort. — **Les intes-**
tins ont leur surface externe injectée, granuleuse, et
sont agglutinés par des filaments pseudo–membraneux.
Les anses voisines du siége primitif de l'étranglement
sont tapissées par une couche purulente ainsi que la
face interne du sac péritonéal contenu dans le côté
droit du scrotum, qui a été évidemment le point d'irradiation de la phlogose. Une adhérence ancienne re-
tient, fixée à un point du collet du sac, une longue bride
épiploïque. Le feuillet pariétal du péritoine a son
aspect ordinaire. La plaie extérieure n'est réunie dans
aucun de ses points. Peut–être faut-il attribuer au défaut de réunion immédiate l'invasion de la péritonite
qui a tué le malade.

Obs. IVme. — *Hernie crurale étranglée (côté droit);*
réunion de la plaie par suture ; guérison.

Jean Espagne, terrassier, âgé de trente–huit ans,
portait depuis deux ans, à la région crurale droite,
une tumeur herniaire, à laquelle il n'avait prêté que
fort peu d'attention, en raison de son petit volume,
lorsque le 27 janvier 1838, sans cause connue, des signes d'étranglement s'y développèrent. Reçu à l'Hôtel-
Dieu le 29 janvier, il offre les symptômes suivants :
vomissements fréquents et pénibles d'un liquide fécal;
douleur abdominale partant d'une tumeur globuleuse,
très–dure, du volume d'une petite orange, située vers
le milieu de l'arcade crurale ; constipation opiniâtre ;
pouls très-petit; altération de la voix et du facies.

L'insuccès des moyens thérapeutiques habituellement dirigés contre l'étranglement, fait recourir à l'opération le 1er février. La peau est incisée suivant l'axe vertical de la tumeur ; on saisit, avec des pinces, et on divise chacun des feuillets minces qui tapissent le globe rénitent qu'on présume formé par l'intestin. En piquant le dernier feuillet épaissi, blanchâtre, comme fibreux, on détermine la sortie d'un liquide séro-sanguinolent. On reconnaît dès-lors que le sac distendu en imposait pour l'intestin. Après l'avoir fendu, le doigt apprécie une tumeur molle, hémisphérique, saillant en dehors du ligament de Gimbernat. Le débridement est exécuté en inclinant le bistouri en bas et en dedans vers le repli falciforme, et l'intestin est repoussé dans la cavité abdominale. Des points de suture maintiennent les lèvres de la plaie rapprochées dans toute leur longueur. Un quart d'heure s'est à peine écoulé, qu'une selle est rendue. Trois autres lui succèdent. Le malade est calme, mais le pouls reste très-petit (bouillon ; potion avec l'huile d'amandes douces.)

2 février. Les bords de la plaie, quoiqu'exactement réunis, semblent chassés en avant par la tuméfaction des parties profondes. Plusieurs selles.

6. La tuméfaction s'est maintenue ; une sérosité purulente s'écoule entre les points de suture. Dans la crainte que ceux-ci n'emprisonnent de la matière purulente et ne la forcent de refluer vers la cavité abdominale, on coupe les fils ; mais il est facile de s'assurer que le pus est sécrété en très-petite quantité et aux dépens seulement du tissu cellulaire sous cutané. Malgré la section des fils, les lèvres de la plaie restent

à une très-petite distance l'une de l'autre, et sont aisément affrontées par des bandelettes agglutinatives. Le malade est satisfait, n'éprouve aucune douleur. Le pouls est toujours petit.

11 février. La plaie est presque complètement cicatrisée, et bien qu'il n'existe aucune trace d'inflammation à son voisinage, la verge tout entière et le scrotum sont envahis par un érysipèle phlegmoneux ; quelques tâches noirâtres apparaissent sur plusieurs points.

L'élimination des escarres s'est faite avec lenteur, et les plaies qu'elles ont laissées se sont couvertes de bourgeons charnus de couleur vermeille. Le 15 mars, elles étaient toutes cicatrisées, ainsi que celle produite par l'opération.

Réflexions. On vient de voir que, sur quatre cas de hernie étranglée, deux fois nous avons eu affaire à une entérocèle, et deux fois à un entéro-épiplocèle.

La conduite tenue à l'égard de l'épiploon mérite quelques développements. On sait que, dans les cas où celui-ci est irréductible, sa ligature en masse a été accusée par J. L. Petit, de dangers effrayants qui dépendaient, d'après Pipelet, de ce que la constriction roule en corde une toile qui doit rester étalée. On n'a pas manqué de faire observer encore que cette dernière reçoit un certain nombre de filets du nerf grand sympathique. On est revenu des craintes de Petit, et l'on a donné pour précepte d'étrangler complètement la tumeur épiploïque lorsqu'elle ne dépassait pas le volume du doigt, et d'en diviser au contraire la racine en autant de portions qu'on le désire, quand elle est plus grosse, afin de lier chacune d'elles séparément. On excise ensuite tout ce qui dépasse les fils. Malgré l'étendue considérable de la masse épiploïque herniée chez la femme Bonau, M. Moulinié s'est contenté de pratiquer avec un double fil la ligature, puis la portion excédante a été retranchée avec des ciseaux. La séparation des parties gangrénées s'est effectuée, et la guérison a eu lieu. L'inflammation éliminatrice s'est développée lentement, et cette condition favorable à l'établissement d'adhérences, qui venaient s'ajouter à l'adhésion ancienne de la racine du lambeau èpiploïque, a préservé de la péritonite lorsque la suppuration s'est montrée.

L'épiploon est-il au contraire réductible, on conseille de le repousser dans l'abdomen s'il a conservé son état naturel, pourvu toutefois que sa rentrée n'offre pas trop de difficulté. M. Moulinié a cru convenable de s'écarter de ce précepte à l'égard de Michel Rault. Une portion de la tumeur épiploïque a été réduite et l'autre retenue exprès au-devant de l'orifice inguinal pour faire bouchon. Cette dernière s'est enflammée ; une collection purulente s'est formée dans son intérieur ; la péritonite a été la conséquence de la propagation de la phlogose du sac : le malade a succombé. Je pense que le défaut de réunion immédiate de la plaie extérieure avait contribué pour beaucoup au développement de l'inflammation suppurative : l'épiploon tenait les lèvres de la solution de continuité écartées, et se trouvait exposé à l'irritation mécanique des objets extérieurs. Chez Abadie, la péritonite qui s'est aussi déclarée, m'a paru tenir encore à l'inflammation suppurative, provoquée par le même défaut de réunion immédiate. Dominé par cette idée, j'ai prié M. Moulinié d'essayer les effets de celle-ci chez le nommé Espagne. La suture recommandée par Franco, adoptée par plusieurs chirurgiens de la même époque, oubliée plus tard pour être remise en honneur par Delpech, a été mise en usage, et nous avons eu la satisfaction de la voir couronnée de succès. Toutefois, la réunion par suture ne saurait évidemment convenir dans les cas où certaines parties contenues dans la plaie doivent être éliminées, lorsque les enveloppes de la tumeur ont subi des altérations diverses, etc.; mais à part les exceptions de ce genre, la réunion immédiate me semble devoir mériter la préférence.

Quant au mode de débridement qui a été choisi, l'incision de l'anneau pour la hernie inguinale a été faite en haut, suivant la méthode de Petit ou Rougemont, adoptée par Cowper, Scarpa et Dupuytren. Dans la hernie crurale, le débridement du repli falciformé a été opéré en dirigeant sur lui le couteau de Richter en *dedans et en bas*, d'après le procédé de Gimbernat.

§ XIII. — *Amputations.*

Observation première. — *Tumeur blanche du genou gauche; amputation de la cuisse; guérison.* — Poncelet, peintre en bâtiments, âgé de vingt-cinq ans, entre à l'Hôtel-Dieu Saint-André pour se faire traiter d'une tumeur blanche du genou gauche, occasionée par des chutes fréquentes sur cette articulation, dont la première remontait à dix-sept ans. Du gonflement, des douleurs intolérables avaient suivi ces contusions successives. Voyant que la tuméfaction de la cuisse ne diminue pas plus que les douleurs lancinantes, malgré l'application des moxas et des cautères, Poncelet réclame l'amputation de la cuisse ; elle est pratiquée le 25 novembre, d'après la méthode circulaire. Les seules particularités à signaler, sont la dissection de la peau, qui a été relevée en forme de manchette; la section des chairs qui a été faite au niveau de la première incision, *l'emploi du couteau à rugine,* avant d'agir avec la scie, le rapprochement des bords de la plaie suivant une ligne antéro-postérieure, le petit nombre des points de suture, l'omission des bandelettes agglutinatives, la position du moignon dans un sens presque perpendiculaire. L'examen du membre retranché a fait reconnaître, au milieu des parties molles lardacées, la carie des surfaces articulaires avec destruction des cartilages semi–lunaires et du ligament latéral interne. Les ligaments croisés étaient comme macérés dans une matière grisâtre épaisse. Une fièvre intense s'est déclarée le jour même de l'opération, et a persisté les jours suivants. Au bout du quatrième jour, dès le premier pansement, section prématurée des points de suture : les bords de la plaie étaient incomplètement réunis. La cicatrisation a été tardive, à cause de plusieurs foyers purulents ; la peau n'était pas assez abondante, et, par cela même, continuellement distendue. Un érysipèle s'y est manifesté et s'est étendu jusqu'à l'abdomen. Le malade est sorti le trente–cinquième jour après l'opération, avec une petite surface encore suppurante.

Je l'ai revu depuis lors (février). Les bords de la solution de continuité, s'étaient, en partie, dissociés; la coupe du moignon était en biseau oblique de bas en haut, et d'avant en arrière, par suite de la forte rétraction de l'angle postérieur de la plaie.

Observation deuxième. — *Tumeur blanche du coude pied droit: amputation de la jambe ; guérison.* — Raguenot, âgé de dix-huit ans, atteint d'une tumeur blanche fongoïde et fistuleuse de l'articulation tibio-tarsienne droite, éprouvait des douleurs inouies, lorsque il fut admis à l'Hôtel-Dieu. Fatigué de ne goûter aucun sommeil, malgré l'usage des calmants de toute espèce, il se décide à subir l'amputation, et ne veut pas même qu'on la diffère au lendemain. C'était le 24 décembre 1837; l'opération a été faite au lieu d'élection ordinaire et d'après la méthode circulaire. La plaie a été réunie au moyen de points de suture et de bandelettes agglutinatives; à l'autopsie du membre, nous avons vu l'astragale ramolli, usé; à sa face interne principalement, le ligament latéral correspondant était presque détruit; les parties molles épaissies étaient sillonnées par des trajets fistuleux; la mortaise tibio-péronienne offrait à peine quelques rugosités. Les suites de l'opération ont été fort simples. La fièvre traumatique ne s'est pas montrée. Dès le troisième jour, le malade avait de l'appétit, jouissait du sommeil et n'éprouvait aucune douleur. Au sixième jour, les points de suture ont été enlevés; la suppuration a eu lieu dans quelques intervalles de ceux-ci; la cicatrisation a été complète au bout du vingtième jour.

Observation troisième. — Tumeur blanche du coude-pied gauche ; amputation de la jambe ; guérison. — Jeanne Belloc, âgée de vingt-deux ans, est reçue à l'Hôtel-Dieu pour une affection de l'articulation tibio-tarsienne gauche, survenue à la suite d'une entorse, et caractérisée par du gonflement, des ulcères fistuleux et une déformation prononcée. La carnation, d'ailleurs belle de cette jeune fille, est celle qui accompagne la constitution scrofuleuse. Elle est venue dans la courageuse intention de subir une mutilation qui puisse la rendre à une vie active. M. Moulinié, croyant d'abord que la guérison est possible, pratique une incision profonde sur la face antérieure de l'articulation et y éteint plusieurs cautères rougis à blanc ; pendant le mois suivant, de l'amélioration semble survenir; mais, plus tard, les fistules qui avaient tari s'ouvrent de nouveau : la malade, habituée à regarder l'amputation comme l'unique ressource, l'accepte sans hésiter le 27 janvier 1838. Elle est pratiquée au lieu d'élection, et n'offre rien de particulier à citer. La malade la supporte avec un calme stoïque. La jambe retranchée nous a offert l'articulation tibio-tarsienne enveloppée d'un tissu lardacé, creusée de plusieurs foyers purulents ; l'astragale avait pris la consistance du cartilage et se laissait entamer facilement par le scalpel; le scaphoïde avait subi un ramollissement rougeâtre, et la surface articulaire du tibia usée livrait un facile passage au bistouri dans la cavité médullaire occupée par un fluide jaune.

Quant aux suites de l'opération, la plaie a parcouru ses phases ordinaires; les fils ont été enlevés le cinquième jour, et les bords se sont tenus faiblement écartés. Au douzième jour, tout est réuni, sauf l'angle postérieur de la plaie ; peu à peu le fond de ce godet s'est comblé. Aujourd'hui (février), le travail de cicatrisation se trouve à refaire par suite de la dégénérescence scrophuleuse de la plaie qui est d'une couleur pourprée, et contre laquelle on a essayé en vain le nitrate d'argent, les lotions avec l'huile essentielle de thérébentine, les bains aromatiques, etc.

Observation quatrième. — Fracture grave des os de l'avant-bras; amputation de cette partie; symptômes typhoïdes; mort. — Un jeune homme robuste, attaché au service d'un bateau à vapeur, reçoit sur l'avant-bras droit qu'il ne retire pas assez vite, le choc du balancier ; il en résulte une contusion violente avec fracture des deux os. Conduit le même jour à l'Hôtel-Dieu de Bordeaux (25 décembre 1837), il offre l'état suivant : dépression morale, avant-bras droit légèrement gonflé, déformé par suite du chevauchement des fragments qui crépitent et causent une vive douleur au moindre mouvement. Vers le milieu du cubitus existe une ouverture à la peau qui permet au doigt de toucher une longue esquille mobile, mais adhérente par une extrémité ; des irrigations d'eau froide sont renouvelées pendant les jours suivants, qui se passent sans fièvre. Le 2 janvier 1838, la réaction fébrile se déclare, le malade commençant à ne plus compter sur la possibilité de conserver un membre si précieux pour l'existence de sa famille, devient triste, perd son embonpoint. Baigné de sueurs toutes les nuits, il est dévoré par une soif ardente; de la suppuration se fait

4

jour à travers la petite plaie indiquée. L'amputation est reconnue indispensable, et il s'y soumet le cinq janvier. Il est difficile de déterminer *à priori* à quelle hauteur le désordre des parties molles et l'état des os fracturés permettront de porter le couteau; on hésite entre l'amputation du bras, celle dans l'article, ou celle de l'avant-bras. Cette dernière est préférée, parce que le mal paraît ne pas remonter aussi haut que les insertions du biceps et du brachial antérieur. Elle est opérée circulairement, suivant les règles ordinaires, mais l'incision de la peau n'ayant pas été faite assez bas par crainte de tomber sur des parties enflammées, il en est résulté qu'elle n'a pu être ramenée qu'incomplétement sur la masse charnue de la partie supérieure de l'avant-bras, et il a été impossible de réunir le centre de la plaie par des points de suture. Dès le jour même de l'opération, abattement moral très-prononcé, pouls plein et fréquent, soif ardente, langue sèche, peau d'une teinte jaunâtre, chaude et sudoreuse. Le lendemain, la prostration a fait de rapides progrès; la langue est devenue brune, rapeuse; douleurs très-vives à la région hépatique. Le troisième jour, accroissement des phénomènes ataxo-adynamiques. Mort. L'ouverture du corps n'a pu être pratiquée.

Observation cinquième. — Cancer de la main gauche; amputation de l'avant-bras; mort. — Mau, âgé de vingt ans, épileptique, scrofuleux et teigneux, vit se manifester, en 1831, une large crevasse au dos de la main gauche, entre le deuxième et troisième métacarpien. La dégénérescence cancéreuse s'y développa d'une manière si active, que bientôt la région dorsale ne fut qu'une masse cancéreuse à végétations volumineuses. Mau est admis à l'Hôtel-Dieu le 6 décembre 1837. A l'aspect de cette vaste ulcération, on ne peut guère songer qu'à l'amputation, et encore ses probabilités de succès sont-elles douteuses. L'ancienneté de l'ulcère fait craindre que l'ichor cancéreux n'ait été absorbé et ne soit mêlé au virus scrofuleux qui souille la constitution. La chaleur constante de la paume des mains, l'accélération habituelle du pouls, tout annonce une catastrophe prochaine, contre laquelle l'amputation est la dernière ressource à tenter; elle est pratiquée le 6 janvier 1838. La peau est incisée un peu au-dessous du milieu de l'avant-bras, afin d'éviter les tendons. Sur cette coupe circulaire tombent deux incisions latérales d'un pouce et demi de longueur, pour faciliter la dissection de la manchette cutanée. Après que celle-ci a été relevée, les muscles sousjacents atrophiés n'offrent rien au bistouri. La peau en excès flotte au-dessous des surfaces osseuses sciées; on réunit les bords avec des points de suture, et le pansement est complété de la manière usitée. En disséquant la main cancéreuse, on reconnaît que le second métacarpien confondu dans la masse morbide ne présente, pour tout vestige, qu'un canal cylindrique, de consistance lardacée, entièrement privée de phosphate calcaire. Après l'opération, le malade a conservé son apathie naturelle. La réaction fébrile a été faible; les points de suture ont été prématurément enlevés, par suite de l'ulcération des plaies produites par les piqûres; les bords mal affrontés ne se sont pas réunis. Le 25 jan-

vier, le pouls prend une fréquence et un développement inaccoutumés; l'appétit, jusque-là assez vif, est
nul; la peau est chaude, sudoreuse; la langue humide;
le ventre douloureux et tympanisé; plusieurs selles
liquides ont eu lieu (lavement émollient, cataplasme
sur le ventre). Le 26, le malade a déliré la nuit; ses
forces sont anéanties; la soif intense. Le malade meurt
à huit heures du soir.

Nécropsie. — Quinze heures après la mort la tête
et la poitrine n'offrent rien de particulier; les viscères
abdominaux sont à l'état sain, à l'exception du foie,
qui est parsemé de taches grisâtres, correspondant à
des noyaux profonds de la même couleur qui laissent
suinter, à la pression, des gouttelettes de pus, et qui
règnent dans presque toute l'épaisseur de l'organe.
Dans la plaie du moignon, le travail de cicatrisation
est nul; il n'existe aucun foyer de suppuration; les
veines qui y aboutissent sont perméables et d'un aspect
naturel, à partir de l'endroit où elles sont oblitérées
par un caillot.

Observation sixième. — *Gangrène de l'avant-bras
droit; amputation du bras; symptômes typhoïdes;
mort.* — Un jeune paysan se fracture les deux os de
l'avant-bras droit, en recevant sur cette partie, dans
une chute, le choc d'un tronc d'arbre qu'il portait.
C'était dans la matinée du 11 janvier 1838. L'appareil
qu'un chirurgien lui applique ne tarde pas à causer de
très-fortes douleurs. Appelé de nouveau le 13 au soir,
le chirurgien s'aperçoit qu'une constriction trop forte
du bandage avait déterminé un commencement de mor-

tification. Le malade, admis à l'Hôtel-Dieu le 15 janvier, est dans une faiblesse excessive ; la main et l'avant-bras, jusqu'au pli du coude, sont d'une couleur bleue noirâtre ; les doigts, surtout, ont une teinte très-foncée. Aux environs de l'olécrâne la peau est soulevée par de la sérosité ; la température très-froide des parties ainsi frappées de mortification, fait contraste avec celle du bras qui est fortement tuméfiée et d'une chaleur intense. En pressant sur tout le bras, on sent, en divers endroits, une crépitation gazeuse. En outre de la sensation du froid perçu par le malade dans les parties affectées, il y éprouve des picotements, surtout au niveau du pli du coude : ils ont été précédés par des fourmillements qui s'étendaient jusqu'aux extrémités des doigts. L'amputation est proposée le 16 janvier ; acceptée avec de réflexions amères et pratiquée vers le milieu du bras, d'après la méthode circulaire. La peau, disséquée dans l'étendue ordinaire, ne s'est plus trouvée suffisante pour recouvrir des muscles engorgés et peu susceptibles de rétraction. Deux points de suture ont été placés ; le milieu de la plaie est laissé béant. La gangrène n'avait affecté que les téguments de la partie enlevée ; la fracture des deux os était simple.

Une fièvre assez intense s'est déclarée dès le jour même de l'opération. Le cinquième jour, les fils des points du suture ont ulcéré la peau et se sont détachés ; le moignon présente une grande plaie circulaire ayant au centre le bout de l'humérus, qui est sur le même plan que la périphérie.

Le 26 janvier, à la fièvre, au découragement moral,

à la faiblesse, se joignent une teinte jaunâtre des traits
de la face, des sueurs copieuses, du trouble momentané dans les idées, quelques soubresauts dans les tendons. Le malade s'éteint dans la nuit du 27.

Nécropsie le **28**, *vingt heures après la mort.* Toute
la surface interne des deux plèvres a un revêtement
pseudo-membraneux et semi-purulent; dans les gout-
tières costales, le pus s'est amassé en assez grande quantité, mêlé à des flocons albumineux. Nulle part des
adhérences. Les poumons sont presque étrangers à la
phlogose de leur membrane d'enveloppe (pendant la
vie, le malade n'avait manifesté ni toux ni aucune
douleur de la poitrine). Les organes de l'abdomen et de
la tête sont dans l'état naturel; la plaie du moignon est
largement béante; la suppuration qu'on y observe ne
remonte pas au-delà de sa surface, et les veines y sont
exemptes d'altération.

Observation septième. — *Amputation du premier
métatarsien du pied gauche; hémorragie inquiétante;
guérison.* — Camille Blétau, âgé de vingt ans, est reçu
à l'Hôtel-Dieu le 16 janvier 1838 pour une carie scrofuleuse du premier métatarsien (pied gauche), accompagnée d'un gonflement presque squirrheux des
parties molles voisines. L'amputation, dans la continuité est faite le 29, de la manière suivante : le bistouri, après avoir pénétré par ponction dans la partie
la plus reculée du premier espace inter-osseux, est ramené en avant jusqu'entre les deux premiers orteils.
Le lambeau externe est ensuite taillé jusqu'à la base
de la première phalange du gros orteil. Un trait de scie

oblique divise le premier métatarsien très-près de son extrémité postérieure ; la réunion est opérée par de simples bandelettes sans ligature préalable des artères plantaires interne et pédieuse, divisées au niveau de leur anastomose. Deux heures après l'opération je suis appelé pour arrêter une hémorrhagie très-considérable ; les orifices des vaisseaux mis à l'instant à nu par une section prolongeant la base du lambeau, ne peuvent être saisis par le fil, plongés qu'ils sont dans une masse squirrheuse compacte. A l'aide du cautère actuel l'hémorrhagie s'arrête. La plaie a suppuré pendant assez long-temps, et au bout d'un mois et demi le lambeau a fini par adhérer complètement.

Observation huitième. — Extirpation du doigt médius de la main gauche. — Pierre Maurin, âgé de trente-un ans, est admis à l'Hôtel-Dieu le 23 janvier 1838, pour un gonflement scrofuleux très-considérable de tout le doigt médius de la main gauche. Les deuxième et troisième articulations ont une mobilité exagérée et sont évidemment cariées. L'extirpation du doigt est pratiquée le 25. Deux lambeaux semi-lunaires ont été taillés aux dépens de la peau de la base de la première phalange avant de procéder à la double incision en V dorsale et palmaire. Aucune ligature n'a été faite. La guérison a été obtenue au bout de vingt-cinq jours.

Le sort variable qu'ont subi les plaies des amputations précitées, sous le rapport de la réunion, peut se rattacher à plusieurs causes que nous allons passer en revue.

1º *Conditions particulières dans lesquelles se trouvaient les tissus divisés par le couteau.* Il me paraît
incontestable, que chez le sujet de l'observation sixième,
le violent engorgement inflammatoire dans lequel se
trouvait le bras, est une des circonstances qui ont le
plus contribué à l'écartement énorme et invincible des
lèvres de la plaie, qui avait pris une forme exactement
circulaire. C'est à la même turgescence inflammatoire
qu'il faut attribuer peut-être la petite quantité de sang
fourni par l'humérale avant sa ligature, car la compression du vaisseau sur la première côte avait été rendue extrêmement difficile par la situation embarras-
sante imposée à l'aide.

Le désir de conserver une portion utile de l'avant-
bras chez le sujet de l'observation quatrième, n'a pas
permis de ménager une quantité de peau proportionnelle au volume de la masse charnue qu'elle était destinée à recouvrir ; et chez le sujet de l'observation
cinquième, l'absence d'un matelas musculaire sous-
cutané dans l'avant-bras émacié, n'a pas été un moindre obstacle au recollement des lèvres flottantes de la
solution de continuité.

2º *Sens dans lequel le rapprochement des bords a été
effectué.* Dans la clinique de Montpellier, j'avais constamment vu, lors de l'amputation de la cuisse, Delpech rapprocher les parties molles, en les disposant en
deux masses, l'une antérieure, l'autre postérieure,
dont le contact réciproque formait une ligne transversale. De cette manière, la section des muscles biceps
demi-tendineux, demi-membraneux, ne les obligeait
pas à s'éloigner du bout de l'os tronqué ; ils contrac-

taient une adhésion solide avec les muscles antérieurs, et, lorsque dans la suite ils venaient à se rétracter, ils ne manquaient pas d'entraîner en arrière la région de la plaie tout entière, en sorte que le bout de l'os était entièrement coiffé par les parties musculaires de la région antérieure de la cuisse, contraintes de céder aux postérieures, parce que leurs fibres sont plus courtes.

Telle n'a pas été la méthode suivie chez Poncelet. Les bords de la plaie de la cuisse ont été réunis suivant une ligne antéro–postérieure; la cicatrice s'est effectuée dans ce sens avec lenteur; mais, plus tard, elle s'est r'ouverte. Aujourd'hui, encore, on peut se convaincre de la modification vicieuse qu'a subi le moignon. L'angle postérieur de la plaie a été tellement rétracté en arrière et en haut, que le moignon a une coupe oblique; l'inodule enchaînée aux mouvements rétracteurs est incessamment labourée par le bout de l'os auquelle elle correspond, et se trouve maintenant dans un état permanent d'ulcération.

N'est-ce pas là la contre-épreuve des succès obtenus par Delpech au moyen d'une conduite opposée? La théorie n'est-elle pas sanctionnée de la manière la plus péremptoire par l'expérience?

3o *Procédé mis en usage pour la réunion immédiate.* Un précepte important dont j'ai encore vu la constante application dans la clinique de Montpellier, consiste à ne laisser ouvert aucun point de la plaie comme le font à tort quelques praticiens, dans le but d'obtenir une sorte d'égoût pour les liquides sécrétés. Cette précaution expose, en effet, à faire manquer la réunion immédiate de toute la solution de continuité, car l'inflamma–

tion suppurative, qui ne manque point de s'allumer dans le godet ainsi ménagé, a de très-grandes chances de propagation au reste de la plaie. Il importe encore que de longues bandelettes agglutinatives soient placées avec soin dans les intervalles des points de suture, de manière à les soutenir et à soulager la peau que les fils traversent. J'ose affirmer que c'est à l'oubli de ces deux conditions qu'il faut attribuer la réunion tardive des lèvres de la plaie et la déchirure des ouvertures faites à la peau par les fils chez les malades que nous avons observés.

4º *Position du moignon.* Le plus souvent, nos malades maintenaient leurs moignons élevés à l'aide d'un coussin, et cela, malgré mes représentations, parce qu'ils se trouvaient, disaient-ils, plus soulagés. Je m'inscris contre une pareille situation, qui tend à provoquer vers le centre du cône creux, formé par la plaie, une accumulation des liquides fournis par elle. J'ai toujours vu Delpech donner l'attitude horizontale au moignon, et c'est celle que préconisent actuellement les professeurs de clinique de Paris.

On a vu l'amputation de la cuisse et les deux amputations de la jambe être suivies du rétablissement de la santé, tandis que l'amputé du bras et les deux amputés de l'avant-bras ont succombé. Les deux nécropsies qui ont pu être faites, ont montré, que chez l'un il y avait eu inflammation violente des deux plèvres restée latente pendant la vie, et que chez l'autre le foie était farci de foyers tuberculeux de nouvelle formation, sans que l'on ait pu découvrir dans les deux cas le moindre vestige d'une phlébite. Il est vrai que

les veines médullaires des os sciés n'ont pas été exa-
minées; mais supposons qu'elles eussent été réellement
enflammées, peut-on réellement accorder à cette phlogose partielle toute l'importance qu'on lui a donnée.

Je ne serais pas éloigné d'admettre que les causes
morales ont joué un très-grand rôle dans la différence
des résultats. Rien n'est plus triste que le souvenir des
réflexions amères que suggérait l'idéo de l'avenir chez
les trois individus amputés du bras ou de l'avant-
bras. Tous trois étaient jeunes, et deux d'entr'eux
étaient le soutien de leur famille ; ils ont vu avec effroi
le sacrifice auquel ils étaient condamnés; c'était le
membre droit, si utile à leur existence, qui, chez tous,
a été mutilé. Tous trois ont succombé. Quelle différence avec l'amputé de la cuisse et les deux amputés
de la jambe! ils se sont offerts sans hésiter à la soustraction d'un membre qui les dérobait à une vie active.
Ils ont été sauvés.

TABLEAU STATISTIQUE

Des maladies

OBSERVÉES A L'HOTEL–DIEU–SAINT–ANDRÉ

(service chirurgical)

PENDANT LES MOIS D'OCTOBRE, NOVEMBRE, DÉCEMBRE 1837,

ET JANVIER 1838.

———————

Ulcères simples.........	24	
— calleux.........	9	
— sur crête du tibia.........	3	
— suite de plaie d'armes à feu.........	3	
— suite de brûlure.........	1	
— suite d'inodules déchirées.........	1	
— variqueux.........	10	97
— suite d'engorgement de la rate.........	1	
— atoniques ou adynamiques.........	24	
— scorbutiques.........	1	
— syphilitiques.........	6	
— scrophuleux.........	14	
Phlegmons.........		84
Abcès froid au dos.........		1
Atherôme au dos.........		1
Kyste perlé au pied.........		1
Brûlures.........		16
Congélations.........		2
Contusions.........		82
Plaies.........		40
A reporter.........		324

Report.............. 324

Fractures.	Crâne (pariétal).....................	1	
—	Os du nez.........................	1	
—	Mâchoire inférieure.................	1	
—	Clavicule.........................	2	
—	Humérus..........................	1	
—	Deux os de l'avant-bras.............	3	
—	Olécrâne..........................	1	31
—	Radius............................	3	
—	Cubitus...........................	1	
—	Col du fémur......................	3	
—	Corps du fémur....................	8	
—	Deux os de la jambe...............	3	
—	Tibia.............................	1	
—	Péroné............................	2	

Luxations.	Bras.............................	1	
—	Avant-bras........................	1	
—	Radius............................	1	10
—	Phalanges.........................	4	
—	Fémur............................	1	
—	Rotule............................	1	

Distensions.. 36
Lésions organiques des os............................ 35
Cancers... 28
Maladies des vaisseaux............................... 10
Maladies des nerfs.................................. 6
Maladies de l'œil et de ses annexes.................. 36

Maladies diverses de la tête.	Otite...................	1	
— —	Ozène..................	3	
— —	Parotidite.............	2	
— —	Stomatite.............	2	
— —	Gueule de loup......	3	14
— —	Hypertrophie de la langue. (Moitié.)..	1	
— —	Fongus de la langue..	2	

A reporter.............. 530

Report.............. 53o

Cou et poitrine.

Polypes du pharynx...................... 2

Laryngite................................ 1   4

Induration de la glande mammaire chez

l'homme............................. 1

Abdomen et bassin.

Hernies étranglées.................... 4

— engouées......................... 1

Organes génito-urinaires de l'homme.

— Uréthrite blennorrhagique.............. 12

— Compliquée de phymosis............... 3

— Penitis.............................. 1

— Rétrécissements de l'urètre............. 3

— Orchites et hydro-orchites simples........ 4

— Orchite blennorrhagique............... 17   6o

— Hydrocèles.......................... 4

— Hématocèle......................... 1

— Cystite chronique................... 4

— Calculs vésicaux.................... 3

Organes génito-urinaires de la femme.

— Cystite chronique.................... 1

— Abcès post-utérin.................... 1

— Hystéralgie......................... 1

Maladies du rectum et de l'anus.

— Hémorrhoïdes....................... 1

— Végétations du rectum................ 2

— Fistules à l'anus.................... 5   10

— Fissure à l'anus.................... 2

Maladies syphilitiques............................ 23

Scrofules...................................... 16

Maladies cutanées............................... 24

A reporter.............. 66_7

Report................ 667

Amputations. Cuisse.............................. 1
— Jambe....................... 2
— Bras.......................... 1
— Avant-bras................. 2
— Médius..................... 1
— 1er métatarsien............ 1

} 8

675

Individus entrés pour maladies insignifiantes ou pour le repos... 109

Nombre des malades reçus dans le quadrimestre.... 784

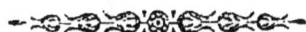

Relevé des malades entrés et morts dans les salles chirur-gicales de l'Hôpital-Saint-André, durant le qua-drimestre.

	ENTRÉS.	MORTS.
Octobre.	215	9
Novembre.	185	10
Décembre..............	194	11
Janvier................	190	15
	784	45 (*)

(*) *Nota.* — Si l'on ajoute au chiffre 784 les 203 malades res-tans au 17 octobre, c'est le nombre 987 qui doit être mis en regard des 45 décès.

REVUE

DES FAITS CHIRURGICAUX

OBSERVÉS

A L'HOTEL–DIEU–SAINT–ANDRÉ DE BORDEAUX,

PENDANT

les cinq derniers mois de l'année 1838.

PAR M. EUGÈNE BERMOND, D. M. M.,

Chirurgien en chef-interne.

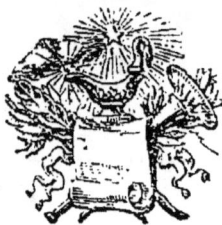

BORDEAUX,

Imprimerie de H. GAZAY, 14, rue Gouvion.

REVUE DES FAITS CHIRURGICAUX

OBSERVÉS A L'HOTEL—DIEU—SAINT—ANDRÉ

de Bordeaux,

pendant les cinq derniers mois de l'année **1838.**

PAR M. EUGÈNE BERMOND, D. M. M.,

chirurgien en chef-interne.

CHAPITRE Ier.

FRACTURES.

SIÉGE DE LA FRACTURE.	NOMS ET PRÉNOMS.	PROFESSION.	AGE.	ENTRÉE.	SORTIE.	MORT.
Fracture de la clavicule						
gauche.	PAUMILLAC,	maçon.	22 ans.	25 août.	16 septem.	
— droite.	MONTFORT, J.,	menuisier	32 ans.	13 oct.	7 janv. 1839.	
— droite.	SALLER, J.,	peintre.	20 aus.	3 nov.	6 décemb.	
— droite.	PETIT, D.,	maréchal.	58 ans.	22 nov.	16 décemb.	
Fracture de l'humérus						
droit.	PÉLISSIER, J. B.,	marin.	19 ans.	22 oct.	7 janv. 1839.	
— droit.	ECKER, E.,	modiste.	62 ans.	16 nov.	28 décemb.	
— gauche.	LAROCHE, J.,	ex marin.	65 ans.	29 nov.	5 fév. 1839.	
— droit.	PLAT, J.,	palfren.	21 ans.	5 déc.	6 fév. 1839.	
Fracture du radius gau-						
che.	AMIGONY, M. A.,	fleuriste.	22 ans.	24 oct.	4 janv. 1839.	
— gauche.	LACOSTE, M.	journal.	21 ans.	19 nov.	6 janv. 1839.	

Fracture de l'olécrâne gauche.	MERLET, P.,	couvreur.	40 ans.	5 sep.	31 octob.
Fracture des 2 os de l'avant bras droit.	DELMAS, M.,		8 ans.	27 sep.	12 novemb.
Fracture des 2 os de l'avant-bras droit.	SELLEREP,	marin.	20 ans.	6 oct.	10 novemb.
Fracture du 1er métacarpien gauche.	VALLET, J.,	charpent.	45 ans.	10 août.	18 sep.
Fracture du 5e métacarpien gauche.	CATARD, G.,	terrassier.	44 ans.	23 nov.	18 décemb.
Fracture du fémur droit.	FALAISE, C.,	marin.	26 ans.	25 oct.	10 janv. 1839.
— gauche.	BOUCHON, A.,	domestiq.	16 ans.	10 nov.	20 janv. 1839.
— gauche.	LACROUZET, P.,	domestiq.	16 ans.	14 nov.	3 mars 1839.
— gauche.	MIROUET, P.,	colport.	43 ans.	5 déc.	restant.
Fracture du tibia gauch.	RAFAILLAC, J.,	journal.	22 ans.	30 août.	12 sept.
— droit.	GUILHEM, J.,	bouvier.	36 ans.	11 oct.	5 janv. 1839.
— droit.	SABADY,	manœuv.	35 ans.	30 oct.	restant.
— gauch.	PASPON, B.,	journal.	68 ans.	25 nov.	20 déc.
— droit.	BRAU, J.,	corroyeur.	52 ans.	8 déc.	9 fév. 1839.
— gauch.	LAMOTHE, J.,		37 ans.	16 oct.	28 décemb.
Fracture du peroné droit.	BONAL, J.,			1 août.	3 octob.
— droit.	DUROS, M.,	meunier.	26 ans.	24 août.	25 septemb.
— droit.	APPERT, P.,	vigneron.	31 ans.	29 oct.	28 décemb.
— gauche.	NOGARÈDE,	vigneron.	39 ans.	24 nov.	14 janv. 1839.
— gauche.	GIRAUD, C.,	charpent.	20 ans.	7 déc.	27 janv. 1839.
Fracture des 2 tibia.	DARDILLER, F.,	maçon.	45 ans.	13 déc.	30 déc.
Fracture de l'humérus et du fémur gauches.	R............, H.,	com.-nég.	55 ans.	1 oct.	1 oct.
Fracture des côtes.	BORDELAIS, P.,		67 ans.	15 sept.	15 sep.

Si les diverses fractures consignées dans ce tableau n'avaient présenté que des circonstances communes, je devrais me borner au rôle du staticien; mais une autre tâche m'est imposée par les particularités auxquelles beaucoup d'entre elles ont donné lieu sous le rapport des causes, du mécanisme, des symptômes, des complications, et du mode de traitement. Afin d'être le plus bref possible, je me contenterai souvent de l'énonciation simple des faits.

Fractures de la clavicule. — Sur quatre fractures de la clavicule, deux ont offert des circonstances tout à fait insolites ; voici leur exposition succincte :

1º Paumillac, maçon, âgé de vingt-deux ans, était occupé le 25 août 1838 à travailler sur un échaffaudage élevé de six pieds environ; il tombe, et l'épaule gauche porte violemment sur un monceau de pierres. On le transporte immédiatement à l'Hôtel-Dieu, et il nous est facile de constater une fracture de la clavicule gauche, accompagnée d'un chevauchement très-considérable des deux fragments. L'externe forme une saillie très-prononcée en dessus et en arrière de l'interne qui comprend le cinquième de l'os, et qui est fortement dirigé en haut et en dehors. L'espace sus-claviculaire est bombé au lieu de former l'excavation habituelle. La douleur éprouvée par le malade est peu intense; il peut facilement élever la main jusqu'à la hauteur de la tête. C'est en vain qu'une réduction méthodique est essayée à diverses reprises. Le lendemain, nouvelles tentatives; pendant que le sang s'échappe d'une veine incisée du bras droit, on cherche à ramener l'épaule gauche en dehors en exerçant une violente pression sur le coude, de manière à agir sur l'humérus comme sur un levier du premier genre, ayant pour point d'appui un coussin axillaire très-épais. On combine plus tard une forte impulsion en arrière, communiquée à l'épaule; on va même en désespoir de cause, jusqu'à tirer sur le poignet comme dans les cas de luxation; aucun effort ne peut dégager le fragment externe de la position indiquée. Toute espérance de réduction est reconnue inutile au bout d'une demi-heure, malgré la forte syncope qui a succédé à la perte de trois livres de sang. Paumillac demande à sortir de l'Hôpital le 16 septembre. Je l'ai revu au mois de décembre suivant : la consolidation s'était opérée par l'effet du simple repos entre les deux fragments, malgré la conservation de leur rapport vicieux. Les usages du membre supérieur gauche n'étaient nullement compromis.

2º Montfort (Joseph), menuisier, âgé de trente-deux ans, trébuchant sous l'influence de copieuses libations de vin, tombe du haut d'un débarcadère au milieu de la vase du port. Il n'avait pas encore recouvré ses sens lorsqu'on le transfère à l'Hôtel-Dieu le 13 octobre 1838, et nous reconnaissons une fracture de la clavicule droite à la réunion de ses quatre-cinquièmes internes, avec son cinquième externe. Le fragment interne est dirigé fortement en haut et en arrière; entre son extrémité et la saillie coracoïdienne placée en dessous au même niveau, le doigt s'enfonce dans une excavation où l'on peut reconnaître le fragment externe très-court, retenu immobile à sa place. J'essaie inutilement la réduction. M. Chaumet, chirurgien en chef, malgré son habileté ordinaire, n'est pas plus heureux que moi à la visite du lendemain. Le bandage de Desault est néanmoins appliqué, et Montfort sort dans un état satisfaisant, le 7 janvier 1839.

Chez l'un et l'autre malade, la fracture de la clavicule a été déterminée par une chute sur le moignon de l'épaule correspondante, mais à un point différent de la longueur de l'os. Ordinairement, dans de pareilles chutes, la clavicule se casse immédiatement en dedans des attaches des muscles deltoïde et trapèze, parce que c'est dans cet endroit, d'ailleurs plus faible,

que ses deux courbures se réunissent, et que tendent
à se croiser d'une part la résistance du sol, et de l'autre
le poids du corps. On explique de la même manière
l'obliquité à peu près constante de ces fractures indi-
rectes, et la coupe en biseau du fragment interne taillé
presque toujours aux dépens de la face postérieure. Les
deux cas ci-dessus exposés sont exceptionnels à des
titres différents. Chez Paumillac, la fracture de la clavicule a été beaucoup plus rapprochée du sternum; le
fragment externe très-long a croisé l'interne, en glis-
sant en dessus du biseau très-oblique de sa face postérieure. N'est-ce pas à cet excès inaccoutumé de longueur et de chevauchement qu'il faut attribuer l'impossibilité où l'on a été de le ramener bout à bout avec
le fragment sternal? Quant à Montfort, la rupture de
la clavicule a eu lieu avec une obliquité inverse, c'est
à dire de bas en haut et de dedans en dehors, et à une
proximité telle de l'apophyse coracoïde, qu'il a dû rester des fibres du muscle trapèze sur l'extrémité du fragment interne qui semblait soulevé par elles. La difficulté de la réduction a tenu précisément à la résistance
du fragment sternal quand on voulait l'abaisser par la
pression au niveau de l'externe, quelque soin qu'on mît,
du reste, à élever celui-ci jusqu'à lui par les manœuvres ordinaires.

C'est encore à l'occasion d'une chute sur le moignon
de l'épaule, que s'est effectuée la fracture de la clavicule
chez les deux autres malades, Saller et Petit. Le premier eut la clavicule droite cassée à la réunion de ses
deux courbures, mais avec les circonstances ordinaires

de déplacement; c'est à dire que le fragment externe était entraîné en bas et en avant par le sous-clavier, le deltoïde, le grand et le petit pectoral. La réduction fut des plus simples, et, à l'aide du bandage modifié de Desault, une consolidation régulière eut lieu au bout de trente jours. Le second s'était fracturé la clavicule droite dans l'espace situé entre les apophyses acromion et coracoïde; annoncée par une légère crépitation, elle n'exigea d'autres soins qu'un coussin axillaire et un bandage de corps.

Fractures de l'humérus. — Une seule a été occasionée par un choc direct; c'est celle de Plat (Joseph), atteint d'un coup de pied de cheval : les trois autres sont survenues à la suite de chutes. Malgré la violence avec laquelle l'un des malades, Pelissier, tomba du haut de la deuxième vergue d'un mât du navire *la Consolation,* le déplacement fut pour ainsi dire nul, et la crépitation très-difficile à apprécier à l'endroit de la fracture située immédiatement au-dessous de l'empreinte deltoïdienne. Les mêmes remarques de siége et de diagnostic se reproduisirent chez la femme Ecker et chez Plat. Il n'en fut pas de même chez Laroche : la rupture avait eu lieu à l'extrémité inférieure de l'humérus gauche, avec séparation de la tubérosité externe. Un appareil inamovible fut ici employé de la manière suivante : L'avant-bras étant placé dans la demi-flexion, cinq bandelettes de linge, préalablement trempées dans une liqueur résolutive, embrassèrent exactement la moitié inférieure du bras et la partie supérieure de l'avant-bras. Une nouvelle rangée de bandelettes, puis quatre attelles de

carton convenablement coudées à l'endroit de l'articu-
tion, puis encore une autre rangée de bandelettes, le
tout imbibé pièces par pièces d'une solution d'amidon
contenant une once de cette substance par huit onces
d'eau et d'alcool en parties égales, complétèrent l'appareil. Il fut renouvelé au bout de vingt jours, et lorsqu'on l'enleva au quarantième jour, la consolidation
était d'une exactitude parfaite ; l'articulation du coude
jouait avec facilité, malgré le repos auquel elle avait
été condamnée.

Fractures de l'avant-bras. — Les deux cas de fracture simultanée du radius et du cubitus ont été remarquables par un déplacement suivant la longueur. Les
fragments inférieurs, entraînés par les muscles extenseurs, chevauchaient sur la face postérieure des supérieurs, en donnant lieu à une saillie considérable et
à un racourcissement des plus manifestes. Il a fallu
des efforts vigoureux pour opérer la réduction. Les
fractures, de même que celles du radius isolément, ont
très-bien guéri à l'aide de l'appareil ordinaire. Nous
avons seulement l'habitude d'employer des compresses
graduées très-courtes, en raison de la brièveté réelle
de l'espace inter-osseux.

Une fracture de l'olécrâne a été observée chez un
couvreur nommé Merlet, qui tomba du haut du dôme
de l'église Saint-Dominique. Dès son entrée à l'Hôtel-
Dieu (5 septembre 1838), tous les signes d'une solution de continuité transversale de l'apophyse furent re-
connus, quoiqu'il existât au coude une forte tumeur
sanguine. Le malade tenait de préférence le membre

dans la demi-flexion ; il expectorait du sang par suite des contusions reçues à la poitrine. Deux saignées générales furent pratiquées, ainsi qu'une application de sangsues à la poitrine et au coude, où se faisait sentir une vive douleur. Le onzième jour, les accidents locaux étant amendés, on procéda à l'application d'un appareil amidonné, en tout semblable à celui que j'ai mentionné plus haut, à cette différence près que le membre fut mis dans l'extension, afin de favoriser la coaptation des fragments. Le vingt-sixième jour on renouvela l'appareil; et lorsqu'au bout du temps voulu la partie fut mise à découvert, on constata une soudure solide des deux fragments, mais l'inférieur se trouvait porté un peu en arrière du supérieur, et une portion de la cavité articulaire de la tête du radius débordait en arrière la petite tête humérale. L'articulation huméro-cubitale avait évidemment subi en totalité un léger déplacement en arrière. J'ai revu le malade trois mois plus tard : l'ankylose du coude s'était maintenue dans les conditions précitées, en dépit de l'usage des bains émollients et gélatineux. Il est fâcheux que la demi-flexion du membre n'ait pu être adoptée dans l'intérêt futur de ses fonctions.

Fracture des os métacarpiens. — Nous avons observé la fracture du cinquième métacarpien chez un terrassier nommé Catard, âgé de quarante-quatre ans, entré à l'Hôpital le 23 novembre 1838. Cette fracture lui était arrivée en voulant parer, avec le bord cubital de la main gauche, la chute d'une pièce de bois, pendant qu'il travaillait dans un fossé étroit et profond. Il fut très-facile de maintenir les fragments en rapport, à l'aide d'une attelle en carton embrassant en gouttière tout le bord interne de la main, et assujétie par des circulaires de bande. Le malade sortit guéri le vingt-cinquième jour.

L'autre exemple que nous avons à signaler pourrait tout aussi bien se rattacher à l'histoire des plaies du tissu osseux, car la felure de l'os fut produite par un instrument tranchant. Cette *eccopé* des anciens ne fut reconnue qu'à la nécropsie. Les circonstances de ce fait sont assez curieuses, pour qu'il soit mentionné tout au long.

Vallet (Joseph), de Saint-Estèphe, âgé de quarante-cinq ans, homme fort et robuste, en taillant des coins en bois laisse tomber un coup de hache sur la partie dorsale du premier métacarpien de la main gauche. Reçu à l'Hôpital le 10 août 1838, il nous offre une plaie à lèvres très-écartées, qui s'étend depuis la face postérieure de l'os trapèze jusqu'à la base de la première phalange du pouce. Elle se remplit après chaque abstersion d'une grande quantité de sang artériel, provenant des deux bouts divisés de l'artère dorsale du pouce ; ils sont successivement liés. Pansement avec de la charpie, enduite de cérat et un léger bandage.

Le 13, l'appareil est enlevé, l'hémorrhagie ne s'est pas renouvelée ; on substitue à la charpie, des linges arrosés d'eau froide. Jusqu'à ce moment, la plaie a été le siége d'un sentiment de douleur et d'engourdissement qui a empêché le malade de dormir.

Le 16, depuis hier les lèvres et le fond de la plaie

sont tuméfiés et de couleur légèrement grisâtre; la main est un peu gonflée; la douleur est remontée vers l'avant-bras. Le soir, envies fréquentes de vomir, sentiment de faiblesse.

Le 17, le sommeil a été troublé par l'exaspération de la douleur ; aujourd'hui, c'est un sentiment de brûlure qui s'étend depuis la plaie jusques vers le pli du coude. La veine céphalique du pouce et sa continuation (veine radiale superficielle), forme un cordon volumineux fort tendu, très-sensible, et d'une couleur pourpre. Le malade accuse des défaillances. (Saignée du bras, quinze sangsues le long du cordon veineux enflammé, deux grains de tartre stibié en potion.) La saignée a été suivie d'un sentiment de grande faiblesse et de petitesse du pouls. Le malade a été très-agité par suite des vomissements; il a eu cinq garde-robes. L'application des sangsues a diminué la douleur; les anxiétés épigastriques ont disparu.

Le 18, trois heures de sommeil pendant la nuit ; amélioration très-marquée ; cordon veineux moins saillant, à l'exception cependant de la portion voisine du pouce, où les sangsues n'ont pas piqué. (Application de quatre sangsues sur ce point.)

Le 22, la plaie a toujours ses lèvres tuméfiées, gris-jaunâtres, et entrebâillées; elle est constamment le siége d'une douleur qui se communique à toute la paume de la main, dont l'enflure s'est conservée. État général satisfaisant.

Le 23, un léger gonflement et de la rougeur persistent sur le trajet de la veine. A la région dorsale de la main, se déclare une collection purulente. Depuis plusieurs jours le tissu cellulaire, qui double la peau dans la circonférence de la plaie, fournit une suppuration ténue et huileuse.

Le 25, l'abcès du dos de la main a déjà fait un décollement considérable ; on l'incise avec un bistouri.

Le 26, le décollement s'est étendu jusqu'à quatre pouces en-dessus du poignet. L'ouverture pratiquée laisse voir à nu les tendons extenseurs de l'indicateur et du médius, et forme une nouvelle plaie occupant la moitié externe de la face dorsale de la main, et séparée de l'ancienne par une languette de peau.

Pendant les trois jours suivants, les pièces du pansement sont baignées par une suppuration énorme. En pressant de haut en bas la face dorsale de l'avant-bras, on fait cheminer une quantité considérable de pus d'un aspect souvent huileux. Les tendons déjà désignés conservent leur brillant; une nouvelle collection se forme à la partie supérieure et postérieure de l'avant-bras, sans communication apparente avec celle qui existe inférieurement. Elle est ouverte le 1er septembre, et laisse échapper des flots d'un pus jaune et épais.

Le 3 septembre, le tendon de l'indicateur commence à s'exfolier; les forces diminuent, l'appétit est presque nul.

Le 8 septembre, la peau de toute la face postérieure de l'avant-bras est érysipélateuse. Une nouvelle crevasse s'est formée sur le trajet des tendons des muscles, long abducteur et court extenseur du pouce ; on voit leurs filets s'éparpiller au milieu d'une suppuration

grisâtre ; le tendon extenseur de l'indicateur est complètement anéanti. (Décoction de quinquina.)

Le 11 septembre, d'autres tendons des muscles extenseurs se découvrent et s'exfolient par suite de nouvelles ruptures de la peau. Épuisement profond et
diarrhée.

Le 14, toute la face postérieure de l'ava ¹-bras ne
forme presque plus qu'une plaie à suppuration e mauvaise nature. Le tendon des muscles long abduc r et
court extenseur du pouce, sont réduits à très-peu e
fibres.

Le malade s'éteint le 18 septembre, à midi.

Nécropsie le 19 septembre, vingt-troi heures après
la mort.

La couche superficielle des muscles de la région postérieure de l'avant-bras est, en quelque sorte, macérée
dans une suppuration extrêmement fétide ; leurs tendons sont décomposés ; la peau correspondante est presque complètement détruite. En incisant longitudinalement sur la plaie déjà très-resserrée qui s'était formée
primitivement sur le premier métacarpien, le bistouri
sépare sans difficulté cet os en deux moitiés à peu près
égales ; mais la section a besoin d'être complétée au
moyen d'un léger effort du côté de l'extrémité phalangienne, dont la coupe est d'un rouge vif, contrastant
avec la surface grise et suppurante du reste de la division. Il paraît démontré que le coup de hache a fendu
dans toute son épaisseur le corps entier du premier
métacarpien en deux fragments, qui n'ont pu être écartés pendant la vie à cause de l'intégrité de la tête de

l'os. Ce qui prouve que leur séparation avait été produite par l'instrument vulnérant, c'est que le bistouri est entré sans effort et sans s'ébrécher dans la rainure existante. Cette démonstration est d'ailleurs confirmée par la différence de couleur des coupes au corps, et à la tête de l'os. L'os trapèze est carié, mais les articulations carpiennes voisines, ainsi que celle du poignet, étaient intactes. Il n'existait nulle part des traces de phlébite.

Poitrine. — Poumon et cœur dans un état parfait d'intégrité.

Abdomen. — Rien de notable dans le foie ni dans la rate. Les intestins grêles n'ont offert que des injections arborescentes par groupes, à quelques pouces de la valvule de Bauhin.

Fractures du fémur. — Elles ont été guéries toutes quatre au bout du temps ordinaire, sans laisser le moindre raccourcissement dans le membre. L'appareil contentif, généralement usité, a suffi. Il a fallu, chez le nommé Mirouet, adopter la demi-flexion combinée à un effort extensif d'après le procédé de Dupuytren, à cause d'une ankylose ancienne du genou qui retenait le membre dans cette position.

Fractures du tibia. — La plupart d'entre elles ont présenté des complications assez fâcheuses pour retarder la guérison beaucoup au-delà du terme ordinaire, ou même pour amener la mort.

Occupons-nous d'abord de deux malades, que l'intervention heureuse de la chirurgie a pu soustraire à des dangers menaçants.

Le premier, nommé Brau, avait eu le tibia droit rompu dans son quart inférieur, par la chute d'un lourd brancard; une collection sanguine considérable existait au niveau du siége de la fracture. Dès la réception du malade à l'Hôtel-Dieu, le 8 décembre 1838, on se contenta d'appliquer un appareil médiocrement serré. A la visite du lendemain, M. Chaumet évacua par une incision le sang épanché, mais au bout de quelques jours le foyer s'enflamma, et ne tarda pas à fournir une suppuration abondante qui fusa dans diverses directions, de manière à commander plusieurs ponctions successives. Des accès fébriles se manifestèrent, et furent combattus par l'usage de la décoction de quinquina. Grace à l'opportunité des contr'ouvertures, le travail du cal ne fut qu'incomplètement troublé dans ses périodes. La réduction du nombre des clapiers amena la cessation des accidents fébriles, et dès les premiers jours du mois de février on put compter sur les chances d'une bonne consolidation. Le malade, ayant voulu sortir de l'Hôpital, s'est vu obligé de me faire appeler à cause de nouveaux foyers de suppuration développés autour de la tumeur du cal, et qui ont nécessité plusieurs incisions assez larges. Le pus a fini par tarir; la guérison est maintenant assurée; la santé du malade, qui avait supporté de sérieuses atteintes, est redevenue florissante.

Le second malade, Sabady (Arnaud), s'était cassé le tibia droit un peu au-dessous de sa partie moyenne, par suite d'un accident semblable au précédent. La coupe très-oblique du fragment supérieur en faisait

constamment porter la pointe acérée en bas et en dedans, de manière à soulever la peau. Pour combattre
cette tendance, le jour même de l'entrée du malade
à l'Hôtel-Dieu (30 octobre 1838), je compris dans l'appareil ordinaire une compresse graduée assez épaisse,
destinée à maintenir par pression le fragment supérieur
à sa place. Le onzième jour, on reconnaît que des
phlyctènes se sont manifestées à l'endroit où avait porté
la compresse graduée; elles sont percées, et laissent
échapper une sérosité sanguinolente. Le dix-septième
jour on défait de nouveau l'appareil, et l'on découvre
les téguments perforés par la pointe aiguë du fragment
supérieur. Celle-ci dépasse d'un demi-pouce la plaie
qui lui a donné issue. Pendant trois jours consécutifs
on la touche à plusieurs reprises avec l'acide sulfurique
concentré; mais tandis que la substance osseuse ne fait
que jaunir et reste inattaquable, le caustique liquide a
l'inconvénient de s'infiltrer dans la plaie, quelqu'attention que l'on mette à la protéger par des compresses.
S'armant alors d'une petite scie, M. Chaumet prend le
parti d'enlever, par une section oblique de haut en bas
et de dedans en dehors, toute la portion saillante de
l'os, véritable pyramide triangulaire à arêtes tranchan-
tes, après avoir eu la précaution de glisser entre elle
et les chairs une plaque de plomb. A partir de ce moment, la plaie fournit une suppuration abondante, qui
fuse en divers sens. Le trentième jour, une hémorrhagie veineuse considérable s'écoule par la plaie, et se
renouvelle les deux jours suivants. L'étendue des clapiers purulents et sanguinolents, qui communiquent

avec les muscles profonds de la face postérieure de la jambe, l'intensité des phénomènes fébriles auxquels ils donnent lieu, font craindre que l'amputation ne devienne nécessaire. Le trente-cinquième jour, une incision pratiquée en arrière du tiers moyen du bord interne du tibia, fait sortir une grande quantité de pus mêlé à du sang. Huit jours après, une autre incision est opérée deux pouces plus bas, et un séton est passé entre les deux ouvertures, afin de procurer une adhésion plus rapide dans le trajet du décollement. Ce procédé a été suivi de bons résultats. Le quarante-neuvième jour, le travail suppuratif a diminué, et la cicatrisation des clapiers a suivi de très-près la soustraction de la mèche. Les bourgeons charnus, correspondants à la fracture, ont servi de base à une consolidation exacte.

Parmi les trois individus qui ont succombé, Blaise Paspon, âgé de soixante-huit ans, avait éprouvé à la jambe gauche une fracture en éclats, produite par la chute d'une pierre énorme. Il entre à l'Hôpital le 25 novembre 1838 : le tibia nous paraît cassé obliquement vers la réunion de son quart supérieur, avec les trois-quarts inférieurs. Une plaie existe au voisinage de la fracture. L'abondante suppuration qu'elle fournit provoque, dans l'espace de huit jours, un décollement d trois pouces sur la face externe de la jambe. Le lendemain, une incision, faite vers le milieu du muscle jambier antérieur, laisse échapper beaucoup de pus, e permet bientôt de voir le tibia à nu. Le 8 décembre en comprimant le lambeau de peau qui sépare la plai nouvelle de l'ancienne, on fait fluer une grande quantité de matière purulente. Au pansement suivant, une esquille se présente à la plaie inférieure ; elle est saisie avec des pinces, et nous sommes étonnés d'extraire un fragment prismatique de quatre pouces de longueur, et dénudé de périoste. Pendant trois jours, l'état du malade s'améliore ; des bourgeons vermeils se développent dans les deux plaies, et le lambeau intermédiaire commence à adhérer aux parties profondes. Le 13 décembre, des accès fébriles quotidiens se déclarent ; ils semblent céder d'abord à l'usage du quinquina, mais bientôt ils se renouvellent. Une soif ardente dévore le malade, l'adynamie fait des progrès rapides, et la mort arrive le 20 décembre. A la nécropsie, nous découvrons tous les muscles de la région externe de la jambe macérant dans le pus ; la fracture oblique du tibia, déjà reconnue à l'union du quart supérieur avec les trois-quarts inférieurs, est le point de départ de deux fragments longitudinaux, à peu près semblables, de forme et de grandeur, à celui extrait pendant la vie. Les artères de la jambe étaient ossifiées et leurs veines satellites pleines de pus, ainsi que le commencement de la veine poplitée.

Chez ce malade, l'attrition considérable du tibia avait été ignorée dans les premiers jours ; sans cela, elle eût suggéré l'idée de l'amputation immédiate. Toutefois, on ne peut s'empêcher d'avouer que l'âge avancé, le trouble profond de l'économie, exposaient à des chances fort incertaines. La mort, qui devait être le résultat des suppurations amenées par des éclats d'os aussi

considérables, a été accélérée par la phlébite, complication formidable que nous allons voir se retrouver dans
les deux observations suivantes, dignes à beaucoup d'é-
gard d'être exposées avec détails.

*Fracture du tibia gauche. Gastro-duodénite, compliquée
plus tard de symptômes typhoïdes. Nécropsie. Veines
de la jambe pleines de pus; abcès dans le cervelet.*

Rafaillac, Jérome, de Bordeaux, âgé de vingt-deux
ans, d'un tempérament robuste et sanguin, reçoit sur
la jambe gauche un boucaut de sucre qui roule sur elle,
pendant qu'il essayait de le faire monter sur un plan
incliné. On le transporte aussitôt à l'Hôtel-Dieu le 30
août 1838, et nous reconnaissons une fracture du tibia
au niveau de la réunion de ses deux tiers inférieurs,
où existe une mobilité très-marquée avec déviation et
tumeur sanguine. L'appareil ordinaire est appliqué, en
n'opérant qu'une constriction légère. (Saignée de huit
onces, diète.)

Le lendemain, 31 août, on examine de nouveau la
fracture; et, après avoir vidé la collection sanguine à
l'aide d'une incision, on remet la jambe dans l'appareil : celle-ci a éprouvé, pendant le pansement, des
soubresauts qui se renouvellent fréquemment la nuit,
et aggravent les souffrances.

Le 1er septembre, face animée, pouls fort et fréquent;
langue très-blanche, un peu rouge sur les bords; douleur à l'épigastre, constipation, continuation des soubresauts, qui fatiguent beaucoup le membre fracturé.
(Nouvelle saignée de huit onces, limonade stibiée.)

Le 3, persistance des mêmes symptômes. (Dix sang-sues à l'épigastre, fomentations émollientes sur le ventre.)

Le 4, malgré les émissions sanguines, la face conserve son état vultueux, le pouls sa vivacité, la langue son enduit blanc, la soif son intensité; la peau est chaude et sudoreuse, les conjonctives et le pourtour des ailes du nez sont un peu jaunâtres; même douleur à l'épigastre; la constipation n'a pas encore cédé à la limonade laxative. Trois hémorragies nasales dans la journée; le moral est affecté; le malade se plaint toujours beaucoup de la jambe.

Le 5, à huit heures du matin, violent accès fébrile; les périodes de froid et de chaleur durent chacune pendant une demi-heure. A peine l'accès est-il calmé qu'on défait l'appareil, et l'on trouve une escarre très-avancée qui règne dans la longueur de trois pouces sur le côté interne du siége de la fracture. La plaie, produite par l'incision qui a donné issue au sang épanché, ne fournit aucun indice de suppuration; ce qui écarte l'idée de rattacher les symptômes énoncés à une résorption purulente. La teinte ictérique n'a pas fait de progrès. Après avoir recouvert les parties mortifiées et la petite plaie avec des plumasseaux cératés, on remet l'appareil en ne le serrant que fort peu. (Douze grains de sulfate de quinine, et six grains de camphre dans une potion de cinq onces.) A onze heures du matin, hémorragie par la narine gauche. A trois heures du soir, nouveaux frissons qui ne durent qu'un quart d'heure, et sont suivis du même laps de temps d'une forte chaleur. A dix heures du soir, après un court sommeil, une amélioration évidente se prononce. Persistance de la coloration blanche de la langue et de la constipation. Pendant toute la journée le malade n'a pu uriner qu'avec le secours du cathétérisme.

Le 6, au pansement on découvre, vers le milieu de la jambe, une collection purulente; l'instrument tranchant en fait sortir un liquide jaune et épais. Nouvel accès de fièvre, mais très-court vers midi; pouls fréquent et vibrant; les selles n'ont pas encore paru; les épistaxis ne se sont pas renouvelées. (Potion avec douze grains sulfate de quinine, et un gros de quinquina. Quatre tasses de bouillon.)

Le 7, nouvel accès comme hier et à la même heure; langue moins blanche. (Mêmes prescriptions.)

Le 8, le matin, trouble momentané dans les idées, qui ne se reproduit pas dans le reste de la journée. Autre accès de fièvre à deux heures de l'après-midi; il ne dure qu'une demi-heure. Excrétion spontanée de l'urine. Une selle. Au pansement, on évacue beaucoup moins de pus. (Continuation de la potion antipériodique.)

Le 9, propos incohérents pendant la nuit. A la visite du matin, réponses justes; légère teinte ictérique de tout le corps; la plaie de la jambe est grisâtre et de mauvais aspect; fréquents soubresauts du membre pendant le pansement. Accès fébrile à midi.

Le 10, désordre fréquent dans les idées; réapparition de l'accès à midi. A neuf heures du soir, délire très-prononcé, avec carphologie et déplacement désordonné de la jambe fracturée; pouls fréquent et mou; langue toujours blanchâtre. (Continuation du sulfate de quinine.)

Le 11, suffusion ictérique plus marquée, tremulus des membres, délire continuel. On est obligé d'évacuer l'urine avec la sonde. A neuf heures du soir, respiration fréquente, yeux ternes, pouls très-petit ; mort dans la nuit.

Nécroscopie le lendemain, vingt heures après la mort.

Les plaies de la jambe sont d'une couleur grisâtre, et laissent voir à nu les fragments du tibia. La suppuration a envahi profondément les muscles jusqu'à un pouce au-dessous du genou. Le tibia est fracturé obliquement à l'endroit déjà signalé ; son périoste ramolli est noirâtre, s'enlève facilement par le raclage jusque tout près des deux extrémités de l'os. Péroné intact, mais couvert de parties molles en détritus. Espace interosseux détruit ; ce qui explique la grande mobilité du fragment inférieur. Vaisseaux veineux profonds épaissis, contenant de la matière sanieuse jusqu'au-dessus de la région poplitée. La veine saphène interne a été reconnue exempte d'altérations ainsi que le genou et le coude-pied.

Crâne — Légère infiltration séreuse sous-arachnoïdienne ; cerveau d'un aspect naturel ; tout à fait à la partie postérieure et inférieure du cervelet droit, foyer d'un pus grisâtre du volume d'une châtaigne. La substance médullaire qui contient la matière purulente est grise comme elle et ramollie dans une étendue qui n'a pas une circonscription nette, mais qui ne dépasse pas deux lignes.

Poitrine. — Poumons et organes, circulatoires sans altération notable.

Abdomen. — Plaques rougeâtres dans l'estomac composées d'un pointillé très-serré; la fin de l'intestin grêle et le gros intestin n'ont offert rien de particulier, non plus que le foie, la rate, les reins et la vessie.

Fracture des deux jambes; lésion de l'artère tibiale antérieure gauche; ligature du vaisseau suivie du retour de l'hémorrhagie qui nécessite l'amputation de la cuisse. Mort.

Dardiller, François, âgé de quarante-cinq ans, tempérament bilioso-nerveux, était occupé le 13 décembre 1838 à creuser au-dessous d'un terrain élevé, lorsque tout à coup il fut renversé sur le dos par un éboulement qui lui recouvrit toute la moitié inférieure du corps. Transporté quelques heures après à l'Hôtel-Dieu, il nous offre une fracture des deux tibia, avec complication d'épanchement sanguin, surtout pour la jambe gauche qui a le plus souffert. Celle-ci, en effet, outre une incurvation légère en dedans, présente à l'union du quart inférieur du péroné avec les trois-quarts supérieurs une tumeur assez exactement circonscrite, peu compressible, du volume d'une petite orange et bordée d'une ecchymose légère. Afin de donner issue au sang épanché, M. Chaumet, pratique sur la tumeur, une incision d'environ dix-huit lignes, parallèle à la direction du péroné, mais un peu antérieure au plan de cet os, et qui met à nu un caillot volumineux du milieu duquel s'échappe par saccades un jet de sang vermeil. Le volume du jet et sa suspension

par la compression de la fémorale, ne permettent pas
le moindre doute sur la lésion de l'artère tibiale antérieure. L'opérateur procède sans désemparer à sa re-
cherche. Pour cela l'incision primitive est prolongée en haut et en bas, de manière à acquérir une
étendue de trois pouces. Sur son extrémité inférieure
tombe une incision transversale qui s'arrête un peu en
deça du bord antérieur du tibia à quelques lignes au-
dessus de son tiers inférieur. Le lambeau triangulaire
qui en résulte est disséqué jusque près de sa base, et laisse
apercevoir de nombreux caillots recouvrant des muscles fortement contus. Cette dissection ne donnant pas
assez de latitude, une troisième incision vient former
deux angles droits avec l'extrémité interne de la seconde
en longeant l'espace intermusculaire où se trouve logé
le vaisseau. En fouillant cet intervalle, il est devenu
facile de reconnaître la tibiale antérieure, de l'isoler de
ses cordons satellites, et de porter sur elle une ligature
qui a suspendu sur le champ l'hémorragie; les lambeaux ont été tenus réappliqués par des bandelettes
de diachylum, recouverts d'une compresse fénétrée, de
charpie fine, et puis l'appareil ordinaire de fracture
a maintenu le tout médiocrement serré. Quant au tibia
droit, le déplacement des fragments situés à peu près
à la même hauteur qu'à la jambe gauche, était à peine
sensible, quoique la crépitation fût très-évidente. L'é-
panchement sanguin était plus diffus. Tout faisant
espérer une résorption facile, on a dû se contenter de
compresses imbibées de liqueur résolutive et du bandage ordinaire. (Diète, potion calmante.) Calme pen-

dant la journée; sensation pénible du froid aux pieds, surtout au gauche, malgré l'application continuelle de corps chauds. Le pouls ne perd de sa fréquence que vers six heures du soir.

Le 14 décembre, nuit un peu agitée; plaie douloureuse, malgré une saignée de six onces; dans l'après-midi on défait l'appareil qui a été fréquemment arrosé d'eau froide; les lambeaux de la solution de continuité sont déjà adhérens. Du soulagement succède à la réapplication de l'appareil. (Limonade, lait bis, potion avec une once sirop d'acétate de morphine.)

Le 15, nuit bonne; continuation du froid au pied gauche; douleur de la plaie amendée.

Le 16, le pouls reste fréquent; langue blanche; cessation du froid au pied. Exacerbation le soir. (Bouillon, eau gommée, potion calmante.)

Le 17, l'examen de la jambe droite fait reconnaître que tout est en bon état.

Les 18 et 19, on renouvelle le pansement de la jambe gauche deux fois par jour à cause de la formation d'un foyer de pus sanieux et sanguinolent qui a décollé la peau de la face interne du tibia au lieu correspondant à la fracture. Une légère pression fait sortir une grande quantité de pus par l'extrémité interne de l'incision transversale. La plaie a pris un aspect violacé, et le lambeau tombe en mortification. La jambe a une grande tendance à s'incurver en dehors, et une crépitation douloureuse se fait sentir lorsqu'on cherche à la ramener à sa rectitude. Exacerbation le soir et délire noc-

turne. (Lait bis, potion avec une once extrait de quinquina.)

Le 21, le décollement déjà signalé sur la face interne
de la jambe, s'est étendu jusque près de la tubérosité
interne du tibia, malgré une incision pratiquée la veille,
et qui a déterminé un soulagement notable. Une seconde contr'ouverture donne issue à un pus abondant
et de mauvais aspect.

Le 22, à la visite du matin, des changements fâcheux
frappent notre attention. Le pouls est fréquent et petit;
les yeux sont abattus; la coloration rouge des pommettes contraste avec un légér ictère du reste de la face.
La suppuration fournie par les incisions est très-abon-
dante; douleurs très-vives et constantes au talon, bien
qu'on ait soin de lui ôter tout appui à l'aide de la talonnière. Dans l'après-midi, une hémorragie artérielle se
déclare et épouvante le malade. Une compression établie
sur l'artère fémorale à l'aide d'une pelotte, occasionne
un peu de gonflement et d'engourdissement dans les
parties situées au-dessous. L'amputation est l'unique
ressource contre un état pareil de choses : elle est en-
trevue avec terreur par le malade poursuivi de l'idée
qu'il est destiné de toute manière à périr.

Le 23, la nuit a été agitée par la fièvre et par les
angoisses morales. Au pansement du matin, on enlève
les pièces de l'appareil encore impreignées de sang;
une grande quantité de pus mêlé aux caillots, est ex-
pulsée par une légère pression exercée sur le trajet des
décollements. Au bout de quelques minutes, l'écoulement artériel se renouvelle avec une telle intensité, que

l'amputation de la cuisse est décidée et opérée sur le champ sur le lit même du malade. Un aide est chargé de soutenir l'autre jambe fracturée; une position un peu gênante est assignée à ceux chargés de la compression de la fémorale et du maintien du membre, pendant que M. Chaumet fait la section de la peau et des muscles en un seul temps d'après la méthode de Dupuytren. Je ne mentionnerai, d'une manière particulière, que la ligature simultanée de l'artère et de la veine fémorales par un même fil. Après une heure d'exposition à l'air, les lèvres de la plaie ont été réunies par les points de suture dont elles avaient été déjà perforées, et le membre a été placé dans une position horizontale. (Bouillon, lait, potion avec demi-once extrait de quinquina; potion calmante pour le soir.) Le malade n'a accusé aucune douleur dans le reste de la journée; son pouls est très-petit et très-rapide. Dans l'examen du membre retranché on constate que la peau et les muscles de la partie antérieure de la jambe ont été décollés par la suppuration et par les caillots jusqu'à l'articulation péronéo-tibiale supérieure. Un autre décollement non moins étendu, se fait remarquer sur toute la face interne du tibia. Il s'agissait de découvrir la source de la dernière hémorragie. Avait-t-elle été produite par la chute de la ligature appliquée sur la tibiale antérieure, ou bien par une nouvelle lésion, soit de ce vaisseau, soit de la tibiale postérieure, soit enfin de la péronière? La tibiale antérieure est trouvée intacte dans toute sa portion supérieure, jusques et y compris la portion embrassée par le fil qui y tenait encore. Les

artères postérieures étant rencontrées dans les meilleures conditions, tout fait présumer que l'hémorragie s'est
renouvelée par le bout inférieur de la tibiale antérieure :
celui-ci est poursuivi, à partir de la pédieuse, et montre son orifice béant au niveau du point lésé du vaisseau qui a été tranché par les fragments comme par
un instrument coupant. La fracture du tibia est oblique de haut en bas et de dedans en dehors ; son fragment supérieur poussé contre le péroné, du reste exempt
de toute lésion, a dû couper en travers le vaisseau.

Le 24, sueurs assez abondantes pendant la nuit;
pouls un peu plus élevé qu'hier ; moignon indolore ;
pièces de l'appareil tachées par une sérosité sanguinolente. (Tisane gommeuse et vineuse; potion avec
une once extrait de quinquina; deux potages; pru-
neaux.)

Le 25, mêmes sueurs nocturnes ; abattement très-
prononcé ; état presqu'habituel de somnolence dont il
est facile de tirer le malade ; un peu de céphalalgie le
soir (potion calmante).

Le 27, quelques frissons fébriles, irréguliers, ont
paru dans la journée d'hier. Aujourd'hui levée du
premier appareil : les lèvres de la plaie paraissent
assez exactement affrontées.

Le 28, la fièvre, qui paraissait s'être amendée, a
recommencé vers neuf heures du matin par un violent
frisson; même état adynamique.

Le 29, deuxième pansement. Le moignon fournit
peu de pus ; les lèvres de la plaie ont perdu leur adhésion. A la même heure qu'hier se déclarent des fris-

sons suivis d'une forte chaleur accompagnée de délire (deux potages; limonade; eau d'orge; continuation de la potion antipériodique).

Le 30, l'état de somnolence n'a pas cessé; pouls toujours très-rapide; langue sèche; pâleur jaunâtre des traits. Pendant la nuit, le délire et la carphologie ont été observés par les sœurs de garde. Nouvelle exacerbation à deux heures de l'après-midi, sans période de froid et avec coïncidence de paroles incohérentes; excrétions volontaires. Trouble permanent dans les idées tout le reste du jour. Mort à dix heures du soir.

Nécroscopie dix-huit heures après la mort.

Moignon. Aussitôt que l'on a enlevé les bandelettes et les points de suture, les lèvres de la plaie s'écartent et laissent à nu des surfaces musculaires enduites d'un pus grisâtre. Le bout de l'os est privé de son périoste dans l'étendue de quatre lignes environ. L'artère fémorale, ouverte depuis la région inguinale jusqu'au point lié, offre de nombreuses déchiquetures à sa membrane interne, analogues à celles qu'on observe souvent dans les artères des vieillards, et on ne les retrouve pas dans le même vaisseau du côté opposé. Le caillot correspondant à la ligature a son aspect ordinaire. La veine fémorale, qui a été comprise dans le même lien, présente, dans l'étendue de deux pouces, à partir de celui-ci, une surface interne ayant la couleur du pus crémeux et liquide qui la remplit. Plus haut, cette surface est parsemée de plaques rouges ou verdâtres, ulcérées, d'autant plus confluentes qu'on se rapproche davantage de l'angle d'immersion de la veine fémorale profonde. Le même aspect se continue de haut en bas dans celle-ci, jusqu'à son arrivée au moignon. Cet examen pouvait faire présumer que l'inflammation avait débuté par l'extrémité inférieure de la veine fémorale profonde, et avait cheminé, jusqu'à son embouchure. En la comprimant on faisait refluer la matière purulente sanieuse dans la veine crurale superficielle, et non dans le tronc commun qui leur sert d'origine et qui n'avait rien d'anormal.

Jambe droite. Fracture extrêmement oblique du tibia de dedans en dehors; commencement de réunion des deux fragments; péroné intact.

Les organes des cavités n'ont présenté rien d'intéressant à signaler.

Une question de haute chirurgie peut être soulevée à l'occasion du fait qu'on vient de lire. Dans les fractures de la jambe avec complication de déchirure d'une artère et d'anévrisme faux, doit-on, comme le voulait Boyer, lier les deux bouts divisés du vaisseau, ou bien porter la ligature sur l'artère fémorale à l'imitation de Delpech et de Dupuytren? En raison du désordre des parties molles dans l'endroit fracturé, M. Chaumet a lié l'artère tibiale antérieure deux pouces plus haut malgré les difficultés que devait offrir la profondeur de l'espace inter-musculaire. Les conséquences ont prouvé que, s'il n'est pas rigoureusement nécessaire de s'adresser à l'artère fémorale, il est du moins prudent ou même indispensable de lier les deux bouts du vaisseau intéressé.

Il est encore digne de remarque, que la phlébite, qui est intervenue d'une manière si funeste, n'a pas pris son origine au point lié de la veine fémorale, mais aux orifices béants de la veine profonde.

Quant aux appareils actuellement employés à l'Hôtel-Dieu pour les fractures précitées des membres inférieurs, ils ne diffèrent des appareils ordinaires de Scultet que par de légères modifications introduites par M. Chaumet, ancien élève du baron Larrey. Les fanons, ces cylindres de paille assujettis par une ficelle sur une baguette centrale d'osier, ont été substitués aux attelles en bois. On en place un de chaque côté du membre après l'avoir convenablement roulé dans le porte-fanon. Sur la partie antérieure, on se contente de poser des longuettes un peu épaisses, qu'on recouvre ainsi que les rebords saillants des coussins de remplissage, au moyen d'une compresse de longueur et de largeur suffisantes. On a eu le soin aussi de glisser sous le tendon d'Achille, un sachet cunéiforme fait avec de la charpie, et dont la partie la plus large et la plus épaisse, vient correspondre en arrière du talon (*talonnière*). Il ne reste plus qu'à nouer les rubans de fil sur le fanon externe, et à rouler de chaque coté les faux fanons.

Dans un cas de fracture de la cuisse droite, arrivé chez un marin nommé Falaise, qui tomba le 25 octobre 1838, du haut d'un mât de la *Nouvelle-Constance*, le fragment supérieur avait une telle tendance à se porter en avant, qu'il me parut utile, pour cette fois, d'ajouter une attelle antérieure en bois. La suite

prouva que, sans cette précaution, la saillie du fragment se serait conservée : le malade est sorti avec un
cal très-régulier et sans aucun raccourcissement du
membre.

Il a fallu, dans un autre cas, avoir recours à l'appareil inamovible. Il s'agissait d'une femme (Jeanne Lamothe), qui, frappée d'aliénation mentale, s'était jetée
de la croisée d'un premier étage, le 16 octobre 1838 :
le tibia gauche s'était rompu dans sa portion sus-malléolaire. Tous les appareils étant arrachés par la malade au fur et à mesure de leur application, force fut
d'en venir au bandage amidonné, exécuté de la manière suivante : après avoir entouré le pied et la
jambe d'un premier plan de bandelettes de scultet,
on l'enduisit avec un gros pinceau, d'une couche d'amidon préparé à la manière des blanchisseuses. Un second plan de bandelettes fut superposé enduit sur les
deux faces de la même manière. Trois plaques de carton, deux latérales échancrées au niveau des malléoles,
l'autre postérieure se rétrécissant vers le tendon d'A-
chile, et une quatrième, en forme de semelle pour la
plante du pied furent appliquées de manière à emboîter exactement la jambe et le pied. Enfin un troisième
plan de bandelettes amidonnées maintint le tout
assujetti. La malade put marcher dès le sixième jour;
elle est sortie parfaitement rétablie.

Deux individus, victimes d'accidents terribles et
promptement mortels, nous ont offert des fractures

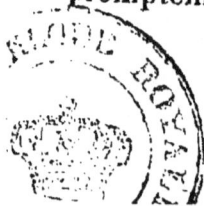

7

simultanées de plusieurs pièces de squelette. C'est par eux que nous terminerons cette série :

Rabezombes (Hippolyte), de Bordeaux, âgé de trente-trois ans, surpris dans sa chambre par un incendie qui avait déjà dévoré la cage de l'escalier, s'élance d'un troisième étage sur le toit d'une maison voisine moins élevée, qui faisait une saillie de trois pieds en avant de l'alignement; mais l'équilibre lui manquant, il tombe dans la rue. Apporté à l'hôpital peu d'instants après (1er octobre 1838, deux heures du matin), il offre l'état suivant : température très-basse, pouls à peine sensible, douleurs horribles qui font demander au malade la mort à grands cris : il dit s'étouffer et desire que l'on le mette sur son séant; son bras droit saisit tous les objets à sa portée avec des mouvements convulsifs; vomissements de matières alimentaires. Signes très-apparents de fractures du bras et de la cuisse gauches. Au bout d'un quart d'heure de cruelle agonie le malade expire.

Nécropsie dix-neuf heures après la mort.

Fracture de l'humérus gauche à ses deux extrémités, avec les dispositions suivantes : 1o en haut, séparation complète de la tête de l'humérus au niveau et dans la direction du col anatomique : celle-ci était restée logée dans la cavité glénoïde de l'omoplate, pendant que l'autre portion de l'os était remontée derrière le grand pectoral; 2o l'extrémité articulaire inférieure était séparée du corps de l'os par une coupe oblique de haut en bas, et d'avant en arrière, et se trouvait divisée en trois fragments dont le moyen comprenait exactement la trochlée. L'olécrane avait été détaché du cubitus en conservant une lamelle appartenant à la face postérieure de cet os.

Le fémur gauche avait été rompu obliquement dans le milieu de son corps.

Aucune de ces fractures n'avait été accompagnée d'ecchymoses cutanées ni profondes.

Poitrine. Cœur et poumons dans l'état ordinaire.

Abdomen rempli d'une grande quantité de sang noir. Rate éraillée par une crevasse d'environ trois lignes vers le milieu de sa face interne, en avant de l'immersion des vaisseaux propres. Foie offrant sur les deux faces un nombre très-considérable de lobes séparés par des sillons; sur la surface des tranches pratiquées avec le scalpel se voient çà et là des noyaux de consistance fibreuse d'une couleur blanc-jaunâtre, du volume d'un pois et criant sous l'instrument tranchant. Tous les autres organes abdominaux sont parfaitement sains.

L'examen de la vessie a fait reconnaître un écartement de la symphyse pubienne d'environ trois quarts de pouce. Cependant la verge était intacte et il n'existait d'ecchymose ni au périnée, ni au scrotum. Le tissu cellulaire correspondant aux grands trous sciatiques, était fortement infiltré de sang jusqu'à trois travers de doigts au-dessous du pli des fesses, en suivant la direction des grands nerfs sciatiques.

Bordelais (Pierre), âgé de quatre-vingt-sept ans, est renversé, le 15 septembre 1838, par une voiture pesamment chargée, dont une roue lui passe sur le tronc. Apporté à l'Hôtel-Dieu, il expire avant qu'on ait eu le temps de le mettre dans son lit.

A l'autopsie, nous reconnaissons une fracture des six dernières côtes droites et gauches sans ecchymose locale. Du reste, ces os se cassent au moindre effort : leur substance compacte forme une croûte calcaire très-mince, très-flexible, renfermant un tissu aréolaire à mailles larges.

L'abdomen est plein de sang et la rate présente à sa partie postérieure une crevasse de trois pouces de longueur : le volume de l'organe est peu considérable.

Les autres viscères de l'abdomen sont à l'état naturel, de même que ceux de la poitrine.

Nous avons passé à dessein sous silence plusieurs fractures accompagnées de traumatisme du système nerveux rachidien, nous proposant de les réunir dans un même chapitre, avec des contusions suivies d'effets du même genre. Quant aux autres fractures dont nous avons tracé ci-dessus l'histoire, on voudra bien expliquer la brièveté des commentaires, par notre projet de les appliquer plus tard, à des faits plus nombreux.

CHAPITRE II.

LUXATIONS.

Nous avons vu les luxations en bas de l'humérus chez trois sujets, Pierre Goffre, Jeanne Videau et Jeanne Houlliet.

Ces luxations avaient été toutes produites par des

chutes portant sur l'articulation scapulo-humérale. Rien n'a été plus facile que leur réduction à l'aide des procédés ordinaires.

Une chute sur la main a déterminé la luxation en arrière de l'avant-bras gauche sur Jean Autru, âgé de douze ans; la réduction a été faite aussitôt après l'entrée du malade. Deux jours après il a demandé son billet de sortie.

La dernière phalange du doigt annulaire de la main gauche a été luxée en avant chez un ouvrier du port, nommé André Régnier, âgé de quarante-huit ans. Le déplacement avait été occasioné par une chute sur la paume de la main, les doigts étant surpris dans l'extension. Une simple traction a suffi pour y remédier.

Enfin, nous n'avons à signaler qu'une luxation du fémur droit. Elle avait eu lieu en *haut* et en *dehors* de la manière suivante : Colas, portefaix, âgé de trente ans, était occupé, le 3 décembre 1838, à empiler des sacs de farine; tout à coup une des piles s'ébranle et le renverse en avant. Pendant qu'il est appuyé sur les coudes et les genoux, un sac vient rouler sur la partie inférieure et postérieure du tronc, et détermine l'accident. La réduction a été opérée le même jour à l'Hôtel-Dieu. Elle a été singulièrement favorisée par un mouvement de rotation en dehors aussitôt que l'extension a amené la tête de l'os au niveau de la cavité coty-loïde (*).

(*) Naguère encore, se trouvait dans les salles de chirurgie, le nommé Gaillard, âgé de quarante ans, apporté à l'Hôtel-Dieu pour une luxation du fémur droit en *bas* et en *dedans*, survenue

Contusions.

Les contusions exercées sur les diverses régions du corps, ne nous ont pas offert seulement le phénomène si commun de l'extravasation du sang hors de ses vaisseaux sous les formes de l'ecchymose simple ou de l'épanchement. Dans plusieurs circonstances, nous les avons vues produire des phlyctènes, l'œdème et l'emphysème. C'est ainsi que plusieurs ouvriers, dont le pied avait été contus par la chute de lourds instruments en fer, ou par des chaussures fortes et trop étroites, ont eu sur cette partie des phlyctènes considérables, con-

en travaillant au pont de Cubzac. Il était à remuer du sable avec une pelle, le corps projeté en avant, les deux jambes fléchies l'une devant l'autre, lorsqu'un éboulement subit du terrain placé à sa droite, le surprend dans cette position, et le jette du côté opposé. Le premier objet qui frappe notre attention est la position du membre inférieur droit couché sur son côté externe dans toute sa longueur. La cuisse a deux pouces de longueur de plus que celle du côté opposé, et est tenue fléchie presqu'à angle droit sur le bassin. La fesse est aplatie et tendue. On sent très-bien la saillie arrondie de la tête du fémur en dedans et un peu en dessus de la grande tubérosité sciatique. Il n'a pas fallu de très-grands efforts de traction sur le coude-pied pour ramener la tête du fémur au niveau du cotyle, et celle-ci, aidée par un mouvement de rotation en dedans imprimé au genou, n'a pas tardé à rentrer avec bruit à sa place. Une saignée abondante était pratiquée en même temps que les manœuvres avaient lieu comme on a l'habitude de le faire en pareil cas. Après la réduction, la cuisse s'est maintenue pendant deux jours seulement, dans un excès de longueur de plus d'un demi-pouce. La position fléchie, les applications de sangsues et les bains généraux, ont achevé la guérison. Le malade est sorti au vingt-troisième jour, ne pouvant se livrer à la marche qu'à l'aide d'une canne.

tenant une sérosité légèrement citrine de même aspect
que celles produites par la brûlure au second degré,
mais nullement entourées d'injection de la peau. L'œ-
dème des paupières, et quelquefois même de la face
entière, a accompagné les contusions frontales. Dans
le mois de novembre 1838, nous avons vu un emphysème local succéder à la contusion chez deux individus, dont l'un avait eu le côté droit de la poitrine frappé
par le choc d'un brancard, tandis que l'autre surpris
entre une borne et une roue de voiture, avait subi une
forte compression à la région pelvi-trokantérienne
gauche. Le premier n'avait éprouvé aucune fracture
concomitante des côtes, comme l'avait fait croire
d'abord à quelques élèves, la crépitation emphyséma-
teuse : ils guérirent tous au bout de dix jours. L'emphysème s'est encore manifesté assez souvent à propos
de simples contusions aux jambes, et aurait pu donner
l'idée d'une crépitation de fragment, si l'on se fût contenté d'un examen superficiel.

Des circonstances particulières ne permettent pas
toujours au sang épanché d'être résorbé avec facilité,
et on le voit alors constituer de véritables tumeurs.
Tel était le cas de Marie Duverger, âgée de soixante-
quinze ans, entrée à l'Hôtel-Dieu le 21 août 1838 pour
des contusions de tout le membre inférieur gauche
qu'elle s'était faites en tombant dans un escalier. Ce
membre, parsemé de nombreuses ecchymoses, portait
en outre sur sa face externe deux poches bien circonscrites, du volume d'une grosse orange, ovoïdes,
fluctuantes, d'un aspect bleuâtre. Des sangsues furent

appliquées autour de ces collections, et déterminèrent du soulagement. Au bout de quinze jours, ces tumeurs sanguines avaient acquis une dureté assez prononcée ; des applications d'eau saturnine parvinrent à en diminuer légèrement le volume. La malade sortit le 24 septembre suivant avec deux tumeurs dont la résolution sera probablement très-difficile, si toutefois elles ne donnent pas lieu à des dégénérescences fâcheuses.

De toutes les contusions, celles qui atteignent les centres nerveux sont les plus dignes de fixer l'attention du praticien, à cause de l'importance des désordres fonctionnels qui en sont la conséquence. La paralysie plus ou moins complète des membres inférieurs, quelquefois même, des quatre extrémités, la suspension de l'excrétion volontaire des urines et des matières fécales, l'asphyxie, si la lésion existe au niveau des racines des nerfs diaphragmatiques, tels sont les déplorables effets des contusions qui retentissent dans la moelle épinière. Dans un bien court espace de temps, six faits de ce genre ont été offerts à notre observation.

PREMIÈRE OBSERVATION.

Paralysie traumatique des membres supérieurs et inférieurs; mort prompte par asphyxie. — Ducressa (Joseph), âgé de trente-huit ans, maçon, tombe d'un échafaudage de huit pieds de hauteur, en entraînant avec lui une pierre de cent livres. Celle-ci arrivée au sol, retombe une autre fois sur elle-même, et vient frapper sur la partie inférieure du cou de Ducressa qui était renversé sur le ventre. Cet accident a lieu le 4 octobre 1838, à trois heures de l'après-midi. Transporté le même jour à l'Hôtel-Dieu-Saint-André, le malade accuse une douleur extrêmement vive à la partie postérieure et inférieure du cou, et qui l'oblige à tenir la tête dans une immobilité absolue. L'intelligence est parfaitement nette, bien qu'au moment de la chute il ait éprouvé des phénomènes de commotion cérébrale; il a cru voir la lueur de mille chandelles. La parole est faible, le pouls sans fréquence. Paralysie complète du sentiment et du mouvement dans les membres inférieurs. Suspension de l'excrétion de l'urine et des matières fécales. La sensibilité de la peau ne se manifeste qu'au-dessus de la ligne ombilicale. Le malade ne peut imprimer que des mouvements de latéralité aux membres supérieurs; il est dans l'impuissance de les soulever, les trouve extrêmement lourds et y éprouve des fourmillements depuis l'épaule, jusqu'aux extrémités des doigts (saignée).

Le 5 octobre au matin, le malade dit avoir bien dormi. Mêmes douleurs intolérables au cou. La saignée paraît avoir produit du soulagement aux membres supérieurs, mais ils ont conservé le même degré d'impotence. Le malade ne parle plus qu'à voix basse. La respiration s'exécute mal : les côtes sont immobiles, et au diaphragme seul sont confiés les mouvements d'inspiration et d'expiration. L'expuition est impossible. Pouls toujours sans fréquence, un peu petit; température naturelle, absence de selles. (Eau vineuse, ventouses scarifiées sur le thorax et sur la périphérie des attaches diaphragmatiques, frictions avec l'eau-de-

vie camphrée sur les membres, catéthérismes.) Le soir,
les douleurs des épaules ont acquis une grande intensité ; on les soumet à des embrocations avec l'huile de
jusquiame. A deux heures de l'après-midi, la pâleur a
fait des progrès rapides; la voix s'est éteinte, et le malade n'a pas tardé à expirer en conservant, jusqu'à la
fin, ses facultés intellectuelles.

Nécropsie le 6 octobre, dix-huit heures après la mort.

Au niveau des quatrième et cinquième vertèbres
cervicales, la moelle offre dans l'étendue de près d'un
pouce, une sorte d'étranglement qui lui donne la forme
d'un cylindre un peu plus petit que celui du reste du
cordon médullaire. Les tranches faites aux extrémités
de cette portion, ont une couleur naturelle avec trois
points noirs en triangle. A mesure que les coupes transversales se rapprochent davantage du milieu de la
portion précitée, les ecchymoses internes vont en augmentant d'étendue ; enfin le centre est une véritable
bouillie pulpeuse remarquable par un sablé noir très-
compliqué : on dirait une apoplexie capillaire avec de
petits caillots disséminés ; la dure-mère rachidienne
dans toute l'étendue correspondante est d'une teinte
noire : après l'avoir enlevée, nous sommes surpris de
voir une portion de lame de la première couche horizontale du fibro-cartilage intermédiaire aux deux vertèbres mentionnées, reployée sur la face postérieure du
corps vertébral placé en dessus et lui formant une sorte
de doublure cartilagineuse interne. Le reste du fibro-
cartilage est un disque mobile ayant conservé ses rapports et ne faisant aucune saillie dans le canal. Il y a

fracture des apophyses articulaires des deux corps ver-
tébraux qui, du reste, n'ont subi aucun déplacement.

La nécropsie n'a offert aucune autre particularité
remarquable.

*Contusion au bas de la région cervicale ; paralysie
incomplète des quatre membres ; guérison.* — Sarramea
(Dominique) âgé de trente-neuf ans, portefaix, fait
une chute le 1er septembre 1838 pendant qu'il avait
la tête chargée d'une pesante corbeille, et se frappe violemment la partie postérieure du cou. Apporté le même
jour à l'Hôpital-Saint-André, il éprouve une douleur
extrêmement vive aux dernières vertèbres cervicales,
et entre les deux épaules ; le cou est tenu immobile.
Sensation de coups d'aiguille extrêmement poignants
dans les doigts des deux mains, et qui retentissent parfois jusques aux coudes : les mains pendent habituellement dans la demi-flexion, et toujours à distance de
tout point d'appui ; écartement des doigts qui semblent
éviter leur propre contact. Difficulté de mouvoir les
deux membres inférieurs, surtout le droit. Les souffrances de la main droite sont aussi plus insupporta-
bles que celles de la gauche. L'excrétion volontaire de
l'urine et des matières fécales est tout à fait suspendue
(saignée, bouillon).

Le 2 septembre, nouvelle saignée. Les mouvements
du cou paraissent plus faciles, et les douleurs des doigts
moins vives ; cathétérismes. Le pouls reste fréquent et
dur, malgré les deux saignées qui ont été pratiquées.

Le membre inférieur gauche a repris toute sa motilité; celle du droit a augmenté, mais la sensibilité en est toujours obtuse. (Limonade laxative, frictions sur les membres avec l'huile de jusquiame.) Le soir, le malade peut uriner sans la sonde, mais il est obligé, pour cela, d'être soutenu debout; aucune selle n'a été rendue.

Le 4 septembre, persistance de la douleur du cou et de l'engourdissement des membres supérieurs, surtout du droit; même sensation de coups poignants d'aiguille aux doigts, qui sont toujours tenus écartés et exempts de tout support. Un lavement purgatif provoque une selle.

Le 5 septembre, mêmes remarques.

Le malade raconte que la face postérieure de l'avant-bras droit semble convertie en fer, et que le contact y détermine de vives douleurs. Ses jambes sont encore incapables de supporter le poids du corps (trois verrées eau de sedlitz; frictions avec l'eau-de-vie camphrée).

Le 18 septembre, aucun changement n'a eu lieu dans les membres supérieurs. Depuis quelques jours le malade peut faire quelques pas hors de son lit, et aller à la selle sans lavement.

Le 24 septembre, pour la première fois, la main gauche peut rester étendue sur l'avant-bras (bain).

Le 2 octobre, les bains ont produit un très-bon effet; la main droite s'est redressée. Il n'existe plus de picotement qu'à la face dorsale des deux derniers doigts de cette main.

Le 7 octobre; depuis quelques jours le malade marche sans soutien mais avec lenteur, et en tenant les jambes écartées ; il demande à sortir de l'hôpital. Je l'ai revu deux mois après ; il avait repris ses occupations.

Paraplégie traumatique; diastasis de la symphyse pubienne; luxation du coude, compliquée de fracture des deux os de l'avant-bras; guérison. — Destamples (Jean), de la Tresne (Gironde), charpentier, âgé de vingt-deux ans, fait une chute du haut d'un quatrième étage le 10 octobre 1838. Une heure après, il est apporté à l'Hôtel-Dieu. Les camarades racontent qu'il est tombé sur les pieds, et que c'est dans une seconde chute par contre-coup qu'il s'est fracturé l'avant-bras droit. Le malade n'a repris connaissance qu'à son entrée à l'hôpital; il ne se rappelle pas ce qu'il s'est passé après sa chute; ses réponses ne sont pas toujours précises, et il confond parfois les époques et les personnes. La peau est froide et le pouls petit; il sent un fourmillement incommode dans les membres inférieurs, qui ont perdu leur motilité et leur sensibilité cutanée. Il ressent une vive douleur à la verge; les excrétions urinaire et fécale ne se font pas. (Potion avec sirop d'éther, sinapismes aux jambes, frictions sur les membres avec l'eau-de-vie camphrée.) A deux heures de l'après-midi la sensibilité est revenue aux membres inférieurs, mais la motilité est nulle ; il se plaint plus particulièrement de l'avant-bras droit qui est luxé en arrière; la réduction est opérée à l'aide d'une forte traction du poignet, et s'accompagne d'une double crépitation assez près du coude qu'on recouvre de compresses d'eau-de-vie camphrée. Le cathétérisme est un peu douloureux; absence de selles (saignée de huit onces).

Le 11 octobre, fourmillements continuels très-incommodes dans toute la longueur des membres inférieurs, surtout à mesure que l'on se rapproche des orteils. Ces membres sont toujours impotents, et paraissent extrêmement lourds au malade. Une transpiration assez abondante y suinte continuellement par gouttelettes, principalement aux pieds. Les muscles droits abdominaux sont dans une tension habituelle; une vive douleur existe dans le milieu de chaque région inguinale; point de selles (application de l'appareil amidonné, embrassant le coude et l'avant-bras); deux cathétérismes.

Le 12 octobre, en palpant l'abdomen, nous nous apercevons qu'une rigole longitudinale, d'un demi-pouce de largeur sépare les deux os pubis; cet intervalle se sent très-bien au toucher dans toute la longueur de la symphyse pubienne, où le malade rapporte beaucoup de douleur au contact. La saillie du rebord pubien gauche est plus manifeste que celle du droit; le malade tient les cuisses toujours écartées, et desire qu'on lui rapproche mécaniquement les deux côtés du bassin. (Trois cathétérismes, accompagnés d'un sentiment douloureux à la verge.) Engorgement de la prostate reconnaissable à l'espèce de saut que fait la sonde avant d'arriver au col de la vessie.

Le 15 octobre, le malade a pu rendre une petite quantité d'urine sans le secours de la sonde.

Le 17 octobre, excrétion facile et spontanée de l'urine. Le malade ne rend des selles qu'à l'aide de lavements. (Frictions avec l'eau-de-vie camphrée sur les membres.)

Le 28 octobre, les membres inférieurs n'ont presque rien gagné du côté de la motilité; les pieds gardent habituellement l'extension, et font presque une même ligne avec l'axe des jambes; les frictions, avec la strychnine, n'ont produit autre chose qu'un sentiment de roideur dans les muscles. (Application d'un bandage amidonné autour du bassin pour maintenir et rapprocher les deux côtés de la symphyse.)

Le retour des membres inférieurs à la mobilité ne s'est opéré qu'avec une extrême lenteur pendant les mois suivants. La symphyse pubienne s'est affermie, la progression a pu s'exécuter, mais d'une manière imparfaite; le malade est actuellement aux eaux de Bagnères.

QUATRIÈME OBSERVATION.

Paraplégie traumatique. — Emploi du seigle ergoté. — Insuccès des moyens dirigés contre la paralysie. — Marchand (Auguste), âgé de vingt-deux ans, charpentier, est frappé le 4 septembre 1838 à la partie inférieure de la colonne vertébrale, par la chute d'une forte pièce de bois. Admis à l'Hôtel-Dieu, il dit éprouver une douleur excessive aux vertèbres lombaires et un sentiment d'engourdissement aux deux membres

inférieurs, dont la motilité est complétement anéantie.
Suspension de l'excrétion volontaire de l'urine, et des
matières fécales. (Saignée, frictions avec de l'eau-de-
vie camphrée.)

Pendant les jours suivants, même impossibilité de
locomotion dans les membres inférieurs, où se font
sentir par intervalle des fourmillements, principalement aux orteils ; le malade n'urine qu'au moyen de
la sonde. Absence des selles, malgré les boissons laxa-
tives et les lavements.

Le 12 septembre, des frictions sur l'hypogastre avec
la teinture de cantharides, n'ayant produit aucun effet,
on a recours à la solution de quinze grains de seigle
ergoté. Deux jours après, on en suspend l'usage à
cause de l'irritation déjà provoquée dans la vessie par
la teinture cantharidée. Les urines sont troubles et le
canal douloureux.

Le 16 septembre, le retour de la transparence des
urines, permet l'administration du seigle ergoté à la
dose de dix-huit grains.

Le 18 septembre, des changements se sont opérés :
le malade peut uriner pour la première fois sans sonde,
mais l'urine ne coule qu'en très-petite quantité et très-
fréquemment. Pour la première fois aussi, les selles
ont lieu sans lavement.

Le 25 septembre, l'urine coule à plein canal et à
volonté, même impotence des membres, suspension du
seigle ergoté.

Le 28 septembre, les frictions avec une solution de
six grains de sthrychnine, ne produisent autre chose

qu'un sentiment de roideur dans les muscles. Lorsque
le malade veut avec la main soulever les jambes, il
lui semble qu'elles sont *garrotées*; la transpiration y
suinte continuellement par gouttelettes, surtout aux
pieds.

Le 4 octobre, on suspend les frictions avec la strychnine, parce qu'elles n'ont produit que l'effet ci-dessus
mentionné.

8 octobre, les bains hydro-sulfureux, qui ont été
administrés depuis quelques jours, ont été à peu près
sans résultat.

10 octobre, hier et aujourd'hui des ventouses ont
été appliquées sur les lombes et le sacrum, et n'ont
amené qu'un soulagement momentané.

L'impotence des membres inférieurs s'est conservée
les mois suivants avec une ténacité désespérante.

Au mois de juin 1839, le malade a été envoyé aux
eaux de Baréges.

Dans les cas qui viennent de nous occuper, la contusion de la moelle épinière a joué le plus grand rôle
pour produire les accidents de paralysie qui ne pouvaient être l'effet, ni de la commotion ni de la myélite.
Personne n'ignore que les phénomènes de la commotion ont leur plus grande intensité au moment de la
lésion et qu'ils affectent ensuite une progression rétro-
grade. S'il y a compression, les symptômes de l'épanchement vont au contraire en augmentant graduellement. Tous les médecins savent encore que l'inflammation en pareille occurence ne se déclare qu'au bout
du quatrième ou cinquième jour. Or, rien de tout cela

n'a été observé chez les individus dont il a été question;, la contusion de la moelle, opérée d'une manière médiate et accompagnée ou non d'épanchement sanguin, a conservé longtemps le même degré qu'à son début, sauf quelques modifications légères, amenées par l'action des agents thérapeutiques. Nous n'avons rien vu, vers le quatrième ou cinquième jour, qui ressemblât à la myélite. Il faut donc reconnaître que la contusion qui a ecchymosé et altéré la substance de la moelle, peut entraîner la paralysie complète ou incomplète des parties situées au-dessous de la lésion, sans que l'on soit obligé de faire intervenir ni la commotion ni l'inflammation.

Nous avons cru devoir passer sous silence l'histoire du nommé Bertin, de St.-Emilion, atteint de paralysie complète des membres inférieurs et des réservoirs urinaire et fécal, par suite d'une chute sur le sacrum. Reçu à l'Hôtel-Dieu le 18 août 1838, deux ans après cet événement, il a succombé le 10 septembre suivant, épuisé par suite d'une diarrhée rebelle. La nécropsie a perdu l'intérêt que lui aurait donné la connaissance précise des antécédents.

PLAIES.

1º *Plaies par instruments piquants.* — Elles ont entraîné presque toutes des conséquences fâcheuses, soit à cause des organes intéressés, soit en raison de l'inoculation d'une substance délétère ou de la préexistence de conditions fâcheuses de l'organisme. Des

quatre piqûres que nous allons citer, la première, fort
curieuse sous le rapport médico-légal, a donné lieu à
une hémorrhagie mortelle; la seconde est l'exemple
le plus frappant peut-être du danger des lésions articulaires les plus minimes; les deux autres ont été suivies
de la mortification de la partie affectée.

*Piqûre à la fesse droite; mort prompte; épanchement
considérable de sang dans l'abdomen.* — Le 8 septembre 1838, vers minuit, M. S****, propriétaire, âgé
de quarante-huit ans, est conduit à l'Hôtel-Dieu-
Saint-André, par des individus qui n'avaient pu ac-
courir à son secours qu'après la fuite de l'assassin qui
venait de le frapper. J'arrive peu d'instants après,
et je trouve le malade, qui est fort, et d'une belle stature, dans l'état suivant : agitation très-grande; température froide de la peau; pâleur et altération des
traits; pouls petit; douleurs horribles dans l'abdomen
occasionant des ébats si vigoureux, que quatre hommes peuvent à peine les contenir. Avec leur assistance,
je ne découvre, sur toute la surface du corps, qu'une
seule blessure existant en arrière et un peu en dessus de
la partie moyenne de la fesse droite. Cette piqûre est si
petite, que je ne la crois pas, au premier abord, susceptible d'avoir amené des symptômes si graves; je
suis dominé par la pensée que l'instrument piquant
a dû être arrêté dans sa marche, par l'os iliaque. Cependant une hémorrhagie abondante s'est fait jour à
travers cette petite plaie; l'anus est souillé par des
matières fécales récemment sorties avec abondance.
(Potion avec deux onces sirop d'éther, sinapismes aux

quatre membres, ajournement de la saignée pour le moment de la réaction.) Les douleurs abdominales, rappellent celles des perforations intestinales, et continuent avec une telle violence, que le malade ne répond que par des cris énergiques, aux diverses questions que je lui adresse sur son état ou sur les antécédents. Le ventre est volumineux, mais souple et un peu sonore; la mort arrive au bout d'une demi-heure.

Nécropsie vingt-quatre heures après la mort.

Habitude extérieure; belle conformation; haute stature; face légèrement violacée; cadavre bien conservé.

Deux petites écorchures existaient à la partie supérieure de la tête. La seule plaie, qui a été trouvée à la surface du corps, avait son siège à la partie postérieure et un peu supérieure de la fesse droite. Petite, et de forme losangique, elle ne pouvait admettre que l'épaisseur du carrelet de fer long et mince, porté sur un court manche en bois, qui nous a été fourni par M. le commissaire de police. La grandeur et la forme de la plaie, s'accommodaient à celles de l'instrument. Un stylet explorateur n'a pu suivre un trajet bien déterminé dans l'épaisseur des fibres musculaires. La peau a été disséquée dans le lieu correspondant, et sous elle, s'est rencontrée une infiltration sanguine, d'un pouce environ du diamètre; elle recouvrait une ouverture pratiquée au grand fessier, et entièrement semblable à celle de la peau à laquelle elle faisait suite. Le muscle grand fessier a été disséqué par sa face profonde, et bientôt a apparu une infiltration sanguine, occupant une largeur de trois travers de doigt, bornée

en avant par le bord postérieur du moyen fessier, et
accompagnant le trajet du grand nerf sciatique, jusque
vers le milieu de la cuisse. Le tissu cellulaire ainsi
infiltré de sang, a été disséqué à son tour, et nous
avons été conduits jusqu'aux vaisseaux fessiers, au
moment de leur sortie du bassin; mais là finissait
toute infiltration sanguine, et nul rapport ne pouvait
plus être établi entre elle et la cavité pelvienne. En
suivant la ligne des caillots placés sur le bord postérieur du même nerf, nous avons mis à nu l'artère et
la veine iskiatiques jusqu'à leur sortie aussi de la
grande échancrure du bassin; mais là, l'infiltration
sanguine, au lieu de cesser, communiquait avec d'autres caillots que le doigt touchait dans le petit bassin.
Cette circonstance importante a été plus évidente encore, lorsque la portion du sacrum, qui fixe le grand
ligament sacro-sciatique, a été détaché par un coup de
ciseau, et lorsque les muscles pyramidal, jumeaux et
obturateur interne, ont été incisés. Il a été impossible
de reconnaître, au milieu des caillots qui remplissaient
le bassin, quel a été le vaisseau piqué. Pour avoir un
objet de comparaison, nous avons disséqué la fesse
gauche, et nous n'avons vu aucune trace de sang, ni
sous le muscle grand fessier, ni sur le trajet du grand
nerf sciatique.

Tête. — Après avoir fait l'incision de la dure-mère,
nous avons trouvé une infiltration abondante de sérosité un peu rougeâtre sous le feuillet arachnoïdien
cérébral des deux hémisphères, les vaisseaux de la
pie-mère, gorgés de sang; les ventricules latéraux,

remplis d'une sérosité légèrement sanguinolente ; la substance de toutes les portions de l'encéphale, d'une consistance et d'une couleur normales.

Poitrine. — Les deux poumons étaient exempts d'altération : les plèvres ne contenaient qu'un peu de sérosité. Péricarde et cœur à l'état naturel.

Abdomen volumineux et tendu. A peine a-t-il été incisé, qu'il a laissé échapper un sang liquide. D'énormes caillots noirs remplissaient la région iliaque droite et tout le bassin. Les organes de la moitié inférieure de l'abdomen, étaient masqués par une couche épaisse de sang noir. Après de nombreux lavages, nous avons pu nous assurer que, ni la veine cave inférieure, ni l'aorte, n'avaient été atteintes.

L'estomac était très-ample, coloré par des bandes noires dans la portion voisine de la rate ; il contenait en suspension, des grains blancs, analogues à la semoule, et quelques fragments de viande, incomplètement digérés.

Il n'y avait de remarquable, pour les intestins grêles, que la coloration en noir de leur surface externe, par les caillots logés dans les intervalles des circonvolutions surtout du côté droit.

La rate, le foie, les reins, la vessie, avaient leur aspect naturel.

Implantation d'une aiguille à coudre, dans le genou gauche. — *Abcès articulaires consécutifs; mort.* — Bordeaux, François, de Macau (Gironde), tailleur, d'un tempérament fort et sanguin, entre à l'Hôpital Saint-André, le 28 décembre 1838, pour se faire extraire une aiguille à coudre qui s'est enfoncée dans le genou gauche sur le côté interne de la rotule. Cet accident lui est arrivé en se mettant à genoux sur l'établi pour ouvrir une croisée. L'aiguille piquée dans un pantalon, le chas dirigé en haut, a pénétré dans l'articulation, en abandonnant son extrémité aiguë, cassée et fixée dans le bois de la table. Le fil passé dans le chas de l'aiguille pendait au dehors; et c'est par lui, que divers médecins ont tenté inutilement de retirer le corps étranger. C'est alors que le malade s'est décidé à venir à l'Hôtel-Dieu. Le trajet qu'a suivi l'aiguille n'est plus reconnaissable que par une légère piqûre, parce que les dernières tractions opérées sur le fil, en ont déterminé la rupture. Aucune saillie sous-cutanée, ne peut éclairer sur la direction de ce trajet. Le malade a pu se livrer à la marche pour se rendre à l'Hôtel-Dieu.

Le lendemain 29, léger gonflement de l'articulation sur laquelle on applique vingt sangsues et des cataplasmes émollients.

Dans la nuit du 31, Bordeaux est pris d'efforts de vomissements, et presque en même temps, d'une douleur excessive dans la région poplitée : un cataplasme laudanisé procure du soulagement. A la visite du matin, cette douleur persiste accompagnée d'une fièvre intense (diète, limonade avec une once crême de tartre).

Le 2 janvier, douleur et gonflement de tout le membre inférieur. Une incision est faite dans le sens de la piqûre, et donne issue à un foyer purulent peu étendu, sans pouvoir rencontrer le corps étranger.

Le 4, la tuméfaction a augmenté; pouls toujours

fébrile; envie fréquente de vomir (infusion de quinquina deux verrées coupées avec du lait; cataplasme laudanisé sur l'articulation; fomentations avec de l'eau-de-vie camphrée sur la cuisse et sur la jambe).

Le 8, Une amélioration notable est survenue depuis trois jours; le gonflement du membre a diminué, ainsi que la fièvre; une petite mèche de charpie maintient béante l'ouverture de l'incision.

Le 15, le malade a beaucoup souffert pendant la nuit; le gonflement du genou a considérablement augmenté: à sa partie inférieure et interne, se déclare un point phlegmoneux avec fluctuation; la ponction en fait sortir une grande quantité de pus. Un autre foyer de fluctuation s'est également manifesté en dehors de la rotule; le bistouri en fait sortir beaucoup de pus qui paraît provenir de l'intérieur de l'articulation. Dans la journée, on est obligé de défaire l'appareil, à cause d'une hémorragie artérielle (onces xv environ), qui s'est fait jour par la dernière ouverture. Compression de la fémorale; infusion de quinquina coupée avec du lait.

Le 16, pendant la nuit, nouvelle perte de sang artériel qui nécessite la réapplication du compresseur; faiblesse considérable; moral affecté; pouls petit; du pus mêlé à du sang s'est échappé par les deux ouvertures.

Le 18, le pouls s'est relevé; un décollement profond se manifeste au côté externe et inférieur de la cuisse; le pus qui s'écoule par l'incision qui a fourni l'hémor-

ragie, est de couleur café au lait; son écoulement augmente, lorsqu'on comprime le décollement précité.

Le 20, somnolence pendant la nuit et une partie de
la matinée; pouls petit et fréquent.

Le 26, les nuits sont assez bonnes; le malade est
amaigri; escarres au sacrum; la cuisse est disséquée
par le pus; il s'en échappe quelquefois jusqu'à dix
onces par les ouvertures pratiquées; il a une mauvaise
odeur, et semble mêlangé avec un fluide synovial. Un
abcès s'est formé au mollet, le bistouri en fait sortir du
pus sanieux, mêlangé de quelques caillots (suspension
du quinquina, légers bouillons).

Le 29, rêve pénible pendant la nuit; assoupissement
fréquent; pouls petit très-rapide (130), parfois irrégulier; la langue est devenue sèche, et la soif intense.

Le 30, délire nocturne; même caractère du pouls.
La peau a pris cette nuance jaunâtre, particulière aux
résorptions purulentes; langue très-sèche, soif ardente; pus diminué de quantité et plus fétide. Un *accès
de fièvre* se déclare à neuf heures du matin : des frissons violents ont agité le corps, et ont été suivis d'une
réaction très-vive, et accompagnée de délire. A cet
accès, qui a duré quatre heures, en succède un autre
tout semblable, à cinq heures du soir. Irrégularité
très-remarquable du pouls, pendant la journée. (Potion
avec une once extrait de quinquina, et trois grains
extrait d'opium par cuillerée, d'heure en heure).

Le 31, nuit calme; transpiration abondante et vis-
queuse; pouls rapide, mais régulier; langue moins
sèche; pus peu abondant et mieux lié. (Même potion.)

. Le 1er février, sommeil pénible avec délire; pouls filiforme, très-rapide, irrégulier. Un nouvel accès de fièvre, pareil au précédent, a lieu à huit heures du matin. Teint jaunâtre; narines pulvérulentes; langue très-sèche; abdomen météorisé; assoupissement continuel; deux selles involontaires, abondantes, fétides, liquides et noirâtres. Excrétion urinaire difficile. Le pus fourni par la cuisse est noir, fétide, mêlé de caillots sanguins décomposés. Celui que donne la jambe est floconneux et moins altéré. Au pansement du soir, la secrétion purulente est presque nulle. Respiration difficile. (Limonade vineuse, potion ut suprà.)

Le 2, coma continuel; mort dans la nuit.

Nécropsie le 3 février, 10 heures du matin:

Le genou gauche est dans la demi-flexion; les plaies produites par les incisions, sont béantes. En prenant pour guide celle qui est placée près du bord interne de la rotule, les premiers coups de scalpel font découvrir un fragment d'aiguille implanté dans la partie inférieure du bord interne de la rotule. Il avait pénétré par le chas dans une profondeur de trois lignes; le trajet qu'il avait parcouru dans l'os, était carié. Cavité articulaire remplie d'un pus noirâtre et floconneux : ligaments croisés détruits; surfaces osseuses, grisâtres, rugueuses et sans cartilage; fibro-cartilages, libres et nageant dans le pus. Deux ouvertures font communiquer le foyer purulent de la cuisse et de la jambe avec le grand cul-de-sac formé par la synoviale au-dessous du triceps. Un vaste clapier entoure le

fémur et l'isóle des parties molles dans ses trois quarts
inférieurs.

Les recherches faites dans les veines n'y font découvrir aucune trace d'inflammation.

Poitrine. — Les deux poumons sont adhérens aux côtes par d'anciennes pseudo-membranes; le gauche est hépatisé dans une grande partie de son étendue, et parsemé de petits foyers purulents.

Abdomen. — Tous les viscères ont été examinés avec soin, et n'ont rien offert de particulier.

Piqûre au doigt annulaire de la main droite, suivie de gangrène momifique. — Arnaudin, Marie, de Sallebœuf (Gironde), âgée de trente-sept ans, était occupée le 7 septembre 1838, à panser une femme affectée d'une gangrène des membres inférieurs, lorsqu'elle se piqua avec une épingle au doigt annulaire droit, au niveau de la face antérieure de l'articulation phalango-phalanginienne. Le surlendemain, douleur et tuméfaction de la partie lésée. Le 17 septembre, jour de l'admission de la malàde à l'Hôtel-Dieu-Saint-André, il existe un gonflement inflammatoire de la portion phalangienne des trois derniers doigts de la main droite, s'étendant au pli de l'articulation phalango-phalanginienne. Abcession en quelques endroits; mais ce qui frappe le plus notre attention, c'est la couleur noirâtre des deux dernières phalanges de l'annulaire. (Cataplasmes).

Le 19 septembre, quelques coups de ciseaux dépouillent les deux dernières phalanges de l'annulaire de leur étui épidermique avec l'ongle qui lui appar-

tient : dès-lors, on voit à nu un cylindre noir, rac-
corni, ridé, insensible, sonore comme du bois à la percussion, et contrastant par sa réduction momifique de
volume, avec le gonflement inflammatoire de la région
phalangienne, sur laquelle il est maintenu en flexion
presqu'à angle droit. Les artères de l'avant-bras, bat-
tent comme à l'ordinaire. (Manuluves; cataplasmes.)

Le 30, il s'est formé un sillon large et profond, à
bourgeons très-développés, séparant la portion mor-
tifiée de la vivante. On y voit en progrès d'exfoliation,
la portion correspondante des tendons fléchisseurs et
extenseur de ce doigt. Du cercle inflammatoire d'élimination, partent des douleurs qui s'étendent jusqu'au
coude.

Le 5 octobre, la portion dénudée du tendon extenseur a disparu ; l'exfoliation des deux tendons fléchisseurs, dont l'invagination réciproque est appréciable
à l'œil, fait des progrès.

Le 8, les tendons fléchisseurs ont abandonné leur
gaîne et sous-tendent, en forme de *corde,* la première
phalange.

Le 16, céphalalgie violente accompagnée de fièvre;
toute la main est rouge, tuméfiée, et le siège d'une douleur brûlante, qui s'étend le long du bras jusqu'à l'aisselle : des lignes rougeâtres y dessinent le trajet des
vaisseaux lymphatiques. (Saignée.)

Le 18, céphalalgie moindre ; diminution de la douleur du bras ; les traînées rougeâtres des vaisseaux
lymphatiques ne s'y observent plus ; ponction d'un
petit abcès superficiel de la paume de la main.

Le 20, il n'y a plus de tuméfaction à la main. La corde tendineuse, déjà indiquée, est en quelque sorte macérée : on la retranche à coup de ciseaux.

Le 24, les parties envahies par la gangrène momifique, sont enlevées par une amputation dans l'articuculation phalango-phalanginienne.

Peu de temps après, la malade demande à sortir de l'Hôpital. La cicatrisation de la plaie, qui n'a pu être réunie par première intention, n'était pas encore complète.

Le quatrième cas de plaie par instrument piquant s'est rencontré chez le nommé Kirch (François), de Fontenay (Vendée), âgé de trente-trois ans, cordonnier, admis à l'Hôtel-Dieu, le 4 septembre 1838, pour une blessure qu'il s'était faite sous le côté externe du pied gauche, en marchant par mégarde sur la pointe d'une alène. La partie était tuméfiée et rougeâtre : au troisième jour, elle a pris un aspect gangréneux ; bientôt des escarres se sont formées, et ont laissé à nu, par leur chute, les tendons de presque toute la moitié externe du pied. La flaccidité et la mauvaise coloration des chairs, l'embonpoint bouffi de l'individu, ont dû faire rattacher l'invasion de cette gangrène à une cachexie qui a été combattue par les toniques et par les amers. Plus tard, un abcès s'est formé au côté externe de la jambe, et a été évacué par la ponction. Le 15 septembre, le foyer de pus à la jambe était épuisé ; les tendons du côté externe du pied avaient été, en quelque sorte, fondus par la suppuration, et des bourgeons charnus de mauvais aspect s'étaient développés à leur place. Il fallut, pour en avoir justice, recourir au cautère actuel, le 12 octobre, et dès–lors la cicatrisation s'est effectuée sans entraves, mais lentement.

2° *Plaies par instrument tranchant.* — Les deux plaies de ce genre que nous avons observées avaient leur siége au cou, et étaient le résultat du suicide.

M.***, (du Cantal), décrotteur, âgé de cinquante-six ans, se trouvant dans l'impossibilité de payer son aubergiste, s'arme d'un couteau de table, le 15 août 1838, et se fait au cou une plaie transversale d'environ quatre pouces, au niveau de l'espace hyo-thyroïdien. Avant de rapprocher la plaie par des points de suture, je constate que, par un bonheur assez rare, la membrane hyothyroïdienne est restée intacte; aucun vaisseau ne fournit du sang. Le pansement achevé, le malade est taciturne, et par moments ses yeux sont égarés. Il est indocile aux soins qu'on lui prodigue. Le lendemain, 16 août, une saignée du bras de dix onces amène un peu de calme. Le 18, le malade continue de manifester des signes de dérangement dans les idées. Nouvelle saignée. Dès le même soir, prostration et assoupissement bientôt suivi de délire. Le pouls est agité. Le 19, stupeur, pouls fréquent; respiration accélérée et un peu râlante. (Huit sangsues de chaque côté du cou; lavement purgatif.) Le malade succombe dans la nuit.

A la nécropsie, nous trouvons beaucoup de sérosité sanguinolente entre les deux feuillets de l'arachnoïde cérébrale. Sur le lobe antérieur de l'un et l'autre hémisphère, existe un caillot sanguin de l'étendue d'une pièce de cinq francs, situé entre la pie-mère et l'arach-

noïde. Injection vasculaire très-prononcée de toute la
surface interne de l'arachnoïde cérébrale, avec léger
épaississement. Pie–mère très–injectée, surtout au niveau des circonvolutions où se rencontrent çà et là de
petits caillots. Ventricules cérébraux pleins de sérosité
sanguinolente. Les autres cavités du corps n'ont présenté rien de remarquable.

T***, âgé de trente–quatre ans, attaché à une administration dans laquelle on l'accusait d'avoir com-
mis des abus de confiance, s'abandonne à un violent
chagrin, et veut se donner la mort. Le 19 août 1838,
il se coupe la gorge avec un rasoir, et un instant après
il se précipite dans un puits, d'où on le retire sans connaissance pour le transporter à l'Hôtel–Dieu–Saint–
André. Soumis à notre inspection, il est froid et d'une
pâleur extrême ; le pouls est petit ; la plaie a trois
pouces et demi de longueur, et a séparé l'os hyoïde du
cartilage thyroïde : le bord supérieur de celui–ci offre
quelques découpures incomplètes dans le sens transversal. Malgré tous les moyens d'usage tentés pour ra-
nimer la vie, elle s'éteint au bout d'une heure.

Rien n'est plus triste que cette multiplicité de suicides, qui a éveillé de nos jours, à si juste titre, l'attention des moralistes. Qu'il me soit permis de rappeler
ici un troisième exemple, naguère offert à mon observation. C'est celui de M. G***, âgé de quarante–six ans,
qui, réduit au désespoir par le mauvais état de ses af-
faires, monte dans un fiacre, et se blesse à la gorge de
plusieurs coups d'un instrument tranchant. Arrivé à
la destination qui lui avait été indiquée, le cocher ne

trouve dans le fiacre qu'un corps pâle, baigné dans son sang, et presqu'inanimé. On transporte M. G*** à l'Hôtel-Dieu-Saint-André, le 10 avril 1839, à onze heures du soir, où il est soumis aussitôt à mes soins. J'aperçois au milieu du cou une plaie largement béante et transversale, ayant pour limites les bords antérieurs des deux sterno-mastoïdiens. Derrière la lèvre supérieure de la solution de continuité, se cache l'anneau cricoïdien, fendu verticalement dans la ligne médiane. En plongeant les regards en-dessous de la lèvre inférieure, on remarque le premier anneau de la trachée-artère, tiré fortement en bas du cou, en sorte qu'il existe un espace très-considérable entre celui-ci et le cartilage cricoïde. Le malade respire avec la plus grande difficulté; à chaque instant il est menacé de suffocation. Les boissons qu'il réclame avec la plus vive instance sortent presqu'en entier par la plaie, qui ne fournit, du reste, aucune hémorrhagie. J'essaie de réunir, par un point de suture, le cartilage cricoïde au premier cerceau trachéal, manœuvre qui m'a réussi dans d'autres circonstances ; mais je trouve un obstacle invincible dans la mobilité exagérée du cartilage cricoïde, qui ne fournit aucun appui solide de suspension en raison de sa coupure médiane, et surtout à cause de sa séparation complète du cartilage thyroïde qui remontait très-haut, entraîné par l'action des muscles sus-hyoïdiens. Je me contente de réunir les bords de la plaie par trois points de suture assez espacés, pour ne pas gêner l'entrée et la sortie de l'air respiratoire : un bandage approprié maintient la tête fléchie; il est dérangé dans la nuit, par suite de l'agitation du malade, qui ne respire qu'avec la plus grande difficulté; à chaque mouvement inspiratoire, le tube trachéal s'enfonce profondément au bas du cou. Les seuls mots qu'il a prononcés une fois et à voix très-basse sont ceux-ci : *je ne peux respirer*. Dans la matinée du 11 avril, l'anxiété du malade est extrême; il se livre aux plus grandes angoisses aussitôt que je m'éloigne de son lit ; mort à dix heures du matin.

A la nécropsie, j'ai vérifié les dispositions ci-dessus indiquées. Le cartilage cricoïde, divisé en deux moitiés, n'était retenu à sa place que par des liens musculaires, et avait été complètement isolé du cartilage thyroïde, et du premier anneau de la trachée.

On ne saurait être étonné de la fin funeste des trois individus qui viennent d'être mentionnés, si l'on fait attention aux circonstances qui ont accompagné les plaies du larynx chez les deux premiers, et aux profondes lésions du tube laryngo-trachéal chez le troisième. Il paraît évident que la méningo-encéphalite de l'un, et la chute de l'autre dans un puits, ont été la cause la plus active, sinon unique de la mort, puisque tous deux ne présentaient, dans l'espace laryngo-hyoïdien, que des plaies très-peu graves par elles-mêmes. Ce n'est pas la première fois que j'ai observé une complication d'arachnitis ou de méningo-encéphalite chez les suicides : mes années d'étude et d'internat dans les Hôpitaux d'autres grandes villes, m'ont permis, depuis longtemps de faire de pareilles remarques. Les chagrins profonds et cuisants qui précèdent le plus souvent la tentative de se détruire, sont bien suffisants pour amener une altération morbide, sourde ou aiguë des organes encéphaliques, et avec elle des troubles intellectuels correspondants. Quelle sagacité ne faudrait-il pas avoir pour démêler les mystérieux changements survenus dans les idées des malheureux qui dirigent contre eux-mêmes une main furieuse, et qui deviennent ainsi subjugués par un nouveau monde idéal, peut-être plus dignes de pitié que de blâme ? Qu'il y a loin du calme stoïque de celui qui attente à ses jours après mûre réflexion, au désespoir soudain ou au vertige éblouissant qui arme celui-ci d'un instrument meurtrier, et à l'égarement progressif des idées qui pousse celui-là à sa propre destruction. Contentons-nous ici de reconnaître que, souvent, la méningite ou méningoencéphalite joue le plus grand rôle dans les déterminations coupables qui nous occupent, et devient, par la suite, le plus grand obstacle à la guérison des blessés qui se sont trompés dans l'exécution de leurs sinistres projets. Il est, en effet, des préjugés en quelque sorte providentiels, qui dérobent un grand nombre d'individus au dénouement fatal pour lequel ils se sont armés. La décharge d'un pistolet dans la bouche pour atteindre le cerveau, les blessures au cou pour *couper le sifflet,* sont inspirées par des erreurs vulgaires qui ont sauvé et sauveront encore beaucoup de personnes, heureusement dépourvues du sang-froid éclairé d'un lord Castlereagh. J'ai eu fréquemment l'occasion de regarder, comme précieuses, de pareilles erreurs. J'ai vu des suicides, même lorsqu'ils étaient horriblement défigurés ou mutilés, revenir à l'amour de l'existence et de leurs devoirs sociaux. Il n'y a pas longtemps qu'un ouvrier mineur fut reçu à l'Hôtel-Dieu-Saint-André pour un coup de feu qu'il s'était tiré dans la bouche au cimetière de la Chartreuse. L'os maxillaire inférieur avait été fracassé, et les parties molles formant l'enceinte de la bouche, étaient dans un délabrement tel qu'il semblait impossible de recomposer un revêtement au squelette de la bouche, et encore moins de refaire l'ouverture de celle-ci. Cependant je me mis à l'œuvre, aidé par M. Rousset, élève interne, plein de zèle et d'intelligence. En rassemblant un à un par des points de suture des lambeaux épars et pendants, je vis peu à peu se restaurer des formes qui semblaient perdues à jamais. Les résultats que me donnaient toutes les parties successives de mon travail opératoire, m'inspiraient une satisfaction que le malade recueillait avidement, et avec une visible reconnaissance. Je me propose de revenir, dans une autre occasion, sur ce fait, remarquable à beaucoup d'égards.

Chez le troisième malade, dont l'histoire a été ci-dessus mentionnée, la mort a eu lieu sans que l'on pût accuser évidemment autre chose que la lésion elle-même du tube aérien; mais elle était si complexe et si profonde, qu'elle a dû d'abord entraîner de grandes difficultés à l'accomplissement de la respiration, et finir par l'interrompre tout à fait. A part les cas de ce genre, et abstraction faite du danger des lésions artérielles, si l'on n'était pas appelé assez à temps pour y rémédier, on aura toujours de grandes chances de salut si la section du conduit laryngo-trachéal est incomplète. Tel était le cas de ce chapelier, qui se porta un coup transversal à la partie inférieure du cou, avec un couteau de table fraîchement aiguisé. On l'avait trouvé évanoui et baigné dans son sang. J'eus le bonheur de lui sauver la vie, et il m'a souvent, depuis lors, témoigné sa gratitude. J'ai consigné les détails de ce fait dans le *Bulletin médical du midi*, *numéro de juillet* 1838. S'il s'agissait même d'une division complète opérée dans un point du tube respiratoire, je n'abandonnerais pas encore tout espoir, surtout s'il m'était possible, comme il m'est arrivé quelquefois, d'affronter les deux bouts par des points de suture.

3o *Plaies par contusions.* — Nous en avons observé à la lèvre supérieure par suite d'une chute sur le pavé ; à la région zygomato-orbitaire gauche chez un cocher qui était tombé du haut de son siége; à l'avant-bras gauche chez un individu qui avait été fortement serré entre deux portes. Ces trois plaies, accompagnées de perte de substance, ont guéri parfaitement. Le succès a également couronné nos soins chez une jeune fille, atteinte à la joue et à l'épaule droite d'un coup de fusil chargé à plomb, imprudemment dirigé sur elle par un enfant. Une multitude de grains de plomb, logés sous les téguments, furent énucléés par une petite incision ; il en fut extrait de la même manière sous la muqueuse buccale. Quelques-uns ont été nécessairement abandonnés dans l'épaisseur des muscles grand pectoral et deltoïde.

Une plaie énorme par *déchirure* a nécessité l'amputation du bras. En voici l'historique :

Lhareng, Charles, de Bordeaux, âgé de quatorze ans, eut le malheur de se laisser prendre l'avant-bras gauche dans l'engrenage d'une machine à peigner les crins, le 24 octobre 1838. Il est transporté le même jour, à onze heures du matin, à l'Hôtel-Dieu-Saint-André. Une large dénudation spiroïde commence à la moitié interne du coude gauche, se prolonge en diagonale sur la face antérieure de l'avant-bras qu'elle contourne au-dessus de son cinquième inférieur pour gagner obliquement la moitié supérieure de la face dorsale de la main. Sur toute la longueur du côté externe de la dénudation à l'avant-bras, et sur le prolongement de ce côté derrière le poignet, serpente le rebord du lambeau tégumentaire, découpé en larges dentelures, dessinant exactement la forme des dents de l'engrenage qui l'ont décollé. Les muscles sont contus et déchirés dans plusieurs points, mais superficiellement. Les artères humérale, radiale et cubitale, sont à découvert, et le toucher immédiat les trouve dépourvues de pulsation : aucun vaisseau ne donne du sang. Malgré l'étendue considérable de ces désordres, le malade jouit d'une tranquillité parfaite ; il répond avec intelligence et promptitude aux diverses questions qu'on lui adresse : on le dirait en quelque sorte étranger à son mal. L'amputation immédiate est proposée, mais on est obligé à regret de la différer au lendemain (parce que les parents s'y opposent) et jusqu'à ce que le père absent ait donné son avis. Des compresses trempées dans l'eau froide sont placées sur la plaie, et souvent arrosées à cause du calorique qui s'est maintenu dans l'avant-bras. Vers huit heures du soir, le bras devient le siége d'une douleur et d'un gonflement peu considérables avec légère réaction fébrile. Toute la nuit deux élèves internes sont chargés de garder à vue le malade pour agir ou m'avertir, en cas d'hémorrhagie. Le malade a bien dormi.

Le lendemain au matin (25 octobre), M. Chaumet, chirurgien en chef, pratique l'amputation vers le milieu du bras. La peau et les chairs ont été coupées du premier coup de couteau, d'après la méthode préconisée par Dupuytren et Lallemand, de Montpellier. Après la ligature des artères humérale et collatérale externe, les lèvres de la plaie sont réunies par des points de suture. (Potion avec une once sirop d'acétate de morphine.) Dans l'examen de la partie retranchée, nous avons reconnu qu'une lame osseuse avait été détachée près de la tubérosité interne de l'humérus, et qu'un caillot oblitérait la fin de l'humérale déchirée dans cet endroit, en se continuant ensuite dans l'origine des artères radiale et cubitale.

Le 27, le malade, qui, jusqu'à ce moment, avait été dans un calme parfait, est pris vers trois heures de l'après-midi, d'un violent accès de fièvre. La période du froid dure une heure et est suivie d'une vive chaleur, d'une rougeur très-prononcée de la face et d'une abondante diaphorèse.

Le 28, l'accès se renouvelle à la même heure, et avec la même violence. Le matin, il y avait eu apyrexie complète. La langue est couverte d'un léger enduit blanchâtre. Le soir, le malade paraît accablé. (Potion avec huit grains sulfate de quinine).

Le 29, levée du premier appareil. La plaie fournit une suppuration abondante : les bords n'ont pas contracté d'adhésion. Réapparition de l'accès fébrile à la même heure ; le malade croit devoir l'attribuer à ce qu'on a ouvert une croisée voisine de son lit, et à ce qu'il a été ainsi refroidi. La teinte ictérique se prononce. La langue reste blanchâtre ; soif continuelle. (Potion *ut suprà*).

Le 30, la fièvre a pris le type continu. Teinte ictérique très-prononcée ; peau sèche, d'une température ardente, surtout au ventre. Le malade a conservé son intelligence, mais il est presque toujours assoupi ; il pousse de cris plaintifs, incessants, et, lorsqu'on lui demande où il souffre, il répond que c'est partout. Le poids de son corps le fait souvent enfoncer vers le bas du lit.

Le 31, respiration accélérée, plaintes continuelles ; pouls fréquent et mou ; deux selles liquides (potion *ut suprà ;* limonade vineuse).

Le 1er novembre, mort à midi. Quelques heures avant, la teinte jaune est devenue des plus marquées.

Nécropsie le 2 novembre, dix heures du soir.

Moignon. — Les muscles qui entourent le bout de l'humérus sont baignés dans un pus fétide, jusqu'à trois pouces au-dessus. Plus haut, les muscles sont creusés par des foyers de pus d'une belle couleur jaune, et tendant à l'état concret. Le deltoïde est parsemé d'une grande quantité de pareils foyers contrastant avec la couleur rutilante des fibres qui les recèlent, et avec l'état grisâtre de la plaie du moignon. La veine céphalique a été trouvée remplie d'un pus grisâtre dans toute sa longueur. L'humérus est couvert d'un périoste épaissi, et décollé en étui depuis la plaie du moignon jusqu'à l'articulation scapulo-humérale, remplie elle-même de matière purulente. Le cartilage d'incrustation de la tête humérale est ramolli, et soulevé dans un point de sa périphérie par le pus qui a décollé le périoste.

Poitrine. — Le poumon droit, et la surface interne des côtes correspondantes, sont tapissées par une fausse membrane de couleur jaune, comme le pus qui est en collection dans la cavité pleurale. La surface de l'organe pulmonaire, dépouillé de la pseudo-membrane, est rouge; les coupes, faites dans une couche mince de la périphérie, font découvrir de nombreux foyers de pus à divers états de consistance, et de dimensions diverses. Le poumon gauche contient une moindre quantité de ces petits foyers, et de ces hépatisations jaunes circonscrites. Le cœur et le péricarde sont dans l'état naturel.

Abdomen. — Tous les viscères sont examinés, et n'offrent rien digne d'être noté. Le crâne n'a pas été ouvert.

Les brûlures, les cautérisations, les distensions, les ruptures, qui complètent ce que j'embrasse sous l'appellation commune de *traumatismes,* n'ont rien offert d'assez intéressant pour leur consacrer un article particulier.

PHLEGMONS.

Nous avons à mentionner deux faits remarquables
sous le rapport du siége qu'occupait le phlegmon et
de l'obscurité des causes qui ont pu lui donner naissance.

Grillet (Pierre), laboureur, âgé de vingt-six ans,
est admis à l'Hôtel-Dieu Saint-André, le 15 août
1838. Sujet à des coliques depuis un mois, il nous
montre à la fosse iliaque droite une tumeur phlegmoneuse, dont la première apparition remonte à quinze
jours. C'est un empâtement dur, profond, d'une étendue circulaire assez grande, surmonté par un hémisphère de la saillie du poing, fortement injecté, et
où l'on peut percevoir déjà de la fluctuation.

Il y a quatre jours que le malade n'a rendu aucune
selle ; un lavement purgatif ne produit aucun effet.
Pendant les trois jours suivans, on réitère l'administration de deux onces huile de ricin, en ajoutant
à la dernière potion une goutte d'huile de crotontiglium. Aucune selle n'apparaît.

Le 20 août, nous apprenons que la tumeur phlegmoneuse s'est ouverte spontanément pendant la nuit ;
une petite ouverture, placée au centre du foyer, donne
issue à un liquide purulent exhalant une odeur fécale. Deux selles abondantes sont rendues dans la
journée, composées d'un liquide jaune, mêlé à des
portions durcies d'excrémens. — 21 août. La tumeur
est presque complètement affaissée. Un pus abondant

et toujours fétide s'écoule par l'ouverture signalée. Soulagement très-marqué. — 22. L'empâtement profond a disparu presque en totalité. — 27. L'ouverture de l'abcès ne fournit que quelques gouttes de pus ; les selles n'ont cessé d'être régulières ; aucune réaction fébrile ne s'est manifestée. Le malade sort de l'hôpital.

Jean Amade, vigneron, âgé de trente ans, portait depuis cinq jours à la fosse iliaque gauche, dans la région du cordon spermatique, un phlegmon profond, lorsqu'il est reçu à l'hôpital Saint-André, le 22 septembre 1838. Le pouls était vif et fréquent, la langue blanche et un peu rouge sur les bords, les principaux traits de la face colorés d'une légère teinte jaune. Une saignée au bras fut pratiquée. Le lendemain, application de dix sangsues et de cataplasmes sur la tumeur. La ponction, opérée le 26 septembre, fit sortir une grande quantité de pus, et deux jours plus tard de longues mèches jaunes d'un tissu cellulaire tombé en mortification furent extraites. Le 10 octobre la cicatrisation du foyer était accomplie ; aucun dérangement dans les selles n'avait été remarqué.

Le premier fait rentre évidemment dans la catégorie des abcès de la fosse iliaque droite, sur lesquels Dupuytren a appelé l'attention. Les coliques et la constipation qui avaient précédé et accompagné l'inflammation phlegmoneuse, le siége de cette dernière et la dureté profonde qui lui servait de base, avaient éveillé nos soupçons sur une corrélation pos-

sible avec une altération de la portion iléo-cœcale
de l'intestin. Ces présomptions ont'été confirmées
par la restitution et par la couleur des selles aussitôt que l'évacuation spontanée de la tumeur s'est
effectuée, ainsi que par la nature du pus qui s'est
écoulé. Il est probable que l'abcès s'est ouvert à la
fois à la peau et dans l'intestin, et nous avons cru
nous conformer aux lois d'une sage prudence en
nous abstenant de prime-abord du bistouri, malgré
la maturité de la collection. Dupuytren a donné de
judicieuses raisons pour expliquer comment, en pareil cas, les matières fécales ne s'épanchent pas dans
le foyer de l'abcès. La pression incessante des parois de l'abdomen empêche le vide à la faveur duquel ces matières pourraient s'y introduire, tandis
que d'une autre part l'obliquité et la position élevée
de l'ouverture extérieure ne leur permet pas d'abandonner facilement la partie la plus déclive du foyer
reposant sur la fosse iliaque. La disposition du péritoine, par rapport au cœcum et à l'*S* iliaque du colon, fait encore comprendre les différences d'issues
que l'on remarque pour les abcès de la fosse iliaque gauche, et la facilité du pus à s'échapper alors
vers l'anneau inguinal, comme nous l'avons observé
chez le second malade.

L'étiologie de ces sortes d'abcès, avons-nous dit
en commençant, est fort conjecturale. Si le rétrécissement qu'éprouve le cœcum, à son point d'union
avec l'intestin grêle, favorise la conglomération de
corps étrangers susceptibles de devenir une cause dé-

terminante de phlegmon , l'uniformité du volume
de la portion sigmoïde du colon se refuse à une pareille interprétation. Du reste, il faut l'avouer , le
plus grand nombre de phlegmons que nous observons dans les salles de chirurgie ont une origine
non moins obscure. On est obligé souvent d'inve-
quer une cause interne dont la nature nous échappe,
présidant au développement de l'inflammation phlegmoneuse qui lui sert en quelque sorte d'instrument
et de crise. Je citerai entre autres exemples celui du
nommé Pinton , de Langon , âgé de vingt-neuf ans ,
qui se présenta à l'Hôpital le 26 août 1838 , avec
un phlegmon volumineux survenu spontanément à
la fesse gauche. Depuis huit ans, quatre abcès s'é-
taient manifestés de la même manière à cette région,
et deux autres à l'aisselle gauche et aux parties gé-
nitales. Une remarque que nous avons faite à l'occasion de ces phlegmons spontanés , c'est qu'il ne
faut pas se presser de les ouvrir au premier indice
de fluctuation , comme le font certains chirurgiens
routiniers. Avant de recourir au bistouri , il est bon
d'attendre que la fluxion inflammatoire ait appelé au
centre du foyer les produits dont l'organisme a besoin de se débarrasser. Le tact chirurgical garantira
en même temps d'une trop longue expectation et
des inconvéniens qu'elle pourrait entraîner. C'est ici
encore que les moyens d'obtenir la résolution échouent
le plus souvent , et ne sont pas toujours exempts de
dangers s'ils viennent à réussir : dissemblance frap-
pante avec les phlegmons traumatiques que nous

voyons souvent se dissiper, soit à l'aide d'une application de sangsues, soit avec le secours des réfrigérans, lors même que la fluctuation a commencé à devenir sensible.

Dans tous les abcès que nous avons vu succéder à une inflammation franche, à ce que quelques écrivains ont appelé *inflammatio genuina*, il a été commun d'observer, autour du point central où le pus était ou devait être sécrété, une atmosphère celluleuse remplie d'une matière couenneuse et plastique. Cet engorgement plastique existait au plus haut degré chez le nommé Jean Bracassat, terrassier, âgé de cinquante-quatre ans, admis à l'hôpital le 10 août 1838, pour un gonflement considérable de toute la main droite, datant de quinze jours. L'épiderme était soulevé par d'assez nombreuses phlyctènes; le tissu cellulaire sous-cutané était très-dur et incompressible. Les doigts recourbés dans le sens de la flexion étaient durs et tuméfiés comme tout le reste de la main. Treize jours s'écoulent sans une modification apparente des phénomènes, malgré l'usage des maniluves avec l'eau simple et plus tard avec l'eau-de-vie camphrée. On dirait un épanchement plastique, en quelque sorte, solidifié dans les mailles celluleuses. Enfin, le 23 août, une fluctuation se fait apercevoir à la région dorsale de la main, et la ponction fait écouler une grande quantité de pus jaune et bien lié. Au 1er septembre le pus avait tari, les doigts avaient perdu de leur volume et de leur dureté. Huit jours plus tard on substitua aux maniluves une compression méthodique qui acheva la guérison, en activant l'absorption de la matière organisable épanchée. Je ne puis admettre en pareil cas avec les anciens une action dissolvante du pus sur ce qu'ils appelaient les callosités des parois du foyer, bien que cette idée ait été adoptée par David, dans son mémoire couronné par l'Académie royale de chirurgie.

Pour que les choses se passent ainsi que nous venons de les décrire, l'inflammation phlegmoneuse doit être par sa nature éminemment plastique. Mais dans des cas nombreux, l'économie animale n'a qu'une faible tendance à doter ses produits de ce degré de plasticité qui les rend propres à servir de barrière au foyer de l'abcès. Sur les limites apparentes de celui-ci, on reconnaît une infiltration de pus mélangée à du serum sanguinolent, et dans la partie la plus excentrique une sérosité pure, constituant une sorte d'œdème aigu. Cette absence de circonscription se rencontre surtout dans les phlegmons dits diffus, à cause de la facilité de leurs envahissemens lointains. Nous avons eu un exemple de cette dernière espèce chez un Espagnol qui fut transféré des salles des fiévreux aux blessés, au mois de décembre 1838.

De vastes collections avaient envahi successivement la cuisse droite, la cuisse gauche et l'avant-bras du même côté. Dans cette dernière région la pression de la face postérieure faisait fluer en abondance le pus par une ouverture pratiquée sur la face antérieure. Cette communication directe était due à une destruction partielle du ligament inter-osseux, ainsi que le fit constater la nécropsie.

ULCÈRES.

Toutes les espèces d'ulcères ont été, comme à l'ordinaire, observées dans la salle qui leur a été consacrée. Je ne reviendrai pas sur ce que j'ai dit dans un précédent compte-rendu, sur l'efficacité constante de la compression au moyen des bandelettes agglutinatives pour le traitement des ulcères simples, calleux, variqueux. Sous l'influence de cette méthode, les trois quarts de nos malades ont été guéris après un laps de temps en rapport avec l'ancienneté et les dimensions de la solution de continuité. Je me contenterai de mentionner quelques cas appartenant au genre des ulcères dits atoniques, où l'emploi des bandelettes a échoué. L'un nous a été offert par une jeune Polonaise, nommée Miranowitz. Elle portait à la partie supérieure et externe de la jambe droite un ulcère de la grandeur d'un écu de six livres, à granulations pâles, molles, serrées, et facilement saignantes. Les émolliens, le cérat de Saturne, les bandelettes de toile-Dieu n'avaient produit aucun résultat. Enfin vint le tour des applications d'une solution de vingt grains sulfate de zinc dans quatre onces d'eau. Dès ce moment la cicatrisation se fit rapidement. Une autre jeune fille, Jeanne Belloc, qui portait sur le moignon de sa jambe amputée une ulcération extrèmement opiniâtre, a dû aux mêmes moyens

sa guérison après une foule de cautérisations inutiles.
Une troisième malade, affectée de chorée et en même
temps d'un ulcère arrondi à la jambe, dont les granulations pâles et blafardes avaient résisté à un grand
nombre de médications, n'a été délivrée que par
l'application de deux fragmens de potasse caustique
aux deux extrémités du diamètre vertical de l'ulcère,
qui a pris ainsi, lors de la chute des escarres, une
forme allongée éminemment propre à la cicatrisation. Enfin un quatrième malade, cuisinier d'un
des premiers magistrats de Bordeaux, portait sur
les deux jambes des ulcères larges, à bourgeons
rouge-clairs, demi-transparens, pour nous servir de
l'expression d'Everard Home, et d'un tissu très-
serré. Ces bourgeons, après avoir comblé le fond de
l'ulcère et dépassé le niveau des tégumens environnans, étaient restés stationnaires et incapables de
fournir les frais de la cicatrisation, malgré les sti-
mulations avec des astringens et des caustiques soli-
dés ou liquides de toute espèce. La compression
avait également échoué, et déjà huit mois s'étaient
écoulés en vaines tentatives, lorsque M. Chaumet,
chirurgien en chef, eut l'idée de faire usage du
cautère actuel. A dater de ce moment, des bourgeons de bonne nature s'élevèrent et donnèrent lieu
à une solide cicatrice. Il est à noter que la constitution lymphatique de l'individu, qu'on avait soumis depuis long-temps à l'administration du quinquina à l'intérieur, et la tension extrême de la peau
mince et lisse environnant les ulcères, n'avaient pas

peu contribué jusqu'alors à enrayer le travail réparateur. La peau présente quelquefois , lorsqu'elle
est très-fine et d'une très-faible épaisseur , une pré-
disposition des plus fâcheuses à l'ulcération. C'est
ce que j'ai observé au plus haut degré chez une vieille
femme, dont la peau des coudes et du talon se ra-
mollissait par le simple décubitus dorsal , et donnait
lieu à de larges plaques ulcérées, sans complication.
d'escarres. Dans le décubitus abdominal, c'était la
peau des rotules qui devenait le siége des mêmes
phénomènes. Je la désignai aux élèves comme un
exemple de diathèse ulcérative , prenant sa source
dans des conditions particulières des tégumens.

La puissance du cautère actuel s'est encore révélée
à l'occasion d'un ulcère qui se reproduisait sans cesse
au moyen de nombreuses pustules dartroïdes. Solution de continuité et pustules ont été détruites d'une
manière définitive par le feu. Il en a été de même
pour deux cas d'ulcères gangréneux , parfaitement
circulaires, l'un situé à la joue droite, qu'il avait
perforée dans le centre , l'autre à la face interne de la
jambe gauche. Tous deux avaient débuté par des
ecchymoses , tous deux avaient succédé à des fièvres
intermittentes contractées dans les Landes , et qui
avaient laissé après elles un état cachectique de la
constitution, la bouffissure et la pâleur terreuse de la
face , ainsi qu'un engorgement considérable de la
rate. Ces désordres eussent été effrayans sans l'intervention énergique du cautère actuel , qui arrêta les
progrès rapides de l'érosion. Des bourgeons vascu-

laires de bon aspect remplacèrent la couenne noirâtre fétide qui creusait et dévorait les tissus, et donnèrent lieu à une bonne cicatrice. Quelques feuillets
nécrosés de la surface du tibia, que n'avait pas
épargné l'action du principe gangréneux, s'étaient
successivement présentés à la surface des bourgeons.
L'ulcère de la joue resta plus de temps à se combler,
à cause d'une fistule buccale, qui persista au centre,
et finit par céder à des cautérisations répétées avec le
nitrate d'argent. Chez les deux individus, le sulfate
de quinine à haute dose fit merveilleusement justice
de l'engorgement de la rate.

On voit certains ulcères qui, sans être précisément
de nature gangréneuse, ont une grande tendance à
s'accroître circulairement, et se font remarquer par
leur aspect couenneux, verdâtre ou vert foncé. Aucun
topique n'égale alors en efficacité la décoction de noix
de galle, pour une détersion rapide de la surface ulcérée et pour une modification heureuse des bourgeons.
Nous avons eu occasion de reconnaître les bons effets
de cette solution. Ils s'expliquent par la facilité qu'a
le tannin de se combiner avec les parties gélatineuses
et putrescibles.

CANCERS.

Sur vingt et un individus affectés de cancers, onze
seulement ont pu être soumis à des opérations chirurgicales; les autres présentaient des dégradations si
avancées, qu'elles étaient au dessus des ressources de
l'art. Comment se défendre d'avoir le cœur navré, en

voyant ces victimes de leur propre ignorance ou de la cupidité de certains médicastres, n'implorer des secours à l'hôpital que lorsque la face presque entière était ravagée par un cancer, la cavité axillaire corrodée jusque dans ses parois costales, etc., ou lorsque le principe cancéreux avait infecté profondément toute l'économie ?

Une tumeur squirrheuse qu'on avait long-temps prise pour un kyste ordinaire, s'est présentée à la région temporale droite chez le nommé Malbeck, colporteur, âgé de trente-trois ans, entré à l'Hôtel-Dieu le 23 août 1838. Du volume d'une petite pomme, globuleuse, dure, roulant sous le doigt, cette tumeur est cernée, le 28 août, par deux incisions semi-elliptiques, de manière à laisser le centre adhérant à un segment ovoïde de peau. Après l'extraction de la masse que la dissection avait délivrée de ses adhérences étroites avec les tégumens, il est facile de s'assurer qu'il s'agit d'un véritable squirrhe. Deux vaisseaux artériels sont liés ; et les deux lèvres de la plaie, qui a deux pouces d'étendue verticale, sont rapprochées au moyen de bandelettes agglutinatives, de la charpie. Des longuettes, et un bandage circulaire, avec quelques jets verticaux passant sous le menton, complètent l'appareil. Le premier pansement, fait le 1er septembre, nous montre les bords de la plaie dans un contact parfait. Réunion complète le 3 septembre.

Les cancers de la lèvre inférieure n'ont pas été assez étendus pour exiger de grandes tentatives de restauration. Le seul cas qui mérite d'être noté a été offert par Dutilh , cantonnier, âgé de quarante-quatre ans. L'ulcère cancéreux avait envahi, dans une étendue verticale de quatre lignes , la moitié droite de la lèvre inférieure , en laissant intacte presque la moitié du revêtement muqueux en arrière. Une languette indurée , se dessinant sous la muqueuse génienne , dépassait de plus d'un pouce la commissure labiale de ce côté. L'opération a été pratiquée le 22 septembre de la manière suivante : 1° division de la commissure droite , dans l'étendue d'un pouce , avec le bistouri , qui est porté en dessus de la bandelette morbide; 2° la portion altérée de la lèvre inférieure étant tenue avec des pinces , le bistouri dirigé à plat enlève horizontalement la tranche cancéreuse , y compris le prolongement caudal , jusqu'à la rencontre de l'extrémité externe de la première incision; 3° les deux lèvres de la plaie , dans l'étendue correspondante à la section de la commissure , sont assujetties par deux aiguilles en or , en commençant par la plus voisine de l'angle qu'on veut rétablir; on pratique la suture entortillée ; 4° quant à la portion de l'incision qui doit rester libre , le fragment de muqueuse épargné par le cancer est ramené par glissement jusque sur le bord saignant de la peau , et on l'y maintient fixé par deux points de suture en soie fine.

Un gonflement inflammatoire à peine sensible est survenu. Le 26 septembre , l'aiguille externe a été enlevée , et la seconde le lendemain. Partout , la réunion s'était opérée à merveille.

A côté de ces succès, nous avons à enregistrer deux revers qui n'accusent en rien les procédés chirurgicaux mis en pratique.

1° Augereau, terrassier, âgé de soixante-dix ans, entra à l'Hôtel-Dieu Saint-André le 29 août 1838. Il portait à la langue une ulcération cancéreuse occupant le tiers moyen du bord droit de cet organe et le quart environ de sa largeur. Le 4 septembre suivant, pendant qu'un aide tient avec des pinces à disséquer la langue hors de la bouche, un crochet à double érigne est implanté dans la partie carcinomateuse, qu'on enlève avec le bistouri par une section en demi-lune. La plaie reste saignante pendant huit minutes. Au bout de quatre jours, plusieurs tubercules douteux se font sentir dans quelques points de la plaie, qui, du reste, est vermeille; ils sont touchés avec un bouton de feu. Le 16 septembre, la plaie était en voie de cicatrisation, lorsque, tout-à-coup, le malade, qui, jusque là, n'avait présenté qu'une toux fréquente, avec expectoration mucoso-purulente, tombe dans une résolution rapide des forces. Le pouls devient petit, et le soir même du désordre se manifeste dans les idées. Le lendemain, tremulus fort prononcé de tout le corps, face décomposée, peau froide ; mort à huit heures du matin. — A la nécropsie, nous constatons une accumulation considérable de sérosité entre les deux feuillets arachnoïdiens et une dilatation du ventricule latéral gauche. La substance encéphalique est un peu molle. — La plaie de la langue est dans les meilleures conditions. — Le poumon droit, adhérant aux côtes par toute sa surface, est farci de tubercules sous toutes les formes et creusé par des cavernes de toute dimension. Le poumon gauche contient çà et là quelques agglomérations de tubercules crus. — Cœur et péricarde à l'état naturel. — *Abdomen.* Le foie est presque aussi friable que la rate, qui est comme diffluente. Les ganglions mésentériques sont tuméfiés. Des plaques de Peyer, longues, ovoïdes, pâles, peu saillantes, existent tout-à-fait à la fin de l'intestin grêle. Cette dernière circonstance est d'autant plus curieuse, que ces plaques s'observent très-rarement dans les nécropsies, à l'Hôtel-Dieu de Bordeaux. La dothinentérite de M. Bretonneau y est pour ainsi dire inconnue.

2° Debrouse-Latour, aubergiste, âgé de cinquante-deux ans, est admis à l'hôpital Saint-André, le 2 octobre 1838, pour un cancer du pénis. Atteint d'un phymosis congénital, il avait contracté, il y a un an, la blennorrhagie. Il ne s'est aperçu de son mal que depuis trois mois, en découvrant une espèce de crète de coq fendue qui sortait par l'ouverture préputiale. Entre les deux languettes de cette excroissance se trouvait l'orifice de l'urèthre. Aujourd'hui, la verge forme un tronçon terminé par deux branches composées d'un tissu mollasse, rouge, fongoïde, irrégulières. Le méat urinaire s'ouvre sur la branche supérieure. Plusieurs noyaux indurés existent tout-à-fait à la base de la verge.

L'opération est pratiquée le 6 octobre. En raison

des circonstances précitées, on est obligé, pour cerner le mal, de circonscrire par une double incision semi-elliptique la base de la verge, y compris un pouce de la portion attenante du scrotum. Cela fait, pendant que la verge et la peau du pubis sont tirées en sens opposés, l'organe est tranché d'un seul coup très-près de l'arcade pubienne. Après la ligature des vaisseaux dorsaux, caverneux et de la cloison, la petite plaie du scrotum est réunie par un point de suture, et une sonde en gomme élastique n. 9 est mise à demeure dans l'urèthre. Des languettes imbibées d'eau froide et un bandage en T composent l'appareil. Une hémorrhagie abondante se déclare au bout de deux heures, provenant des nombreuses aréoles du tissu caverneux. Après avoir essayé en vain tous les moyens hémostatiques, je ne puis me rendre maître du sang qu'à l'aide du cautère actuel. Le 20 octobre, les escarres ne sont pas tombées encore, la fièvre n'a pas cessé, la langue est devenue sèche et fendillée. Le 22, stupeur, soubresauts des tendons, délire nocturne; mort le lendemain. — A la nécropsie, les organes génito-urinaires gardent les traces d'une très-vive inflammation. L'urèthre et les follicules de la prostate sont pleins de pus. La vessie hypertrophiée a sa tunique interne grisâtre et ramollie. Les autres organes de l'abdomen sont en bon état, ainsi que ceux de la poitrine,

Il est fâcheux que la cautérisation actuelle du pénis ait été indispensable. C'est à elle qu'il faut probablement attribuer l'uréthrite et la cystite violentes qui ont dû contribuer pour beaucoup à la mort du malade.

HERNIES ÉTRANGLÉES.

OBSERVATION 1re — *Hernie inguinale étranglée, côté gauche.* — *Perforation de l'intestin.* — *Péritonite. Mort.*

Créon (Jean), de Bordeaux, âgé de quarante-cinq ans, porte-pièces, d'un tempérament robuste et sanguin, est admis à l'Hôtel-Dieu Saint-André le 1er août 1838, pour une hernie inguinale gauche qui s'était étranglée la veille, à huit heures du matin, sans cause connue. La hernie datait depuis trois ans, et avait été négligée en raison de son petit diamètre. Aujourd'hui la tumeur est volumineuse, oblongue, proéminente, et descend jusqu'à moitié de la poche testiculaire; dure, incompressible, injectée à la surface, elle est très-douloureuse à la pression. Pouls fort et résistant. (Saignée du bras. — Bains de deux heures. — Huit sangsues sur la tumeur. — Huile de ricin, 64 centig.) La constipation, les coliques et les vomissemens d'un liquide vert poracé, manifestés dès le moment de l'étranglement, ne sont pas plus amendés que les symptômes locaux. — Dans la soirée, introduction dans l'urèthre d'une bougie enduite de pommade belladonée. — Onctions avec cette dernière sur la tumeur. — Lavement purgatif. — Insuccès de toutes les manœuvres de taxis, qui sont, du reste, très-douloureuses pour le malade.

Le 2 août au matin, l'opération est pratiquée par M. Chaumet de la manière suivante :

Sur un pli transversal de la peau difficilement obtenu à cause de sa distension, une incision d'environ trois pouces est faite suivant le grand axe de la tumeur. Ses lèvres fortement épaissies dans leur doublure celluleuse, gorgées de liquides inflammatoires, sont inflexibles, ce qui laisse moins de liberté pour la division des divers fascia. La piqûre du sac fait jaillir un liquide comparable à du sang, et dont l'odeur fécale annonce une perforation intestinale. L'agrandissement de l'incision fait en effet reconnaître une ouverture fort petite pratiquée sur l'intestin qui est replié sur lui-même en plusieurs anses, comme flétri, et d'une couleur rose marbrée entremêlée de bandes blanchâtres. Le débridement est opéré ; le doigt peut s'introduire facilement dans le canal inguinal, et reconnaître que l'intestin est libre d'adhérences. Après avoir délibéré un moment si la suture de la plaie intestinale sera pratiquée, afin de permettre la réduction, l'opérateur se décide à laisser l'intestin en place sans prendre aucune précaution pour le fixer. Un linge fenêtré enduit de cérat, un gâteau de charpie, des languettes et le bandage en T composent l'appareil. Deux heures après l'opération, le lit est inondé par un liquide vert semblable en tout à celui que vomit le malade, et provenant de la plaie. Les vomissemens et les coliques ont continué depuis l'opération, de manière à faire craindre la persistance de l'étranglement si l'on n'eût été rassuré sur ce

11

point par l'éruption fécale qui s'est faite par la plaie. — Potion huileuse. — Pendant le reste de la journée, persistance des coliques et des vomissemens, pouls petit, face altérée, aucune sensibilité abdominale au contact. — Soif ardente. — Le malade rejette chaque cuillerée de sa potion aussitôt qu'il l'a prise. — Absence de selles.

3 août. — Même intolérance des boissons. — Continuation des vomissemens d'un liquide verdâtre, des coliques et de la constipation. L'anse intestinale contenue dans la plaie a pris un aspect vert foncé, et n'a laissé échapper aucun liquide depuis hier. (Potion avec sirop de morphine, 60 centigrammes, deux lavemens purgatifs.) Le dernier lavement occasionne des souffrances si fortes qu'on est obligé de lui en donner un troisième avec acétate de morphine, 2 centigrammes. — Eau vineuse pour boisson.

4 août. — Quelques heures de sommeil pendant la nuit. — Pouls petit. — Température abaissée. — Vives douleurs à l'abdomen, surtout à la pression. — Soif ardente. — Les vomissemens ont cessé depuis hier soir. — Absence de selles. (Vingt sangsues à l'abdomen. — Cataplasmes. — Potion calmante.) Dans la soirée, les douleurs abdominales continuent d'être vives, surtout dans le cercle sous-diaphragmatique. Le malade les attribue à des gaz, et se trouve un peu soulagé quand il est assis. — Sueurs froides. — Température très-abaissée; la langue elle-même a perdu son calorique. — Mort à trois heures du matin.

Nécropsie le 5 août, à trois heures de l'après-midi.

Collection séro-purulente peu abondante dans l'abdomen. — Anses intestinales collées l'une à l'autre par de fausses membranes récentes. La portion de l'intestin grêle contenue dans la plaie a contracté quelques adhérences avec l'anneau, qui, du reste, est assez dilaté pour admettre l'indicateur. La portion de l'S iliaque du colon qui avoisine l'anneau inguinal interne est retenue à celui-ci par une adhérence solide de consistance presque charnue, triangulaire lorsqu'on la déploie, et laissant apercevoir des vaisseaux bien distincts, ce qui lui donne une certaine ressemblance avec une portion de mésentère.

2° OBSERVATION. — *Hernie cœcale étranglée par l'anneau inguinal.* — *Opération.* — *Ligature et rescision d'une portion considérable d'épiploon.* — *Excision du sac.* — *Guérison.*

Manouton (Guillaume), âgé de cinquante-quatre ans, marchand d'eau, portait depuis vingt ans une hernie inguinale droite, qu'il contenait d'habitude au moyen d'une espèce de sac en cuir fixé à une ceinture. Dans la soirée du 10 octobre 1838, peu de temps après s'être couché, il est pris tout-à-coup de vomissemens bilieux, et s'aperçoit en même temps qu'il ne peut plus faire rentrer sa hernie dans l'abdomen. Le surlendemain seulement, un médecin est appelé; il essaie en vain le taxis, après avoir fait appliquer des sangsues sur la tumeur.

Reçu à l'hôpital Saint-André le 13 octobre, Manouton nous raconte que les vomissemens survenus
pendant la nuit où l'étranglement s'est manifesté ne
se sont pas renouvelés depuis. Il éprouve de temps
en temps des éructations, et n'a rendu aucune selle
depuis trois jours. La tumeur herniaire a le volume
des deux poings réunis. Elle a envahi le scrotum et
paraît au premier coup-d'œil un énorme hydrocèle ;
elle est assez régulièrement ovoïde, dure, et se termine brusquement au niveau de l'anneau inguinal
par un étranglement circulaire. — Purgatif avec
huile de ricin, 60 centig., et une goutte d'huile de
crotontiglium. — Bain général. — On essaie en vain
de pétrir les matières fécales dont les saillies se dessinent sous le doigt, et l'on est obligé de renoncer
au taxis pour pratiquer l'opération de la manière suivante :

A l'aide d'un pli cutané transversal, on obtient une
incision de trois pouces, qu'on prolonge en haut et
en bas en procédant de la même manière par deux
autres plis. Trois couches successives de fascia sont
piquées et incisées.

Deux artérioles sont liées ; la ponction du sac donne
ensuite issue à un liquide séreux qui sort en grande
quantité aussitôt que l'enveloppe séreuse a été incisée
dans toute son étendue. En même temps que la sérosité, on voit s'échapper au-dehors une masse considérable d'épiploon bosselée et rougeâtre, puis une anse
volumineuse d'intestin dont la forme, les bosselures et
les bandelettes fibreuses intermédiaires font reconnaî-

tre qu'il s'agit du cœcum sorti tout entier avec son appendice et deux lignes de la portion afférente de l'iléon. L'anneau inguinal est débridé avec le bistouri de Cooper en haut et un peu en dedans. Mais le cœcum est si volumineux , contient des matières si dures , qu'il est impossible de lui faire franchir l'orifice. Nouvelle incision qui augmente le débridement de trois lignes, et cette fois la réduction s'opère après de nouvelles mallaxations.

Reste une grande masse d'épiploon qui avait été déjetée provisoirement en dehors de l'intestin. Les fortes bosselures indurées dont il est hérissé paraissent contre-indiquer sa réduction. Une ligature est placée à deux pouces de sa sortie et toute la portion excédante est retranchée avec le bistouri; puis le sac herniaire est excisé circulairement dans une largeur d'un pouce au moyen des ciseaux. Les deux lèvres de la plaie sont rapprochées par des bandelettes agglutinatives, mais d'une manière incomplète , à cause des portions conservées de l'épiploon. Une compresse criblée, un gâteau de charpie , des languettes et un bandage inguinal ont complété l'appareil. Potion purgative et calmante. — Deux selles liquides dans la soirée.

14 octobre. — Le malade a bien dormi. Pouls tranquille. Nulle douleur à l'abdomen. — Potion huileuse.

16 octobre. — Même état satisfaisant. — Une selle. — On procède au pansement. Le scrotum est tuméfié. — Les bords de la plaie sont largement séparés par le pédicule épiploïque.

18 octobre. — Ventre un peu tympanisé, mais sans douleur. — La tuméfaction du scrotum a augmenté. — 8 pilules de 5 centigrammes de calomel. — Une selle liquide.

19 octobre. — Le météorisme continue. — Difficulté d'uriner. — On ne parvient à la vessie qu'avec une grosse sonde, en raison de la forte compression que fait éprouver au canal le gonflement scrotal. (Frictions mercurielles sur l'abdomen.)

20 octobre. — Abdomen plus souple. — Une sonde en gomme élastique est mise à demeure dans l'urèthre. — Apyrexie. — Suppuration louable de la surface de la plaie. (Continuation des frictions mercurielles.)

1er décembre. — La plaie inguinale est toujours fort étendue. — Les bourgeons en sont vermeils. — Les portions mortifiées par la ligature ont été éliminées.

A partir de ce jour, la marche de la plaie n'a été entravée par aucun accident. Les lèvres ont été successivement rapprochées par la formation d'un corps inodulaire. — Le malade est sorti parfaitement guéri.

3ᵉ OBSERVATION. — *Hernie crurale étranglée du côté gauche (entéro-épiplocèle). — Opération. — Réduction incomplète de l'épiploon. — Péritonite. — Mort.*

Larret (Louise), Espagnole, âgée de soixante-sept ans, mère de seize enfans, portait depuis un an une hernie crurale du côté gauche, qu'elle n'avait jamais contenue par un bandage. Dans la matinée du 11 novembre 1838, elle était à genoux occupée à laver du linge; elle sentit, en se mettant debout, une vive douleur à l'endroit de la hernie. Dès ce moment, envies de vomir, puis vomissemens réels d'un liquide verdâtre. La malade est reçue à l'hôpital Saint-André le lendemain dans l'état suivant :

Face altérée. — Yeux excavés. — Peau fraîche. — Pouls concentré, mais assez résistant. — Langue blanche. — Soif. — Les vomissemens n'ont lieu qu'à d'assez longs intervalles ; les matières rejetées laissent dans la bouche un goût fétide. — Suspension des selles depuis hier. — La tumeur est située sur l'arcade crurale ; elle est oblongue, transversalement, à trois pouces de longueur sur deux de saillie. En contournant sa base, on voit évidemment qu'elle s'échappe de l'anneau crural ; elle est dure et assez sensible à la pression sans changement de couleur à la peau. — Potion huileuse. — Lavement purgatif avec follicules de séné, 6 grammes. — Bain. — Efforts inutiles de taxis, malgré une application de douze sangsues.

13 novembre. — L'opération est pratiquée par M. Chaumet. — Un pli transversal est fait à la peau et incisé. Après la division successive de plusieurs couches fibreuses, on découvre une membrane de couleur foncée, qui piquée laisse échapper un liquide rouge comme du sang. C'est le sac qui contient ce liquide. Il est incisé. Une masse épiploïque est reconnue. Elle est considérable, proportionnellement à la

petite portion intestinale engagée dans l'ouverture. A l'aide du bistouri de Cooper, une incision est dirigée sur le ligament de Gimbernat, un peu obliquement en haut et en dedans, de manière à intéresser aussi la corde du ligament de Fallope. L'intestin ne peut être réduit qu'après avoir déchiré avec le doigt quelques adhérences qui le retiennent au pourtour de l'anneau crural. Une portion seulement de l'épiploon est repoussée dans l'abdomen : l'autre est maintenue au dehors pour faire bouchon. (Potion huileuse.) — Six heures après l'opération, une selle est rendue. — Le pouls a pris de l'ampleur. La langue se conserve blanche. — Le vomissement n'a persisté que dans la première heure qui a suivi l'opération. — Hoquet fréquent.

14 novembre. — La malade a eu l'imprudence de se lever pendant la nuit pour aller à la garde-robe. Le pouls est fréquent, la face animée, la peau chaude, la langue toujours blanche, la soif intense, le ventre fortement météorisé, mais non sensible à la pression. — Persistance du hoquet. — (Potion huileuse purgative ; quinze sangsues à l'abdomen ; le soir, frictions mercurielles sur cette partie.) — Deux selles.

15 novembre. — Pendant la nuit, vomissemens fréquent d'un liquide bilieux. — Agitation et délire. — La malade défait à plusieurs reprises son appareil. — Les mains deviennent froides. — Tympanite très-intense. — Nulle sensibilité à l'abdomen. — Une selle. — Calomel, 6 décigrammes dans 125 grammes

de véhicule. — A onze heures du matin, les matières vomies sont d'un vert foncé très-sale. — En les décantant, on trouve au fond du vase des flocons d'apparence fécale. — La température va en s'abaissant. Le pouls, jusque-là résistant, s'affaiblit. — Mort dans la nuit.

Nécropsie, le 16 novembre, à dix heures du matin.

Ventre très-ballonné. — Intestin fortement distendu par les gaz ; l'épiploon offre dans toute sa largeur, à quatre pouces en dessus de la portion laissée dans la plaie, une ligne transversale rouge, indiquant la constriction éprouvée lors de l'étranglement. Entre cette ligne et la portion laissée pour bouchon dans la plaie, où elle est devenue fortement hypérémiée, cette membrane est à l'état naturel. Les intestins sont agglutinés par des adhérences membraneuses peu résistantes, et tapissés d'une couche de pus dans un rayon assez grand, à partir de la région crurale gauche. La portion d'intestin qui a été réduite à trois pouces environ. Elle se reconnaît par sa couleur très-foncée et par l'empreinte circulaire qu'on remarque à chaque extrémité, où existe encore une assez forte dépression. Le sac péritonéal tout entier conserve les traces d'une vive phlogose.

Réflexions.

Nous ferons remarquer, chez le sujet de la première observation, l'intensité violente de l'inflammation dé-

veloppée dans la tumour herniaire, la sensibilité extrême que réveillait la moindre pression, l'injection
de l'enveloppe cutanée, ainsi que la force et la résistance du pouls. Tous ces caractères, joints à l'âge
et au tempérament de l'individu, ne pouvaient manquer d'éclairer sur l'imminence de la gangrène, et
d'inspirer l'idée de lever directement la constriction,
aussitôt que l'inefficacité des moyens antiphlogistiques
généraux et locaux aurait été constatée. Exécutée au
troisième jour de l'étranglement, l'opération avait
déjà subi un délai regrettable. Le bistouri eut à traverser des tissus fortement engorgés; la sérosité contenue dans le sac était fétide ; l'intestin fut trouvé très-
injecté, parsemé de zônes blanchâtres, et perforé
dans un endroit. Fallait-il en pareil cas laisser subsister l'étranglement, comme le veulent quelques
chirurgiens, dans la crainte de détruire les adhérences contractées par l'intestin avec le collet du
sac, et de déterminer par là un épanchement de matières fécales dans l'abdomen ? Nous ne discuterons
pas sur le danger de la destruction des adhérences,
puisqu'il n'en existait pas de formées dans le cas qui
nous occupe ; mais nous nous prononçons en faveur
de la division de l'étranglement. Sans elle, on s'exposait à manquer le but de l'opération, c'est-à-dire le
rétablissement du cours des matières fécales, forcément interrompu par l'étroitesse de l'orifice de l'étranglement. Nous partageons à cet égard les opinions de S. A. Cowper, sans ignorer les argumens
contradictoires opposés par MM. Lawrence et Travers.

Il est surtout fâcheux que l'intestin n'ait pu être dégagé à temps au moyen de l'opération, et qu'il ait été aussitôt altéré et perforé, malgré la présence de l'épiploon dans le sac.

La hernie portée par Manouton offre comme circonstances intéressantes la présence assez rare de l'intestin cœcum dans le sac, la grande masse et les conditions pathologiques de l'épiploon qui l'accompagnait. En présence d'une tumeur aussi volumineuse, il fallait passer outre sur les inconvéniens des grandes incisions recommandées à tort par Cypriani, Sharp et Garengeot, pour tous les débridemens en général. Aussi l'intestin n'a-t-il été réduit que par l'agrandissement de la première incision faite à l'anneau inguinal. L'épiploon long-temps déplacé était devenu le siége d'un assez grand nombre de tumeurs dures, rénitentes, comparables à des squirrhes : on ne pouvait guère restituer de pareilles masses à l'abdomen sans exposer à quelques dangers. Dès le moment qu'on était décidé à sacrifier la portion altérée de l'organe, trois partis se présentaient : 1° la *ligature*, condamnée par beaucoup de membres de l'ancienne académie de chirurgie, mais adoptée cependant par Scarpa et Hey avec des modifications que tout le monde connaît ; 2° la *rescision*, faite avec les précautions convenables pour éviter l'hémorragie, c'est-à-dire en divisant prudemment l'épiploon déplissé et en liant les vaisseaux au fur et à mesure de leur section ; 3° enfin, la *rescision* avec la *ligature* préalable du pédicule de l'épiploon. Cette méthode combinée a été préférée chez Manouton, et l'expérience n'a pas justifié l'objection émise par quelques auteurs, que les accidens ne devaient être les mêmes que quand on se bornait seulement à faire la ligature en masse. On a dû observer encore que l'épiploon avait été entouré d'un fil à deux pouces de sa sortie de l'anneau ; de cette manière, le vide considérable laissé par la rentrée des parties herniées a été plus facilement comblé ; d'une autre part les bourgeons qui ont pris naissance sur la portion d'épiploon retenue dans la plaie ont beaucoup contribué à accélérer la cicatrisation de cette dernière, et il est même permis de croire que la formation d'adhérences avec la circonférence de l'ouverture du sac servirait à mettre le malade à l'abri de la récidive. Nous noterons enfin que l'ampleur considérable du sac herniaire exposait à rendre la plaie moins régulière, et la suppuration plus abondante. Profitant de la netteté avec laquelle on pouvait en isoler les bords, on les a assez largement excisés, ce qui a simplifié les suites de l'opération.

Il est des chirurgiens qui, dans tous les cas d'épiplocèles réductibles ou non, conservent une sorte de peloton ou de bouchon qui puisse fermer le sommet de la plaie. M. Velpeau s'élève contre cette pratique, parce qu'en créant ainsi sans nécessité un ruban ou une cloison anormale dans l'intérieur de l'abdomen, on peut favoriser plus tard un étranglement interne. Elle a été cependant suivie, comme on l'a vu, chez le sujet de la troisième observation. La péritonite à laquelle a succombé la malade serait venue à l'appui de ce que

j'ai dit ailleurs (1), à propos de la négligence de la réunion immédiate , quand rien ne contre-indique cette
dernière, si, d'un autre côté , de graves imprudences
ne devaient pas être tenues en ligne de compte. L'insensibilité qu'a présentée le ventre, même à la pression , au milieu de l'explosion des symptômes les plus
caractéristiques de la péritonite , ne peut s'expliquer
que par le délire qui la compliquait.

NÉCROSES.

Les nécroses périphériques ont été les plus fréquentes et n'ont réclamé d'autre soin , à part les médications internes quand il y avait lieu , que celui de faciliter l'exfoliation au moyen des applications émollientes , et de pratiquer l'extraction de ses produits au
moment convenable avec ou sans incision préalable.

Mais des cas plus graves se sont présentés , des sé-
questres invaginés non susceptibles de franchir spontanément les ouvertures de leur prison osseuse, et ris-
quant, si l'on voulait attendre une expulsion spontanée, de conduire les individus à l'épuisement et à la
mort. Il fallait qu'alors la chirurgie devînt active et
déployât ses ressources. Nous allons rendre compte des
résultats obtenus.

Plantey (Jean) , de Saint-Macaire (Gironde), âgé
de seize ans , se présente à l'Hôtel-Dieu Saint-André,

---

(1) Voyez mon précédent compte-rendu.

le 25 août 1838, ayant la jambe gauche considérablement augmentée de volume, et percée à sa face interne
de plusieurs ouvertures fistuleuses manifestement en
rapport avec le tibia dont le calibre est fort exagéré. Il nous raconte que, dix-huit mois auparavant,
des douleurs vives se manifestèrent à cette jambe, à
la suite d'une marche forcée beaucoup plus pénible
pour elle que pour l'autre, qui se trouvait gênée par
une chaussure trop étroite. Six mois plus tard survinrent des abcès qui s'ouvrirent spontanément et donnèrent de temps en temps passage à des parcelles d'os
mêlées à la suppuration. Ces ouvertures ont persisté
sur une peau bleuâtre et de mauvais aspect. Le stylet
qu'on y indroduit remonte assez loin sous des portions
de tégumens décollés, et frotte à nu une lame osseuse
donnant la sensation et le bruit d'un séquestre. Fallait-il abandonner à la nature le soin d'éliminer le séquestre, ou bien procéder à son extraction, ou bien
enfin recourir à l'amputation de la cuisse? Le premier
parti ne pouvait guère se concilier avec la constitution délicate du sujet, pâle, amaigri, dont la peau
était sèche et terreuse: l'organisme n'aurait pas eu les
forces suffisantes pour fournir aux frais d'une élimination spontanée. Les deux autres questions furent
agitées, le 4 septembre, dans une consultation où opinèrent comme d'habitude les quatre médecins ordinaires de l'Hôtel-Dieu, les chirurgiens en chef honoraires, le chirurgien en exercice, le chirurgien en chef
adjoint et le chirurgien en chef interne. On se prononça pour l'extraction du séquestre, soit à l'aide de

pinces, s'il était possible de le rendre libre au moyen de débridemens suffisans, soit en facilitant sa sortie par des couronnes de trépan, s'il était incarcéré dans un étui.

Le lendemain, 8 septembre, M. Chaumet procède à l'opération de la manière suivante. Une double incision semi-elliptique, s'étendant depuis un pouce au-dessous de l'extrémité supérieure du tibia jusqu'à la fin du tiers moyen de cet os, embrasse un long et étroit lambeau de peau où se trouvent compris les orifices fistuleux. La dissection de ce lambeau met à découvert une lame grise : c'est le séquestre. Il ne peut être enlevé, parce qu'à sa partie inférieure il est retenu sous un recouvrement osseux, dur, blanc, fort épais. Après avoir prolongé en bas l'incision cutanée, on est obligé de pratiquer, sur l'enveloppe de nouvelle formation, deux traits de scie longitudinaux et parallèles, et de les réunir en bas à l'aide du ciseau et du maillet. Le couvercle osseux, ainsi enlevé, avait environ deux pouces de longueur. On met ainsi entièrement à nu une cavité assez profonde pour admettre les phalanges unguéales des doigts, et une longue lame nécrosée concentrique au canal médullaire, et dont le rebord libre se relève en se séparant du corps de l'os sous forme de crête saillante. Saisie plusieurs fois avec des pinces à pansement, cette lame résiste si bien qu'elle les fait tordre plutôt que de céder. Une fois, cependant, elle plie sous les efforts d'ébranlement vers son milieu : la fracture est achevée par la gouge et le maillet, et l'on peut retirer un fragment blanc et demi-cylindrique. Reste le fragment supérieur plus long que le précédent. Une spatule est engagée sous lui, et bien qu'agissant en levier du premier genre , elle ne peut réussir à l'enlever. C'est alors qu'un fort levier de trépan, répétant la même manœuvre, détache ce fragment, dont la forme en demi-gouttière représente une portion étendue de la lame interne du cylindre osseux. Après s'être assuré que rien n'a été abandonné dans la cavité tibiale, on la remplit de grandes mèches de charpie. Des languettes et une bande complètent l'appareil qu'on arrose avec de l'eau froide toute la journée. (Potion calmante.) La fièvre s'est à peine manifestée malgré les douleurs très-vives ressenties pendant l'opération.

Les jours suivans, la cavité du tibia s'est garnie de bourgeons charnus , vermeils et volumineux , fournissant une suppuration abondante et de bonne nature.

5 octobre.—L'os a subi un retrait sensible sur lui-même. Aussi la jambe a-t-elle perdu beaucoup de son volume et pris une forme régulière. La cavité tibiale déjà comblée dans son tiers inférieur se rétrécit de plus en plus sous l'influence du développement concentrique des bourgeons ; la suppuration diminue de quantité en proportion; l'embonpoint et la santé reviennent à vue d'œil. Nulle douleur , nulle réaction fébrile.

20 novembre. — Les bourgeons ont tout-à-fait effacé la caverne osseuse , en entraînant l'un vers l'autre ses deux rebords. Une cicatrice a couronné ce tra-

vail admirable de réparation. Le malade pouvait se livrer à la marche lorsqu'il est sorti de l'hôpital.

Un succès aussi heureux devait naturellement engager à de nouvelles opérations du même genre. L'occasion ne tarda pas à se présenter. Mais, comme on va le voir, des circonstances bien malheureuses amenèrent une terminaison funeste.

Anne Vigneau, âgée de dix-neuf ans, d'une fraîcheur d'embonpoint non exempte d'affinité avec le type scrofuleux, est reçue à l'Hôtel-Dieu Saint-André le 4 octobre 1838. Elle a la jambe gauche tuméfiée et dure. Deux cicatrices, portées sur des mamelons osseux, s'observent à la face interne du tibia; deux ouvertures sont restées fistuleuses dans le quart inférieur. Les premières atteintes du mal remontent à dix ans, sans cause physique appréciable. Pendant quatre années, les trajets fistuleux maintenant oblitérés ont donné passage de temps à autre à des parcelles d'os mortifiées.

L'introduction du stylet dans une des fistules, située à quatre travers de doigt environ au-dessus de l'extrémité tarsienne du tibia, fait reconnaître un séquestre. Pour en opérer l'extraction, M. Chaumet pratique, le 9 octobre, une incision elliptique dont le centre correspond au point fistuleux, enlève ainsi une languette de peau d'environ trois pouces de longueur, et met à nu le corps volumineux, épaissi et comme éburné du tibia. En se guidant sur le point fistuleux qui se dirige obliquement en bas et en dedans, on parvient à grand'peine, à l'aide du ciseau et

12

du maillet , à produire deux entamures parallèles, qu'on réunit en haut et en bas par deux transversales, de manière à enlever une lame d'environ cinq lignes de longueur sur trois d'épaisseur ; mais au lieu de trouver au dessous d'elle une cavité, on n'a fait que découvrir une nouvelle substance osseuse, rugueuse, non altérée , et paraissant composer toute la masse de l'os. Renonçant alors à toute autre tentative, l'opérateur applique sur cette perte de substance des mèches et un gâteau de charpie soutenu par un bandage de Scultet , qu'on prescrit d'arroser continuellement avec de l'eau froide. Les douleurs éprouvées pendant l'opération ont été excessivement vives. Dans la journée, une fièvre intense s'est déclarée. (Saignée ; diète; potion calmante.)

Le surlendemain , la saignée est renouvelée à cause de la persistance de la fièvre et de la céphalalgie. Une douleur intense s'est manifestée à la région inguinale gauche. Insomnie.

20 octobre. — La fièvre n'a pas cessé , et a eu parfois des exacerbations, précédées par des frissons violens et prolongés. — Faciès altéré. — Langue sèche. — Soif continuelle. — La plaie a pris un mauvais aspect. Son pus est grisâtre. (Sangsues à l'épigastre , lavement émollient.)

22. — L'adynamie a fait des progrès. — Abattement extrême; par momens, trouble dans les idées ; langue brune et sèche. La malade n'a cessé de se plaindre de sa jambe. Mort pendant la nuit.

Nécropsie le 23 , dix-huit heures après la mort.

Toutes les veines capillaires comprises dans l'épaisseur des tégumens de la jambe affectée, laissent échapper de leurs orifices un pus jaune et bien lié, lorsqu'on
incise les tégumens en travers. — Le tronc de la saphène interne est rempli de pus, depuis la région
malléolaire jusqu'au tiers moyen de la cuisse. Les veines profondes sont intactes. Le périoste du tibia est
tapissé de pus. Celui-ci s'est fait jour par de nombreuses fusées jusque dans l'intérieur de l'articulation tibio-
tarsienne, qui en est baignée, sans altération du poli
des surfaces de contiguïté. L'os est soumis à la ma-
cération pour un examen ultérieur.

La cavité gauche de la poitrine est revêtue toute
entière par un sac pyogénique renfermant un pus jaune. La périphérie du poumon correspondant est criblée de petits foyers d'un pus jaune, tantôt liquide,
tantôt condensé.

Rien de notable dans l'abdomen.

Il me parait indubitable que le jeune Plantey était
porteur d'une nécrose de la lame la plus interne seulement du cylindre tibial. La forme en gouttière du
séquestre, son défaut de mobilité, son épaisseur, incomparablement inférieure à celle qu'aurait présentée
la totalité de la diaphyse, et plus que cela encore le
témoignage direct des sens, démontraient ici l'existence de l'espèce de nécrose signalée en 1787 par Bru-
gnone et Pinchenati. Les grandes difficultés qui ont
accompagné l'extraction du séquestre, à cause de la
solidité de son adhésion aux couches voisines de subs-

tance compacte , viennent à l'appui de l'opinion que
l'on s'était faite d'avance de la longueur du temps
qu'il aurait fallu pour sa séparation. J'ai suivi tous
les jours , avec le plus vif intérêt , le mécanisme simple et ingénieux avec lequel l'organisme a comblé
successivement le vide laissé par le séquestre et la
cavité médullaire. Des bourgeons charnus , vermeils,
se sont développés sur tous les points de la périphérie
interne vivante de la substance compacte , ont augmenté de nombre et de volume de manière à faire disparaître la cavité de l'os, en rapprochant en même
temps ses parois opposées. Il était difficile d'avoir un
exemple plus concluant de la vérité des opinions émises par Haller, Callisen, Bordenave , Tenon , et autres , sur la possibilité des réparations osseuses au
moyen de bourgeons cellulo-vasculaires , développés
exclusivement aux dépens de la surface de l'os vi-
vant. Ici le périoste n'a joué évidemment aucun rôle
direct, et celui de la membrane médullaire a été complètement nul , puisqu'elle avait été primitivement altérée ou détruite.

Une question intéressante se présentait : qu'allait
devenir ce remplissage de bourgeons charnus voilés à
nos regards, au moment sans doute où des molécu-
les calcaires allaient s'y déposer par un procédé mystérieux ? Dirons-nous avec Russel que tout se borne à
un durcissement graduel de la production *fongueuse* ,
et à son passage définitif à l'état osseux , de sorte que
l'os ainsi réparé n'est plus pourvu de canal médullaire ? Les choses ne se passeraient pas toujours ainsi,

s'il faut en croire les expériences de Kælher, Thomson, Donald, Cruveilhier, d'après lesquelles il a été constaté que la moelle se régénère.

Il m'est venu récemment dans l'idée que le tibia de la jeune fille Vigneau, conservé depuis un an dans ma collection de pièces d'anatomie pathologique, pourrait former quelques données sur ce point. En effet, le volume et l'épaisseur de cet os, son éburnification apparente, les deux forts tubercules dont est bosselée sa face externe, à l'endroit où siégeaient primitivement deux fistules, le plein osseux et réticulaire qu'on découvre sous la fenêtre quadrilatère pratiquée lors de l'opération, tout fait présumer qu'il s'agit d'une réparation osseuse ancienne, consécutive à l'élimination d'un séquestre invaginé. Cette élimination paraît même avoir été complète, car la fistule qui a suggéré l'idée d'agir n'est autre chose que l'entrée d'un canal osseux qui rampe obliquement dans l'épaisseur de la paroi tibiale. Ce canal est oblique en bas et en dedans, et s'incurve légèrement en avant; son orifice supérieur, pouvant loger un tuyau de plume à écrire, s'ouvre dans le milieu du côté inférieur de la solution de continuité mentionnée, tandis que l'orifice inférieur, deux fois plus grand, vient former, un pouce plus bas, un hiatus taillé obliquement. Dans l'intérieur de ce canal, qui rappelle assez bien la disposition du conduit carotidien du rocher, on reconnaît à l'état libre des parcelles d'os mortifiées. Un trait de scie perpendiculaire à l'axe du tibia m'a fait voir sur les deux coupes un anneau régulier et étroit de substance compacte éburnée , circonscrivant une substance spongieuse réticulée, à vacuoles solides , ici vides, là comblées de phosphate calcaire , le centre absolument plein , et se liant par des languettes à la substance de l'anneau. Le canal médullaire devait-il se former plus tard., si la vie se fût prolongée ?

Il est fort à regretter surtout , d'après l'examen de cette pièce pathologique , que la mort ait été la conséquence d'une opération dont l'inutilité et les dangers étaient loin de se présenter à notre esprit. L'erreur dans laquelle ont conduit les recherches exploratrices étaient cependant bien excusables : comment se douter en effet que le stylet parcourait un conduit différent du canal médullaire , et que les parcelles d'os qu'on touchait n'appartenaient pas à un séquestre profond , dont plusieurs parties avaient été déjà éliminées? Des tentatives , en apparence très-judicieuses , semblaient être autorisées... La complication la plus redoutable des plaies des opérations, la phlébite , n'a rendu que trop funeste l'imperfection d'un diagnostic aussi difficile.

Il nous reste à parler de deux autres cas de nécrose, pour lesquels l'amputation a été pratiquée.

Labatut (Pierre) , de Lesparre (Gironde) , âgé de quarante-neuf ans , est reçu à l'hôpital Saint-André le 4 septembre 1833. Il y a quelques mois. qu'à la suite d'une chute la région du coude-pied droit est devenue le siége d'un gonflement considérable, surtout en arrière , avec coloration violacée des tégumens et empâtement mollasse des tissus. Près de l'in-

sertion du tendon d'Achille , un champignon fon-
gueux , volumineux , cache l'orifice d'un trajet fistuleux. L'articulation a un jeu facile au milieu de ce
désordre , et l'introduction du stylet fait apprécier des
parties rugueuses, comme cariées. Le malade réclame
avec instance l'amputation de la jambe, qui a lieu le
16 octobre suivant. Nous ne mentionnerons d'une
manière spéciale que le soin de serrer les fils des
points de suture , demi-heure seulement après que le
malade a été ramené de la salle des opérations à son
lit. Cette précaution a porté ses fruits, car les deux
artères jumelles ont plus tard donné du sang , et on a
pu les lier avant de procéder à l'application de l'appareil. Toutefois, cette innovation a eu l'inconvénient
de rendre difficile ou incomplète l'abstersion des caillots au fond de la plaie , à travers le lacet des fils de
suture.

L'examen de la partie amputée fait constater que
l'articulation tibio-tarsienne est exempte de lésion, et
qu'un séquestre peu mobile est logé dans la partie supérieure du calcaneum.

Le premier pansement a lieu le 20 octobre. La
plaie est réunie , excepté dans le centre , qui n'est
pas de très-bon aspect; réaction générale peu intense.

Le 23. — Tout-à-coup le malade tombe dans un
état d'anéantissement profond. — Peau chaude et
très-sèche, langue brunâtre. — Assoupissement malgré l'emploi du sulfate de quinine et l'application de
vésicatoires aux cuisses. Mort le 25.

Nécropsie le 26.

Tous les viscères de la poitrine sont à l'état normal ; il en est de même de ceux de l'abdomen , à part la rate qui est dans un état déliquescent. — Le moignon est le siége d'une suppuration grisâtre. Celle-ci est remontée assez haut dans l'épaisseur des muscles. Les veines n'offrent pas de vestige d'inflammation.

L'amputation doit-elle être érigée en précepte dans tous les cas analogues ? Telle n'est pas notre pensée. Il a fallu même , pour se décider chez Labatut à cette ressource extrême , tout l'empire irrésistible de sa résolution. Il faut aussi tenir compte de l'obscurité du diagnostic , car on pouvait s'attendre à une carie tout aussi bien qu'à une nécrose , avec le peu de lumières que donnait l'introduction du stylet; et sans la facilité des mouvemens articulaires , rien ne ressemblait davantage à une tumeur blanche du coude-pied. Ce n'est pas que nous croyons non plus avec Weidman que lorsque le séquestre n'est pas libre, il faut attendre dans l'inaction son élimination spontanée. Il vaut infiniment mieux préparer une voie suffisante pour l'expulsion future du corps étranger. Dans ce but, la division des tissus engorgés de manière à produire des lambeaux qu'on maintient renversés , celle de la boîte osseuse de nouvelle formation qui tend à envelopper le séquestre , peuvent avoir les meilleurs résultats. Tels étaient l'enseignement et la pratique du célèbre Delpech. On n'a plus dès-lors à redouter les difficultés ultérieures qu'entraînent quelquefois les coarctations ou la cicatrisation des fistules , et on évite par cela même la formation de nouveaux abcès. On est dispensé de recourir à des tentatives fréquentes pour enlever le séquestre, tentatives capables d'éveiller des sympathies dangereuses ou mortelles , de provoquer la phlébite , etc. , etc. On n'est plus enfin exposé plus tard à la nécessité de la soustraction d'un membre.

La mutilation a encore été vivement sollicitée par un Espagnol, nommé Haranburo , âgé de trente-deux ans, cordonnier , admis à l'Hôtel-Dieu Saint-André le 31 août 1838 , pour une nécrose de la partie supérieure du tibia droit, survenue depuis cinq ans par suite d'un coup de balle qui n'avait fait que frapper l'os. Des fistules intarissables charrient de temps en temps des esquilles ; la jambe est tenue invariablement fléchie à angle droit sur la cuisse qui est atrophiée ; la rotule fait peu de saillie entre les condyles du fémur. Exempt de fièvre et jouissant en apparence d'une pleine vigueur de santé, le malade ne cesse de demander l'amputation de la cuisse. Elle est pratiquée le 13 octobre , sans offrir d'autres particularités que celles déjà signalées chez Labatut.

La dissection de la pièce pathologique nous montre , à trois travers de doigt au dessous de la plate-forme du tibia, un segment nécrosé d'environ huit lignes de hauteur, comprenant toute l'épaisseur de l'os ; une ligne sinueuse et profonde ; surtout en arrière , le sépare en haut et en bas des parties vivantes

dont le périoste a fourni plusieurs stalactites osseuses pour rétablir cette solution de continuité imminente. La chemise osseuse de nouvelle formation ,
incomplète dans les deux tiers postérieurs où l'œil
peut suivre le séquestre dans tout son contour, forme
au contraire en avant un plastron lié par le milieu de
son bord supérieur à la tubérosité antérieure du tibia,
et dont les bords latéraux libres s'élancent en tiges
minces allant à la rencontre des tubérosités tibiales
sans les atteindre. L'extrémité inférieure du fémur
repose à angle droit sur le tibia, touchant par le bord
postérieur de ses condyles la partie antérieure seulement de la plateforme de cet os. Le ligament croisé
postérieur forme une corde tendue très-oblique ; les
ligamens latéraux sont inclinés en avant. Il n'y a pas
ankylose entre les condyles du fémur et du tibia,
car ils jouent latéralement avec liberté. A quoi tient
donc l'immobilité à angle droit de l'articulation ? A
la soudure complète de la rotule avec la fin de la
poulie intercondylienne. Le ligament rotulien faisant
suite à la ligne verticale de l'os est tendu et très-
allongé.

Jusqu'au 26 octobre , le malade avait eu à peine
de la fièvre ; mais les lèvres de la plaie ne s'étaient
pas agglutinées. Les chairs du moignon étaient flas-
ques et la suppuration abondante. Tout-à-coup la fièvre éclate avec un début de violens frissons. Le teint
devient jaunâtre. Les jours suivans la face s'altère, la
fièvre a des exacerbations précédées par des frissons ,
la teinte ictérique augmente. L'adynamie fait des

progrès, du trouble se manifeste parfois dans les idées. Le hoquet survient. — Soubresaut des tendons. — Sueurs abondantes. — Mort le 1er novembre.

Nécropsie le 2 novembre , à dix heures du soir.

Les muscles du moignon sont réduits en une bouillie noirâtre ; le pus a décollé le périoste du fémur dans toute sa longueur, et a fusé jusqu'à l'articulation coxo-fémorale qui en est pleine , mais sans altération de tissus. La saphène interne est remplie de pus jusqu'à deux pouces avant son immersion dans la veine fémorale.

Les deux poumons contiennent, surtout vers la périphérie , un grand nombre de foyers d'un pus jaune liquide ou demi-solidifié. Les plèvres et les organes circulatoires sont à l'état sain.

L'abdomen ne nous offre de remarquable qu'une couche purulente tapissant le centre phrénique du diaphragme, ainsi que la portion d'estomac qui lui est contiguë. Le hoquet continuel du malade pendant les derniers jours de la vie a été évidemment l'expression de cet état pathologique.

Le cerveau et ses annexes étaient exempts d'altérations.

NÉCROLOGIE.

Noms.	Date de la mort.	Causes.
Tournier (Guill.)	18 août 1838.	Abcès par congestion, suite du mal de Pott.
Méric (Pierre).	17 id.	Ataxo-adynamie survenue subitement aussitôt après la guérison d'une orchite.
Tison.	20 id.	Plaie profonde du larynx ; suicide.
Mallet.	20 id.	Idem.
Chavache.	26 id.	Otite suppurée.
Sérafon.	10 septembre.	Piqûre à la fesse, suivie d'épanchement sanguin dans l'abdomen.
Bertin.	11 id.	Paraplégie traumatique.
Rafaillac.	12 id.	Fracture compliquée de la jambe.
Bordelais.	15 id.	Rupture de la rate, suite du passage d'une voiture sur les dernières côtes.
Chauvet.	18 id.	Cachexie syphilitique.
Vallée.	Idem.	Fracture d'un métacarpien ; abcès consécutif.
Dechampe.	23 id.	Gangrène sénile du pied.
Ducressat.	5 octobre.	Paralysie traumatique des quatre membres.
Bergeon.	9 id.	Cancer énorme de la face.
Vigneau (Anne).	23 id.	Nécrose du tibia ; opération.
Debrouze.	Idem.	Cancer de la verge ; amputation de l'organe.
Labatut.	25 id.	Nécrose du calcaneum ; amputation de la jambe.
Bardy.	Idem.	Carie de la crête iliaque.

Villa.	27 id.	Ulcères aux jambes ; anasarque.
Lescure (Cather.).	28 id.	Erysipèle gangréneux des deux membres inférieurs.
Simard.	29 id.	Erysipèle gangréneux du membre inférieur gauche.
Haranburo.	1er novembre.	Nécrose du tibia ; amputation de la cuisse.
Lhareng.	Idem.	Plaie avec déchirure de l'avant-bras ; amputation du bras.
Brun (Marie).	4 id.	Épilepsie et caducité.
Montaudon (Marie)	11 id.	Idem.
Larret (Louise).	16 id.	Herniotomie.
Darras.	Idem.	Contusion ; bronchite chronique.
Tremeur.	17 id.	Otorrhée (transféré des salles de médecine).
N.	22 id.	Calcul vésical.
Lécuyer.	Idem.	Cancer au genou ; amputation de la cuisse.
Claveau.	1er décembre	Plaie à la main ; ataxo-adynamie.
Colardeau (Marie).	4 id.	Ulcères aux jambes ; mort prompte après leur cicatrisation.
Martin.	Idem.	Cancer axillaire.
Rat.	6 id.	Abcès froids au dos et aux jambes ; adynamie.
Caramisa.	9 id.	Retrécissement de l'urèthre ; affection cérébrale.
Perrin.	11 id.	Cachexie syphilitique.
Bernard.	12 id.	Brûlures ; épilepsie.
Languin.	18 id.	Plaie pénétrante du genou.
Paspont.	20 id.	Fracture compliquée du tibia.
Dardiller.	30 id.	Fracture des deux jambes dont une compliquée de la lésion de la tibiale antérieure.

STATISTIQUE DES MALADIES CHIRURGICALES

Pendant les cinq derniers mois de l'année 1839.

Fractures.	33
Luxations.	6
Contusions.	98
Distensions.	26
Plaies.	70
Brûlures.	25
Phlegmons.	98
Kystes.	3
Ulcères.	84
Cancers.	2
Maladies de l'œil et de ses annexes.	72

Maladies diverses de la tête.

Otite.	8	
Polypes du nez.	2	
Parotides.	6	17
Fistule sous-maxillaire provenant de carie d'une racine de dent incisive. . .	1	

Abdomen et bassin.

Hernies étranglées.	5

Organes génito-urinaires.

Paraphymosis.	4	
Rétrécissemens de l'urèthre.	16	
Orchites.	13	
Hydrocèles.	5	46
Sarcocèle.	1	
Cystite.	2	
Calculs vésicaux.	2	
Thrombus de grandes lèvres.	1	
Fistules à l'anus.	2	

A reporter.	585

Report.   585

Lésions organiques des os.   47
Maladies des articulations.   33

Maladies cutanées.

Erysipèles.. . . . .   26 ⎫
Herpès. . . . .   14 ⎪
Pemphygus. . . . .   2 ⎪
Eczema. . . . . : . .   15 ⎬ 63
Psoriasis.. . . . .   2 ⎪
Kéloïde. . . . .   1 ⎪
Acné . . . .   1 ⎪
Onygoses syphilitiques.. . . .   2 ⎭

Maladies des nerfs..   5
— des vaisseaux.   2
Scrophules.   14
Individus entrés pour maladies insignifiantes ou pour le repos. . . .   184
                                        ————
                                        933

RELEVÉ DES MALADES

*Entrés et morts dans les salles chirurgicales de l'hôpital St.-
André, pendant les cinq derniers mois de l'année 1838.*

	Entrés.	Morts.
Août.	199	5
Septembre. . . .	160	7
Octobre..	216	9
Novembre.. . . .	185	9
Décembre.. . . .	173	10
	933	40

184

Opérations.

Réduction de luxation.	6
Réduction de hernies étranglées. . .	2
Extirpation de tumeurs.	5
Opérations de cataractes.	6
— de fistules lacrymales.. .	3
Extirpation de polypes du nez.. . .	2
Blépharoraphie.	1
Cheilopastie.	1
Rescision de la langue.	1
— de la luette.	1
Résection de l'os maxillaire infé-rieur.	1
Opérations d'hydrocèle.	4
— de fistule à l'anus. . . .	2
Herniotomies.	3

Amputations de la cuisse.. .	3	
— de la jambe.. .	1	
— du bras	1	7
— du doigt. . . .	1	
— du pénis. . . .	1	

Extractions de forts séquestres. . .	2

47

QUELQUES OBSERVATIONS

DE FRACTURES

DES ARTICULATIONS.

13

QUELQUES OBSERVATIONS

DE

FRACTURES DES ARTICULATIONS;

Par M. Eugène Bermond, D.-M.,

Chef interne à l'Hôtel-Dieu Saint-André de Bordeaux.

I. FRACTURES DU COUDE.

PREMIÈRE OBSERVATION.

Désépiphysation de l'extrémité inférieure de l'humérus gauche, avec luxation des deux os de l'avant-bras.— Amputation du bras. — Mort. — Nécropsie.

Catherine Bertomieu, de Latresne (Gironde), âgée de dix ans, chevauchait, le 17 octobre 1839, en compagnie d'un jeune garçon placé en selle au devant d'elle. Dans un mouvement de peur, elle perd l'équilibre, s'accroche au cavalier et l'entraîne dans sa chute, qui porte principalement, si ce n'est exclusivement, sur le coude gauche. Deux heures après l'accident, elle est transportée à l'Hôtel-Dieu Saint-André ; j'arrive peu d'instans après, et j'observe un gonflement très-considérable de l'articulation du coude gauche, le raccourcissement du membre, une saillie antérieure formée par l'extrémité inférieure de l'humérus fort au dessous de la ligne qu'elle doit garder habituellement, une ascension proportionnelle de l'olécrâne se dessinant un pouce plus haut que le niveau des condyles huméraux ; le cubitus a conservé ses rapports avec la tête du radius, dont la cupule tout entière se sent très-bien sous la peau ; l'avant-bras est dans l'extension, et la main dans la pronation complète. D'après cet examen attentif, mais rapide, à cause de la douleur excessive excitée par le moindre contact des parties, il est facile de reconnaître une luxation en arrière des os de l'avant-bras : toutes les tentatives de réduction faisant éprouver des souffrances atroces, je juge à propos de m'en abstenir, et de les ajourner à l'époque où les accidens inflammatoires qui ont éclaté si vite avec une telle énergie auront été amendés. (Saignée, vingt sangsues, cataplasme.)

Pendant les jours suivans, la tuméfaction semble avoir fait des progrès, au lieu de diminuer. Sous l'empâtement général des tissus se fait sentir une collection liquide ; elle paraît plutôt séreuse que purulente en raison de l'absence de toute espèce de rougeur aux tégumens. Nouvelle application de sangsues le 21 octobre. Continuation des cataplasmes.

Le 23, un point culminant, injecté, circonscrit, se distingue du reste de la tuméfaction au niveau de la tête du radius ; une fluctuation s'y fait sentir ; la ponction fait sortir un pus jaune et bien lié.

Le 30, un nouveau foyer purulent apparaît au côté interne et un peu postérieur de l'articulation : la

peau s'amincit, sa perfore à ce niveau, et laisse
échappe un pus assez abondant ; bientôt on aperçoit
et l'on touche à travers cette ouverture l'extrémité
inférieure de l'humérus, tellement rugueuse et inégale que la désépiphysation ne peut être mise en doute.

6 novembre. — La fièvre depuis deux jours a perdu
le type continu. Les exacerbations se déclarent régulièrement à deux heures de l'après-midi. L'amaigrissement, la teinte jaunissante du facies, l'accroissement
de la suppuration qui semble avoir envahi déjà toute
la moitié inférieure du bras, l'issue de l'humérus à
travers la plaie indiquent d'une manière pressante
l'amputation. La malade ne s'y résigne qu'après de
fortes protestations de refus. Elle est pratiquée le 9,
par M. Chaumet. — Quelques traces de pus se sont
rencontrées dans les chairs lors de la première section,
et ont été emportées par le second coup de couteau
donné au niveau de la peau fortement rétractée. Le
tissu musculaire a une compacité plus grande qu'à
l'état naturel ; on dirait une sorte d'hépatisation. Les
bords de la plaie ont été rapprochés dans le sens antéro-postérieur, et maintenus en contact par de simples
bandelettes agglutinatives. (Potion calmante.)

Examen du membre amputé. — Extrémité inférieure de l'humérus tout-à-fait dégarnie de son épiphyse articulaire, dont quelques rudimens épars se
rencontrent au milieu des chairs ; elle s'est fait
jour au dehors, en déchirant les fibres du brachial
antérieur, et en passant obliquement entre la portion interne du triceps et le biceps. Le tendon de

ce dernier est fortement rejeté par l'os en dehors, et a entraîné dans cette déviation les artères humérale, radiale et cubitale. Le brachial antérieur, presque complètement détruit, n'a guère conservé qu'une portion très-courte de son tendon à son attache au cubitus. Les extrémités articulaires supérieures des radius et cubitus, fort remontées derrière l'humérus, ont subi quelques dégradations de peu d'importance à la périphérie des cartilages d'encroûtement ; le ligament annulaire du radius, qui s'est maintenu en pronation complète, est intact : à son côté externe est fixée une aiguille osseuse, arrachée par le ligament latéral correspondant à la tubérosité externe de l'humérus. Toutes ces parties sont baignées par la suppuration ; quelques débris osseux et cartilagineux se rencontrent au milieu des chairs.

15 novembre, levée du premier appareil. — Les bords de la plaie sont agglutinés par une interposition de bourgeons charnus bien développés, mais un peu pâles. Le trajet du fil jeté sur l'humérale donne un peu de pus ; jusqu'à ce jour, le pouls est resté peu fréquent ; les nuits ont été assez bonnes ; l'appétit tourmente la malade ; la langue est restée humide, plutôt pâle que rouge ; toutefois, on remarque avec peine la taciturnité et l'air de tristesse habituel de la malade. Elle est indocile, volontaire, et de même qu'elle s'était refusée énergiquement à l'opération, elle n'a voulu encore goûter d'aucune potion ; par courts intervalles, les pommettes sont injectées ; légère teinte ictérique de la face.

20 novembre. — Persistance de l'air profondément chagrin et de la taciturnité de la malade. Elle ne sort de son apathie que pour exiger des alimens; des exacerbations fébriles ont suivi des concessions presque forcées sur ce point. Ce matin, à six heures, accès fébrile précédé par quelques frissons.

21 novembre. — L'accès se manifeste à la même heure, mais beaucoup plus violent; il se reproduit à trois heures de l'après-midi. (Potion avec 3 grammes extrait de quinquina et un décigramme extrait gommeux d'opium.)

25. — Pendant ces derniers jours, la malade est restée pâle et avec sa taciturnité habituelle; des accès fébriles, débutant par de violens frissons, et se terminant par une chaleur ardente et une fréquence extrême du pouls (160), ont apparu deux fois par jour; langue naturelle; léger tremblement de la langue; soubresauts légers et continuels des tendons. Quelques douleurs ont été ressenties au côté gauche du thorax; décubitus constant de ce côté; toute autre position occasionne une gène très-marquée de la respiration. Soupçon d'épanchement pleurétique; la plaie du moignon fournit peu de pus, offre toujours des bourgeons pâles, agglutinant faiblement les bords. (Même prescription; vésicatoires aux jambes.)

27. — Pouls très-fréquent; langue humide et pâle; cri plaintif, incessant, sans que la malade, lorsqu'on l'interroge, puisse accuser aucune douleur locale; prostration très-grande; soubresauts des tendons; vésicatoires aux cuisses. Mort dans la nuit.

Nécropsie, le 28 , *à dix heures du matin.* — La plaie du moignon est cicatrisée dans toute son éten-due, à l'exception d'un point béant à l'angle pos-térieur (c'est par là que passait le fil de la ligature de l'humérale), où vient aboutir un clapier sous-cutané longeant le bord interne de l'humérus. Toute-fois, en incisant l'aponévrose sous-jacente à ce clapier, le bistouri tombe sur de petits foyers de pus jaune disséminés entre les muscles biceps et coraco-bra-chial. Plus haut, et immédiatement au-dessous de l'apophyse-coracoïde, existe une espèce de caverne purulente de près d'un pouce de diamètre. Les tu-niques externes des veines humérales sont noirâtres et pulpeuses ; mais ces vaisseaux ne contiennent pas de pus : la même remarque avait été faite pour les veines superficielles. Le bout de l'humérus présente une rondelle nécrosée touchant à la cicatrice des tégumens sans y adhérer. Périoste intact, ainsi que l'articulation scapulo-humérale.

Poitrine. — Cavité pleurale gauche entièrement remplie d'un liquide jaunâtre et tapissée partout d'une couche crémeuse. Le poumon aplati, réduit à une lame très-mince, est appliqué au médiastin, comme dans les épanchemens pleurétiques anciens, abondans.

Plèvre droite exempte d'altération ; le poumon de ce côté est d'un pâle blanchâtre ; on le dirait très-sain au premier coup-d'œil, mais, en le retirant de sa cavité, on voit presque toute l'étendue de son lobe inférieur parsemé de plaques irrégulières, d'un

blanc jaunâtre., formées par du pus concret ou à
peine fluide. Ces plaques, variant de dimension et
de formes , n'envahissent la substance du poumon
guère au-delà de sa périphérie, et sont entourées d'une
zône légèrement noirâtre. Sur le lobe moyen se rencontrent quelques tâches noirâtres contrastant avec la
couleur blanche de ce lobe; elles correspondent à des
lobules pulmonaires simplement hypérémiés dans une
étendue peu profonde. L'une d'elles présente dans son
centre quelques gouttes de pus liquide.

Rien d'anormal dans les organes circulatoires, pas
plus que dans aucun viscère des autres cavités.

DEUXIÈME OBSERVATION.

*Désépiphysation de l'extrémité inférieure de l'humérus ;
issue de cette extrémité à travers une perforation de
la peau; résection ; guérison.*

Boiry (Marc), de Beliet (Gironde) , âgé de dix
ans, jouait à la course avec ses camarades , le 24
mars 1839; tout-à-coup il tombe sur le coude gauche , engagé sous d'autres enfans qui s'étaient pré-
cipités sur lui. Le chirurgien du lieu se borne à
appliquer un appareil contentif au membre lésé.
Deux jours après seulement, le malade se rend à
l'Hôtel-Dieu Saint-André. Les parties blessées sont
mises à découvert, et nous voyons alors, un peu au-
dessus du pli du coude, une perforation de la peau
remplie par l'extrémité inférieure de l'humérus. La

portion de l'os, ainsi échappée au dehors, est d'environ dix lignes. On y reconnaît les fossettes destinées à recevoir pendant la flexion la tête du radius et
l'apophyse coronoïde du cubitus, mais la rangée articulaire n'existe plus ; un simple rebord frangé indique qu'elle a été séparée complètement à son point
d'union avec le reste de l'os. L'axe de l'humérus est
porté en avant, de manière à former avec le plan de
l'avant-bras un angle obtus. Le gonflement de l'articulation est peu considérable et sans ecchymose. Celle-
ci n'est douloureuse que lorsqu'on essaie de dégager
la portion de l'humérus que serre fortement la circonférence de la plaie, et, sans perdre du temps à des
tentatives reconnues inutiles, M. Chaumet procède immédiatement à la résection de cette portion. Pour cela,
une incision débride supérieurement la plaie dans l'é-
tendue d'un pouce, pendant qu'une pression faite en
arrière de l'humérus le chasse en avant. On maintient le biceps refoulé en dedans à l'aide d'une spatule, qui sert ensuite à protéger les chairs contre l'action de la scie. Celle-ci fait une coupe oblique de haut
en bas, et d'arrière en avant, de manière à emporter
un demi-pouce de l'extrémité humérale préalablement
dépouillée de tout revêtement charnu et de périoste.
Une petite incision transversale avait agrandi en dehors la plaie de manière à faciliter ces manœuvres
qui ont eu lieu sans hémorragie. Aucun débris ne
restant dans la plaie, il est à présumer que toute la
portion épiphysaire s'est dispersée sur le sol lors de
l'accident : l'œil peut apercevoir la surface cartila-

gineuse libre de la tête du radius. Des bandelettes agglutinatives tiennent rapprochés les bords de la plaie. Une compresse fenêtrée, de la charpie et des languettes sont ensuite appliquées. Enfin trois attelles en carton, coudées à l'endroit de l'articulation du membre qui a été mis préalablement dans la demi-flexion, l'enveloppent, à l'exception du côté antérieur, et sont maintenues par un bandage roulé, étendu depuis la main jusqu'à la partie supérieure du bras. (Diète. — Pot. calm.)

Depuis ce moment, le malade n'a ressenti aucune douleur ni aucune agitation fébrile, et a joui pendant les nuits d'un sommeil long et paisible.

Aujourd'hui 31 mars, c'est-à-dire au cinquième jour depuis l'opération, l'appareil est enlevé pour la première fois : la plaie est déjà entièrement comblée par des bourgeons vermeils du plus bel aspect.

4 avril. — Le malade n'a jamais cessé de jouir d'un calme parfait; un peu de pus jaune et crémeux sort du centre des bourgeons en pressant la partie postérieure du coude.

7. — La plaie ne fournit presque pas de pus; elle se resserre de plus en plus.

9. — On applique un bandage amidonné composé d'un double plan de bandelettes de Scultet et de carton convenablement arrangées pour maintenir l'avant-bras dans la demi-flexion.

Au bout d'un mois, la plaie est entièrement cicatrisée.

Désépiphysation de l'extrémité inférieure de l'humérus gauche. — Variole. — Arthrites multiples. — Mort. — Nécropsie.

Jean Grousset, de Carignan (Gironde), âgé de onze ans, est admis à l'hôpital Saint-André le 24 décembre 1839, pour y être traité d'un gonflement considérable du coude gauche, survenu à la suite d'une chute récente sur cette partie dans un faux pas. La tuméfaction est telle, que l'appréciation des désordres survenus dans le rapport ou la continuité des parties osseuses est ajournée jusqu'après le dégorgement par les moyens antiphlogistiques. Ils sont employés énergiquement, en même temps que le membre repose sur un coussin, et est enveloppé par des bandelettes superposées d'après la méthode de Scultet, et tenues constamment arrosées par de l'eau froide.

Le cinquième jour (29 décembre), la diminution de l'engorgement inflammatoire nous permet pour la première fois de nous livrer à des explorations minutieuses de diagnostic. L'avant-bras est constamment un peu fléchi et dans la pronation complète. Les apophyses olécràne, épicondyle et épitrochlée sont au même niveau; une saillie osseuse, appartenant à l'humérus, proémine dans le pli du coude de manière à faire croire au premier coup-d'œil à un déplacement en avant de l'extrémité inférieure de cet os; mais j'ai de la peine à concilier cette supposition avec la con-

servation de la rainure circulaire que l'on sent comme d'ordinaire interposée entre le condyle huméral et
la tête du radius. Si l'on comprime avec le pouce au-
dessus de l'olécràne, on y trouve une sorte de dépression que la vue seule ne pourrait pas même soupçonner, ce qui ajoute cependant à la présomption du
déplacement indiqué. Enfin, lorsqu'on imprime un
mouvement antéro-postérieur à l'extrémité inférieure
de l'humérus, on entend assez distinctement une crépitation, indice de fracture.

8 janvier 1839. — Le dégorgement de l'articulation du coude étant complet, on se livre aux manœuvres suivantes. Pendant qu'un aide exerce une très-
forte traction sur l'avant-bras, en même temps qu'il
l'incline dans une supination parfaite, on réduit
l'humérus en pressant d'avant en arrière la saillie
que forme son extrémité inférieure. Puis l'avant-
bras est maintenu fléchi à angle droit par le bras,
au moyen de cartons brisés à l'endroit du coude et
compris entre des bandelettes de linge superposées et
amidonnées.

Douze jours étaient à peine écoulés, lorsque l'enfant qui n'avait jamais été vacciné est pris de variole,
avec la fièvre et les symptômes qui caractérisent son
début. Pendant la période de suppuration, douleur
excessive et violente au coude droit, qui, sans être
tuméfié, ne peut éprouver le moindre mouvement
sans que les cris les plus perçans soient aussitôt pro-
férés. Les applications réitérées des sangsues et les cataplasmes émolliens n'apportent aucun soulagement.

Bientôt les deux genoux sont affectés de douleurs également intolérables et également rebelles à tous les moyens calmans. Le petit malade tient constamment les jambes étendues et immobiles ; il ne peut supporter le moindre changement de position ; il en est de même pour le bras droit ; l'articulation du coude gauche n'est le siége d'aucune douleur. Le malade tombe progressivement dans le marasme ; des escarres se manifestent au sacrum. Mort le 13 mars 1840.

NÉCROPSIE.

Le *coude gauche*, débarrassé de l'appareil inamovible, est examiné dans ses formes. Les trois éminences olécrâne, épicondyle et épitrochlée occupent leur place naturelle respective. Il existe encore dans le pli du coude une saillie osseuse prononcée, formée par l'extrémité inférieure de l'humérus ; la tête du radius exécute en liberté les mouvemens de rotation dans le lieu ordinaire ; les mouvemens de pronation et de supination de l'avant-bras sont en effet entièrement libres ; la flexion et l'extension ne peuvent pas être complètes ; la première ne peut pas atteindre l'angle droit. La dissection des parties molles, dirigée avec soin, nous montre toute l'épaisseur de l'extrémité inférieure de l'humérus dégarnie de son épiphyse et faisant saillie dans le pli du coude. Le cartilage épiphysaire se découvre derrière elle parfaitement intact ; la trochlée et le condyle qu'il supporte n'ont pas abandonné leur rapport avec l'olécrâne et la tête du radius, qui roulent comme à l'ordinaire sur leurs surfaces polies : les ligamens latéraux, le ligament annulaire du radius sont très-bien conservés. En un mot, les surfaces articulaires de l'humérus, du radius et du cubitus sont dans un état normal de situation et de texture; tout le désordre se réduit à une fracture de l'extrémité inférieure de l'humérus à son point d'union avec l'épiphyse, celle-ci ayant seule conservé sa place et ses rapports naturels avec les deux os de l'avant-bras.

Le coude droit n'a offert aucune altération dans les parties molles. Toutefois, la synoviale articulaire était d'un rouge foncé : la grande cavité sygmoïde du cubitus était rongée superficiellement, sauf dans sa partie marginale où le cartilage d'incrustation était resté intact; même abrasion centrale de la cupule articulaire de la tête du radius, avec conservation du cartilage du pourtour. Il est à présumer que ces dégradations ont été le résultat de la séparation brusque des surfaces articulaires récemment ankilosées; car en étendant un peu vivement l'avant-bras, préalablement à toute dissection, un craquement s'était fait entendre.

L'articulation du genou droit était rempli d'un pus légèrement verdâtre ; néanmoins les cartilages se faisaient remarquer par l'éclat de leur blancheur et de leur poli, comme dans le cas d'abcès articulaire par suite de résorption purulente.

Rien de particulier dans le genou gauche.

Les autres détails de la nécropsie n'ont présenté aucune circonstance bien intéressante.

QUATRIÈME OBSERVATION.

Fracture sous-olécrânienne du cubitus gauche, avec luxation du radius.

Vallée (Eugène), âgé de treize ans, chaudronnier, est reçu à l'hôpital Saint-André le 10 décembre 1839, à l'occasion d'une chute qu'il a faite sur le coude gauche, pendant qu'un de ses camarades, tombant avec lui, ajouta le poids de son corps au sien. Le gonflement de l'articulation est peu considérable, et n'empêche pas d'apprécier les circonstances suivantes :

Dépression marquée exactement en dessous de la base de l'olécrâne, avec crépitation quand on presse sur cette région. Cette dépression semble être due à l'impulsion en avant, communiquée au fragment cubital supérieur par l'action du tendon du brachial antérieur. La saillie de l'épicondyle de l'humérus se sent à sa place naturelle ; mais presqu'à la même hauteur et sur un plan antérieur, le doigt touche une tête arrondie, terminée par une cupule : on ne peut méconnaître l'extrémité supérieure du radius qui a abandonné le condyle de l'humérus pour se glisser au-devant de lui. Le malade tient l'avant-bras légèrement fléchi et dans une pronation complète. (Quinze sangsues sous l'articulation. — Cataplasme.)

Le lendemain, je procède à l'application du bandage ordinaire de fracture sur l'avant-bras préalablement tenu dans un léger degré de flexion. L'attelle postérieure n'atteint pas le fragment cubital supérieur, de crainte de favoriser son impulsion naturelle en avant : déjà toute tentative avait été reconnue impuissante pour le repousser en arrière et le mettre de niveau avec le fragment inférieur.

13 décembre. — La tuméfaction et la douleur un peu augmentée des parties obligent d'enlever l'appareil. (Nouvelle application de sangsues.)

16. — Réapplication de l'appareil après la réduction préalable de la tête du radius favorisée par une extension énergique : il a été impossible cette fois encore d'effacer la dépression sous-olécrânienne , faute de moyen d'action sur le fragment cubital supérieur.

29. — L'examen des parties nous fait constater pour la première fois qu'un petit corps arrondi, mobile, se trouve interposé entre l'épicondyle et la tête du radius, qui s'est placée, comme nous l'avons déjà dit, en avant de lui. Serait-ce le condyle épiphysaire de l'humérus qui serait détaché ?

9 janvier 1840. — La petite pièce mobile déjà indiquée ne se sent plus; mais la tête du radius se reconnaît toujours en avant de sa place naturelle. Le tendon du biceps est fortement tendu. La dépression sous-olécrânienne a presque complètement disparu.

Le malade sort le 7 mars dans l'état suivant : Les trois apophyses olécrâne , épitrochlée et épicondyle de l'humérus ont conservé leurs rapports respectifs. Seulement, sur un plan antérieur à l'épicondyle, on sent une quatrième éminence dont la forme et la cupule qui la termine font voir qu'il s'agit de la tête du radius déplacée en avant ; cette éminence joue dans les mouvemens de pronation, de supination, de flexion et d'extension. La flexion de l'avant-bras ne peut guère dépasser l'angle droit ; l'extension se fait également d'une manière incomplète.

CINQUIÈME OBSERVATION.

Fracture de l'extrémité inférieure de l'humérus droit. — Phlébite. — Mort.

Pontet (Jean), de Lenère (Hautes-Pyrénées), domestique, âgé de vingt-huit ans, d'un tempérament très-fort et très-robuste, conduisait une voiture le 11 février 1839. Il veut fouetter les chevaux ; le fouet s'engage dans l'attelage ; il veut le retirer, la ficelle casse ; il tombe, et la roue de la voiture passe sur son bras droit. Il est transporté le même jour à l'hôpital Saint-André. Nous reconnaissons une fracture avec mobilité très-grande à un pouce au-dessus de l'extrémité inférieure de l'humérus droit. En engageant le doigt dans la plaie circulaire qui existe grande comme un écu de cinq francs, au niveau de l'épicondyle, on touche un fragment détaché en partie, qui paraît appartenir à l'épicondyle, et, de plus, quelques petites esquilles osseuses adhérentes aux chairs. M. Puydebat, alors de service, me consulte pour l'amputation ; mais, nous fondant sur ce que l'articulation du coude est intacte, quoique tuméfiée, nous tentons de sauver le membre. (Saignée du bras.) Plumasseau enduit de cérat sur la plaie ; la région fracturée est enveloppée de bandelettes de Scultet constamment arrosées par de l'eau froide.

Le lendemain, deux nouvelles saignées, à cause de la force athlétique de l'individu.

13 février. — Pouls fréquent et plein ; le malade s'inquiète beaucoup sur le sort de son bras ; le moindre mouvement qu'on lui imprime excite de vives douleurs. Une application de sangsues au coude détermine beaucoup de soulagement; peu de gonflement. Langue avec deux traînées blanches latérales, et le milieu un peu brun, sans être sec. Soif considérable.

15. — Légère teinte ictérique des conjonctives ; douleur très-vive à la région fracturée ; suppuration assez abondante ; même état de la langue ; soif.

16. — Constipation ; un purgatif fait évacuer une quantité énorme de fèces. Les jours suivans, accès fébriles deux fois répétés tous les jours ; suffusion ictérique générale très-prononcée. (Décoction de quinquina avec 3 grammes camphre. — Limonade vineuse. — Lait ou bouillon.) Trouble dans les idées la nuit, quelquefois le jour.

22. — Dans la nuit, mouvemens désordonné, suite du délire. — Soubresauts des tendons.

23. — Mort.

24. — Nécropsie.

Articulation du coude droit pleine de pus ; l'inflammation y a pénétré, par suite de son voisinage, avec la fracture ; celle-ci est transversale, assez nette, et placée à un travers de doigt seulement au-dessus des surfaces articulaires ; une lame osseuse, d'un demi-pouce de long, a été écornée immédiatement en dessus de l'épicondyle.

Veines du bras, à partir du lieu de la fracture, enflammées et pleines de pus jusqu'à l'épaule, dont l'articulation est pleine de pus.

Poitrine. — Les deux poumons sont remplis de noyaux tuberculeux sous forme de points jaunâtres, disséminés, et de nouvelle formation. — (Abcès tuberculeux.)

Abdomen. — Le foie est exempt d'altération; pointillé léger, insignifiant, de la muqueuse gastrique.

II. FRACTURES DU GENOU.

SIXIÈME OBSERVATION.

Fracture du fémur au-dessus de l'article, prise d'abord pour une luxation simple du tibia en arrière. — Gastro-entérite compliquée d'érysipèle phlycténoïde. — Mort. — Nécropsie.

François Latour, d'Auch, âgé de dix-huit ans, menuisier, d'un tempérament fort et sanguin, s'était endormi, le 8 juillet 1839, à quatre heures du matin, assis sur une borne, en attendant l'arrivée d'un de ses camarades. Il tombe dans cette position, et son genou gauche porte violemment contre le sol. Cinq heures après, il est transporté à l'Hôtel-Dieu Saint-André, et voici ce que j'observe : Gonflement considérable du genou gauche; jambe un peu fléchie sur la cuisse : celle-ci est légèrement tuméfiée et un peu arquée en avant; le malade la sou-

tient constamment avec la main ; rotule fortement
écartée des condyles du fémur, que l'on ne sent qu'en
déprimant une forte collection de liquide ; c'est surtout entre le bord supérieur de l'os sésamoïde et
l'échancrure intercondylienne qu'apparaît un vaste
hiatus, formé par leur éloignement réciproque. La
mobilité exagérée de la rotule placée au centre d'une
fluctuation très-évidente, ferait croire au premier
coup-d'œil qu'elle a été complètement isolée du tendon du triceps crural. Enfin, on touche dans le creux
du jarret une forte saillie formée par le recul de la
plate-forme du tibia luxé en arrière. Je pense à la
possibilité d'une rupture du tendon droit antérieur
de la cuisse, que A. Cowper dit avoir observée deux
fois, et en même temps à la rupture du ligament
rotulien, comme il en est donné un exemple dans
l'ouvrage du même auteur. Aidé par M. Rousset,
premier élève interne, je réduis à l'instant même, et
sans exercer de forte traction (1) présumée, la luxation
du tibia. La rotule reprend sa place normale dans la
poulie intercondylienne, mais en gardant sa mobilité exagérée. Une autre remarque nous frappe. En
comparant les deux cuisses rapprochées l'une de
l'autre, nous constatons que les condyles du fémur
gauche sont au-dessous du niveau de ceux du fémur
opposé, et partant un allongement de la cuisse du
côté malade. Nous sommes tentés d'inférer de là

_____

(1) La nécropsie a démontré, d'après l'état des ligamens,
qu'il s'opérait vraisemblablement alors la réduction du fragment supérieur du fémur.

qu'il existe une fracture au-dessus des condyles fé-
moraux, et que les tractions avaient éloigné l'un
de l'autre les fragmens ; mais l'absence de toute
crépitation nous tient réservés sur ce point. Le membre inférieur est maintenu étendu dans toute sa longueur et immobile. Saignée du bras ; le soir, quarante sangsues autour du genou ; cataplasmes ; diète.

Le lendemain, 9 juillet, réaction fébrile avec céphalalgie ; langue un peu blanche ; nouvelle saignée du bras. Le soir, épistaxis ; application de trente sangsues. Le membre est tenu couché sur la face
externe et dans la demi-flexion. Limonade.

10. — Même appareil de symptômes d'une fièvre
gastro-bilieuse ; céphalalgie intense ; deux épistaxis
dans la journée ; cinq sangsues sont posées derrière
chaque oreille. En ôtant le cataplasme, nous apercevons la peau très-rouge et couverte de phlyctènes.

11. — L'érysipèle phlycténoïde s'est étendu à une
partie de la cuisse ; douleur et engorgement des ganglions inguinaux correspondans. (Limonade avec
16 grammes crème de tartre ; vingt-cinq sangsues à
la région inguinale ; potion avec 32 grammes sirop
de morphine.)

12. — Presque toute la cuisse est envahie par la
rougeur érysipélateuse et par d'énormes phlyctènes.
La fièvre est intense, mais la céphalalgie est moindre ; langue toujours blanche ; douleur vive à l'épigastre. (Tisane d'orge, édulcorée avec le sirop de
capillaire ; potion avec 3 décigrammes extrait gommeux d'opium ; quinze sangsues à l'épigastre.)

13. — Le malade prend par cuillerée, à une heure d'intervalle, un décigramme de tartre stibié, dissous dans 190 grammes de petit-lait. Cette potion fatigue extrêmement le malade ; elle produit des nausées, une impression pénible sur l'estomac. L'absence de tout vomissement peut être justifiée par l'administration de la potion narcotique donnée hier et encore aujourd'hui dans la matinée. Une selle copieuse.

14. — Persistance de la fièvre ; soif un peu moindre ; langue moins saburrale ; douleur vive à l'abdomen ; l'érysipèle phlycténoïde a atteint d'une part la région inguinale, et de l'autre s'est étendue jusqu'à la partie inférieure de la jambe. Tout le membre a un volume presque double de l'état normal. (Deux bouillons ; continuation de la même tisane.) Le membre est soumis à des lotions avec une solution de 2 grammes de tartre stibié et de 5 décigrammes d'opium dans un litre d'eau. Cataplasmes laudanisés sur l'abdomen.

15. — L'abdomen est toujours douloureux. Constipation. Tisane de chiendent édulcorée avec le sirop d'orgeat ; lavemens purgatifs avec 3 grammes follicule de séné et 32 grammes sulfate de soude.)

16. — Pouls fréquent, mais moins fort ; douleur abdominale presque nulle ; langue légèrement noirâtre. (Tisane gommeuse édulcorée avec 32 grammes sirop d'écorce d'orange.) Une selle diarrhéique hier et aujourd'hui.

22. — Le malade n'accuse aucune douleur nulle part ; il a perdu très-sensiblement de sa fraîcheur et

de son embonpoint; l'érisypèle a abandonné tout le membre inférieur gauche, mais il a envahi l'abdomen presque entier et le tiers supérieur de la cuisse droite. (Potion avec 2 grammes extrait de quinquina et un décigramme extrait gommeux d'opium.)

24. — Le malade est plus tranquille et témoigne de l'appétit. Le volume du membre a sensiblement diminué. (Suspension de la potion avec le quinquina.)

26. — L'érysipèle n'a pas fait de progrès vers le bas de la cuisse droite, et ne s'est pas encore effacé à l'abdomen. Pour favoriser sa marche descendante, un sinapisme est placé au genou gauche. Le soir même, nous reconnaissons que l'érysipèle s'est un peu propagé du côté de cette articulation. Un nouvel érysipèle, accompagné de phlyctènes, s'est déclaré depuis l'épaule droite jusqu'au milieu du bras. Exacerbation habituelle de la fièvre dans l'aprèsmidi. Langue d'une couleur rouge uniforme. (Potage; un peu de volaille.)

27. — L'érysipèle du bras droit est descendu jusqu'au coude et l'a même dépassé; celui de la cuisse droite a gagné la jambe.

30. — Amaigrissement; peau sèche et un peu terreuse. Depuis plusieurs jours, le malade ne se préoccupe que de ses alimens, se plaignant sans cesse de leur qualité, bien qu'il en use avec avidité. Fièvre peu marquée le matin, avec des exacerbations le soir, qui se prolongent toute la nuit; soif ardente continuelle, surtout la nuit; langue rosée et humide. On accorde de la bière au malade :

elle lui fait le plus grand plaisir. Suspension des lotions avec la solution stibio-opiacée.

5 août. — La peau est constamment sèche et terreuse. Cependant, des sudamina extrèmement nombreux s'observent sur les côtés du thorax, à l'abdomen, aux plis des principales articulations. L'amaigrissement fait des progrès; langue moins humide; l'appétit est vif. Le malade ne cesse de réclamer contre les restrictions imposées à son régime. Depuis long-temps, plusieurs selles diarrhéiques ont lieu tous les jours. La fièvre continue avec les mêmes paroxismes nocturnes.

11. — Marasme. Un tremulus continuel agite tout le corps; pouls constamment fréquent et peu développé; quelques divagations dans les idées. Le genou affecté est plus tuméfié que de coutume depuis quelques jours; on y perçoit une fluctuation manifeste. Une ponction, pratiquée au côté interne, donne issue à du pus mêlé à des caillots sanguins.

Le malade meurt dans la nuit du 12 août.

13 — Nécropsie à dix heures du matin.

Examen du membre. — Une longue incision, pratiquée sur la partie latérale interne du genou, nous démontre que le tissu cellulaire extérieur à la capsule fibreuse articulaire, et que cette capsule elle-même sont exempts d'altération; mais en ouvrant cette capsule, on fait sortir une vaste collection de caillots sanguins, entremêlés d'un liquide rougeâtre. Cette collection, dont l'origine remonte évidemment au moment du traumatisme, distend énormément le

grand cul-de-sac formé par le prolongement de la
membrane synoviale en dessous du muscle quadriceps
fémoral ; elle l'a même déchiré de manière à se
porter assez haut entre ce muscle et le fémur. La face
interne du cul-de-sac indiqué est d'un noir verdâtre.
Le tendon du droit antérieur de la cuisse et le ligament rotulien ont conservé leur aspect ordinaire
et leurs connexions avec la rotule. Les ligamens latéraux externe et interne sont disséqués et trouvés intacts ; il n'en est pas de même du ligament croisé antérieur, qui est déchiré vers le milieu de son trajet
dans une partie de son épaisseur.

Les surfaces cartilagineuses de la poulie intercondylienne, de la face postérieure de la rotule, de la
plate-forme du tibia, sont remarquables par l'uniformité de leur teinte garance, sans altération phlegma-
sique de leur tissu, qui conserve la même couleur
dans toute son épaisseur. Les fibro-cartilages semi-lu-
maires n'ont que leur rebord concentrique pénétré de
cette véritable imbibition sanguine. Il n'y a que
les prolongemens de la synoviale sur les ligamens
croisés, et celui qui existe en dessous de la rotule,
sous le nom de ligament adipeux, qui offrent des
traces d'inflammation, des concrétions pseudo-mem-
braneuses irrégulières et colorées en rouge.

Enfin nous constatons une fracture très-oblique
du fémur, deux pouces au-dessus de l'article, avec
un chevauchement tel, que le fragment supérieur
descend de près de deux pouces dans le creux poplité.
Les bouts de ces fragmens, dont le périoste est dé-

collé, sont remplis par une végétation vasculaire très-rouge. Le canal médullaire du fragment supérieur contient un peu de sanie purulente. L'artère et la veine poplitée sont exemptes d'altération.

Poitrine. — Les deux poumons sont parsemés à leur surface ou à une petite profondeur de tuberculeuses jaunes de diverses dimensions et tous solides (Abcès tuberculeux passés à l'état concret).

L'abdomen n'a présenté de remarquable qu'un ramollissement très-prononcé du foie, dont la couleur était d'un vert olive foncé.

SEPTIÈME OBSERVATION.

Fracture oblique de l'extrémité supérieure du tibia droit. — Delirium tremens. — Mort. — Nécropsie.

Jean Journiac, âgé de trente-trois ans, portefaix, d'un tempérament bilioso-sanguin, est apporté à l'Hôtel-Dieu Saint-André, dans la matinée du 19 avril 1839 : pendant la nuit précédente, il a eu la jambe droite fortement contuse par le passage d'une roue de voiture. Cet homme, habituellement adonné aux boissons alcooliques, se trouvait ivre au moment de l'accident. La jambe droite est extrêmement tuméfiée dans toute sa longueur; le malade peut sans inconvénient la tenir soulevée en l'abandonnant à son propre poids, ce qui rend obscures les premières recherches pour reconnaître une fracture. Cependant, en relevant le talon, on voit plier un peu le tibia dans la partie supérieure, non loin du

genou , dont la membrane synoviale est considéra-
blament distendue. Température du corps un peu
abaissée ; pouls concentré; aussi la saignée n'est-elle
pas pratiquée : on se contente de poser quarante sangsues sur la jambe. Potion calmante. La journée se
passe assez bien ; quelques soubresauts dans les
membres inférieurs se font parfois remarquer.

20. — Pouls relevé et fréquent ; l'application de
sangsues faite la veille a déterminé un soulagement
immédiat : vingt autres sont prescrites pour être
posées au genou correspondant. Dans l'après-midi ,
une exaltation dans les idées commence à se manifester. (Limonade avec trente-deux grammes crème
de tartre.) Un grand cataplasme couvre la jambe
et le genou.

21. — Délire extrèmement loquace pendant la nuit :
le malade s'est levé debout sur son lit à diverses reprises. Le délire se manifeste à des intervalles très-
rapprochés pendant le jour; on le suspend en quelque
sorte à volonté lorsqu'on fixe les idées du malade sur
les personnes et les choses qui l'entourent. La jambe
est enveloppée par des bandelettes de Scultet , constamment arrosées d'eau froide. — Saignée du bras
le matin. — Le soir, huit sangsues de chaque côté
du cou.

22. — Mèmes remarques qu'hier. La face a pris
un teint jaune paille bien différent de l'ictère ; le
pouls est fréquent et assez vif. Souvent on surprend
le malade assoupi et ayant la tète renversée en arrière. Tremulus continuel de tout le corps. Langue

brunâtre et sèche. Le delirium tremens se prononce de plus en plus. (Potion avec un décigramme extrait de belladone et cinq centigrammes acétate de morphine.)

23. — Malgré l'exaltation des idées qui s'est fait remarquer comme d'habitude pendant la nuit, le malade a les idées assez justes pendant toute la matinée, tourne en dérision et reconnaît lui-même les folies dont il a été auteur involontaire. L'assoupissement est moins fréquent ; le délire se renouvelle le soir. (Potion *ut suprà*.)

24 et 25. — Délire continuel ; soubresauts des tendons. Mort dans la nuit du 25.

Nécropsie le 26, à onze heures de la nuit.

Les muscles de la jambe droite, ceux du mollet principalement, épaissis et compacts, laissent ruisseler par les tranches divisées un liquide jaune-rougeâtre : on croirait presque avoir affaire à un tissu pulmonaire frappé d'hépatisation jaune.

L'extrémité supérieure du tibia présente une fracture oblique du haut en bas et de dehors en dedans ; elle commence à la limite externe du condyle externe de cet os, et se termine à un pouce et demi au-dessous de la tubérosité interne. Le périoste recouvrant les fragmens était conservé ; il a fallu le disséquer pour séparer les fragmens. Avant cette dissection, ils se maintenaient en rapport, même en soulevant la jambe du cadavre par le talon. Le péroné n'avait reçu aucune atteinte, pas plus que la rotule et le fémur.

Malgré l'extrème voisinage de la fracture, la

plate-forme articulaire du tibia est à l'état normal ;
les cartilages et fibro-cartilages sont blancs et res-
plendissans , de même que les croûtes cartilagineuses des condyles du fémur et de la face postérieure de
la rotule. L'épanchement qui avait été observé pendant la vie dans la capsule synoviale avait complètement disparu. Seulement il existait une ecchymose
considérable dans le tissu cellulaire dont est rempli
l'infundibulum synovial, appelé ligament adipeux.

Les veines superficielles et profondes de tout le
membre étaient exemptes d'altérations.

Crâne. — Peu de sérosité dans l'arachnoïde cérébrale et ventriculaire ; belle consistance de la masse
encéphalique.

Poitrine. — Les deux poumons adhèrent aux plèvres costales par d'anciennes adhérences ; tous deux
sont crépitans et à l'état normal.

Abdomen. — Le tube intestinal, le foie, la rate
qui est fort petite, sont à l'état naturel.

HUITIÈME OBSERVATION.

*Fracture d'une portion du condyle externe du fémur,
avec luxation du péroné ; fracture de la partie supérieure du tibia ; vaste plaie à la jambe et au
jarret ; amputation de la cuisse. — Guérison.*

Jeanne Loubarès , âgée de huit ans , était montée
sur une charrette, le 12 juin 1839, lorsque, tout-à-
coup, une secousse la fait jeter par terre, et une
roue lui passe sur la jambe gauche. Elle est transpor-

tée à l'hôpital Saint-André le soir du même jour. Une vaste plaie règne sur toute l'étendue de la région interne de la jambe; la face correspondante du tibia est à nu; il en est de même des muscles, qui sont préservés de toute contusion. Au premier aspect, on dirait une énorme perte de substance de la peau; mais, en saisissant le bord de la peau correspondant au milieu du triceps sural, on la ramène facilement jusqu'au contact avec la lèvre opposée, répondant au bord antérieur du tibia. Ainsi, les deux lèvres semblent avoir été divisées par un coup de bistouri très-net, et on aurait pu, à l'aide de points de suture, recouvrir exactement les muscles et l'os. La plaie, en outre, s'étend jusqu'au jarret, qu'elle contourne en arrière. Le genou est tuméfié; la partie supérieure du péroné a été enlevée à son articulation, en entraînant une lame du condyle externe du fémur; fracture oblique du tibia à la réunion des trois quarts inférieurs avec le supérieur; le fragment supérieur est en outre fendu verticalement. La malade est dans un état très-prononcé de stupeur; sa température est peu élevée.

L'amputation de la cuisse est pratiquée, deux heures après l'entrée de la malade, par M. Chaumet. Elle a été supportée sans beaucoup de manifestation de douleur, et n'a offert rien de remarquable. Potion calmante. L'examen du membre, à part les particularités déjà notées, nous a montré l'artère tibiale postérieure ecchymosée depuis son origine jusqu'à deux pouces plus bas : cette ecchymose était for-

mée, comme l'a prouvé la dissection, par une extra-
vasion de sang dans la tunique celluleuse décollée,
à travers une rupture circulaire des membranes interne et moyenne analogue à celle que produisent
les ligatures.

La réunion de la plaie.du moignon avait été
faite au moyen de bandelettes agglutinatives. Dès le
premier pansement, l'adhésion était établie dans les
deux tiers de son étendue. Au dixième jour, la cicatrisation était complète. Aucune réaction fébrile notable n'avait été remarquée.

———

III. FRACTURES DU COUDE-PIED.

NEUVIÈME OBSERVATION.

*Fracture sus-malléolaire du tibia droit, avec lésion de
l'artère tibiale postérieure, et division du tendon du
jambier postérieur. — Résection du fragment supérieur, ligature du vaisseau et suture du tendon. —
Délire nerveux. — Mort. — Nécropsie.*

Hamon (Pierre), de Léognan (Gironde), maçon,
âgé de trente-quatre ans, d'un tempérament robuste et sanguin, fit une chute, le 26 avril 1839,
pendant qu'il soutenait sur le dos une très-lourde
pierre. La jambe droie porta violemment contre le
sol, en rencontrant le tranchant d'une hache : il
en résulta une plaie transversale, située à deux travers de doigt au-dessus de la malléole interne, et
s'étendant jusqu'au tendon d'Achille. Une hémor-

rhagie artérielle se fit jour immédiatement par la plaie. Le malade est transporté à l'hôpital Saint-André le même jour. Les lèvres de la plaie indiquée sont écartées par des caillots d'un sang vermeil , donnant parfois passage à un véritable jet de sang artériel. Une compression est établie sur l'artère fémorale; il est bientôt facile de constater une fracture très-oblique du tibia, se dirigeant de haut en bas et de dehors en dedans, de telle sorte que le fragment supérieur forme une épine prismatique très-acérée ; une esquille a été rencontrée dans l'épaisseur des chairs. La lèvre supérieure de la plaie est disséquée de manière à découvrir le fragment supérieur dans l'étendue de plus d'un pouce; puis, une plaque mince de bois est engagée de bas en haut, en la faisant passer sous l'extrémité relevée du fragment, et celui-ci est scié transversalement à sa base. On procède ensuite à la ligature de la tibiale postérieure. Une incision verticale d'environ deux pouces d'étendue , convenablement distante du bord interne du tibia, vient se confondre en bas avec la plaie transversale déjà existante , de manière à former deux lambeaux de peau triangulaires. Leur dissection montre le tendon du jambier postérieur divisé transversalement au niveau de la plaie transversale des tégumens. Le bout supérieur du vaisseau est isolé des cordons satellites , soulevé par la sonde cannelée, et étreint par une ligature. Une nouvelle incision verticale, placée un peu plus en arrière que la première par rapport à la malléole, vient se confondre encore en haut avec la plaie transversale. On

arrive par ce moyen à la rencontre du bout inférieur
du vaisseau, qui est lié à son tour. Enfin, il a fallu
s'occuper de la division du tendon du muscle jambier postérieur, et chercher à réunir, s'il était possible, les deux bouts. Cette tentative était rendue difficile par leur écartement de plus d'un pouce. Une
aiguille fine courbe, armée d'un fil de soie, a fait passer successivement deux points de suture dans le
bout supérieur, et puis dans le bout inférieur du
tendon. Pendant que les mains d'un aide, appliquées
sur chacun des bouts dans l'intention de les rapprocher, favorisaient la traction opérée par les fils, le
point de contact a eu lieu, et les nœuds ont été faits.

Le pansement a consisté en compresses fenêtrées
enduites de cérat ; charpie et compresses imbibées
d'eau froide ; puis, la jambe a été mise dans un appareil ordinaire de fracture très-médiocrement serré.
Des arrosages fréquens ont eu lieu dans la journée
avec une solution de 5 décigrammes d'opium sur un
litre d'eau. — Potion calmante.

Le malade a peu souffert dans la soirée ; il a som-
meillé ; le pouls n'a pas été assez élevé pour exiger
la saignée du bras.

27. — Calme dans la journée, interrompu seulement à intervalles par des tiraillemens incommodes
à l'endroit de la fracture. Le soir, pouls un peu relevé, face injectée, céphalalgie. — Saignée du
bras. — Potion calmante. — Continuation des irrigations avec la solution opiacée.

28. — Dans la nuit, il y a eu par momens de l'agi-

tation et du délire ; le matin, commencement de stupeur ; réponses justes, mais lentes ; pouls vibrant ; langue blanchâtre. Le tartre stibié, à la dose de 4 décigrammes dans 128 grammes d'eau de tilleul, édulcorés avec 32 grammes sirop diacode, est administré en quatre prises, à deux heures d'intervalle. Elles n'ont occasionné aucun vomissement ; mais la quatrième a été suivie de déjections alvines très-copieuses. Prostration des forces, découragement.

29. — Nuit très-agitée ; plusieurs fois, le malade a cherché à enlever son appareil ; il est très-abattu ; il répond à peine aux questions qu'on lui adresse. Le tartre stibié, à hautes doses, a été de nouveau administré et cette fois toléré. Pouls petit, concentré, température peu élevée. Vers cinq heures du soir, agitation très-grande. Mort. Le malade n'a éprouvé ni tremulus général ni soubresauts des tendons.

30. — Nécropsie à dix heures du matin.

Les muscles avoisinant la fracture du tibia sont très-injectés, mais sans vestige de suppuration. Les deux bouts du jambier postérieur ont été déchirés par les points de suture, et sont écartés.

Les membranes du cerveau n'offrent rien d'anormal ; il en est de même de la substance cérébrale, qui a une très-belle consistance partout.

La poitrine et l'abdomen n'ont pu être ouverts.

Luxation complète du pied gauche , avec fracture sus-
malléolaire du péroné , et dénudation d'une assez
grand étendue de la jambe. — Guérison. — Plus
tard , section du tendon d'Achille au pied droit. —
Hydrocéphalite. — Mort.

Bertrand Ducos, de Bordeaux, âgé de quatre ans,
s'amusait, le 7 septembre 1839, à monter sur l'extrémité d'une longue poutre traînée sur un chariot.
Par l'effet d'une secousse il perd l'équilibre, et la
poutre vient contondre violemment sa jambe gauche
appuyée contre le sol. On le transporte aussitôt à l'Hôtel-Dieu Saint-André ; il était huit heures du soir. La
jambe du malade est dans un état effroyable. La peau
a été enlevée sur toute la moitié inférieure de sa face
externe ; les muscles jambier antérieur, extenseurs des
orteils et péronier sont contus et déchirés dans l'aire
de cette dénudation. Le tibia est à découvert dans la
même étendue; son extrémité inférieure a abandonné
complètement la poulie astragalienne pour se porter
en avant et en dehors. Le pied est flottant et tourné
sens devant derrière. Le péroné est fracturé obliquement en dessus de la malléole. Aucun vaisseau artériel ne donne du sang. L'amputation immédiate semble au premier coup-d'œil le seul parti qu'il y ait à
prendre. Mon premier soin est de rendre au pied sa
direction naturelle , et de remettre l'astragale dans
sa mortaise : j'y parviens assez facilement à l'aide
de tractions convenables, et dès-lors la restitution de la

conformation des parties me donne des idées moins défavorables sur les circonstances de ce terrible accident. Des compresses trempées dans l'eau froide sont maintenues appliquées sur toute la plaie ; la jambe et le pied sont encaissés dans un appareil de fracture médiocrement serré et adapté aux exigences particulières du cas. — Potion calmante.

Le même système de pansement et d'irrigation avec l'eau froide est continué les jours suivans. M. le docteur Puydebat, alors de service, partage mon opinion sur la possibilité de la conservation de la jambe. Du reste, peu de réaction fébrile et peu de douleurs.

Le 10 septembre, l'appareil est enlevé pour visiter la plaie. Elle est recouverte de bourgeons garnis à leur surface d'une couche de détritus jaune en forme de bouillie. Même pansement.

13 septembre. — Le pus apparaît pour la première fois ; il est abondant et de bonne nature. Les bourgeons de la plaie sont d'une couleur vermeille ; il n'y reste que quelques rudimens de la matière jaune mentionnée. Un linge fenêtré enduit de cérat est placé sur la plaie. — Gâteau de charpie ; compresses et bandages *ut suprà*. Le malade dort bien et a de l'appétit ; la fièvre n'a pas encore paru.

18. — La suppuration continue d'être abondante ; la pointe du fragment supérieur du péroné, de couleur grisâtre, fait plus de saillie que d'habitude ; elle est ramenée dans sa position. La matière jaune qui souillait les plaies a complètement disparu.

13 octobre. — Les pansemens n'ont été renouve-

lés que tous les trois ou quatre jours, malgré l'abondance de la suppuration, afin d'éviter des mouvemens trop fréquens. Les bourgeons de la partie inférieure de la plaie sont tuméfiés, pâles, *œdématiés* ; on
les touche avec le nitrate d'argent.

16. — Les bourgeons touchés par le caustique sont
déjà presque tout-à-fait réprimés. Deux bandelettes
agglutinatives sont apposées circulairement, de manière à les comprimer légèrement. Deux autres bandelettes sont pareillement placées à la partie supérieure de la plaie où les bourgeons sont devenus rosés
et mollasses. La pointe nécrosée du fragment supérieur du péroné est ébranlée et détachée. Le pansement est terminé avec le linge fenêtré, la charpie et
le bandage roulé.

20. — Les bandelettes de toile-Dieu ont été enlevées et supprimées, à cause de l'irritation locale et
de la réaction fébrile qu'elles occasionnaient.

27 novembre. — Ce n'est qu'après beaucoup de
cautérisations légères avec le nitrate d'argent que l'on
est enfin parvenu à dompter les bourgeons charnus
et à terminer la cicatrisation de la plaie. Le pied est
très-régulièrement enchâssé à angle droit dans la
mortaise jambière. Le petit malade se lève et marche
à l'aide d'une petite canne avec une pétulance extrême ; il marcherait bien mieux encore si le pied
droit n'était équin.

Dans le mois de janvier 1840, la section du tendon
d'Achille avait été opérée par M. Chaumet, et le pied
avait subi avec le temps des modifications avantageu-

ses , qui rendaient la marche et même la course entièrement facile , lorsque , le 29 mai suivant , Ducos
est atteint subitement de symptômes d'hydrencéphale
aigu. Accablement , fièvre ; céphalalgie indiquée par
l'action de porter souvent la main à la tête ; cri hy-
drencéphalique ; tendance continuelle à fermer les
paupières , quand on l'éveille de son coma ; absence
presque complète de toute relation cérébrale avec
l'extérieur, etc. Malgré le traitement le plus énergique , le calomel , les sinapismes , les vésicatoires successivement appliqués aux membres inférieurs , aux
supérieurs , à la calotte crânienne , l'enfant a succombé le 10 juin 1840.

La nécropsie a démontré , en outre d'un développement considérable du cerveau , une quantité énorme
de sérosité limpide et incolore qui distendait tous les
ventricules cérébraux ; l'arachnoïde cérébrale ne contenait rien , par suite de l'application immédiate de
ses feuillets rapprochés par le soulèvement de la masse
cérébrale ; celle-ci avait du reste une belle consistance
et une blancheur remarquable. Quelques vers lombrics ont été rencontrés dans l'intestin grêle. Les
autres organes n'avaient aucune lésion appréciable.

ONZIÈME OBSERVATION.

*Fracture malléolaire des tibia et péroné droits , avec
luxation incomplète du pied. — Délire nerveux. —
Guérison.*

Correyon (Robert) , de Soubrie (Landes) , portefaix, âgé de cinquante-deux ans, est reçu à l'Hôtel-Dieu Saint-André le 20 juillet 1839.

Le même jour, en aidant à transporter un gouvernail de navire, il est tombé ; le gouvernail est venu heurter violemment le côté externe du coude-pied droit, dont le côté opposé reposait sur le sol. Voilà ce qui résulte du récit un peu embrouillé du malade, dont l'intelligence est obtuse. L'examen du coude-pied nous fait reconnaître tout d'abord une luxation. Il y a rotation manifeste du pied en dedans, en sorte que l'axe représenté par la crète tibiale va se confondre avec celui du premier orteil, au lieu de correspondre à celui du troisième. Il existe un grand écartement entre les deux malléoles. Le cinquième inférieur du péroné représente une courbe très-prononcée, dont le centre correspond à une fracture évidente. La malléole interne forme une saillie considérable, de manière que, sous elle, on rencontre une dépression demi-circulaire fort prononcée. En palpant avec soin, on reconnaît une fracture transversale de la malléole au niveau de la surface plane articulaire du tibia, autrement dit à sa base ; on sent le rebord tranchant du fragment supérieur. J'essaie d'opérer la réduction, mais elle est contrariée fortement par la résistance musculaire, et j'y renonce. (Saignée. — Potion calmante. — Compresse d'eau-de-vie camphrée.) Il n'y a ni rougeur ni ecchymoses.

Le lendemain, 21 juillet, vingt sangsues autour de l'articulation malade.

22. — Autre application de sangsues. — Cataplasmes.

23. — Des manœuvres nouvelles parviennent assez bien à remettre les os en place. — Appareil provisoire de contention.

24. — Pendant la nuit dernière , tout-à-coup le délire s'est déclaré; le malade a poussé des cris, a parlé , et a incommodé par son tapage tous les voisins. Ce matin, ses idées ne sont pas bien nettes. — On nous raconte que cet homme avait l'habitude de se livrer aux boissons. (Saignée du bras.) — Dans l'après-midi , tout l'appareil est défait par le malade , qui tient les propos les plus désordonnés et les plus extravagans. Son œil est vif , sa parole forte ; mais il n'a pas la moindre fièvre. (Gilet de force. — Potion calmante.)

24. — Quels que soient les soins avec lesquels on a fixé la jambe par un appareil de Scultet , le malade est parvenu à fléchir le genou ; dans ses mouvemens brusques , il contond de mille manières sa jambe , malgré l'appareil qui l'emprisonne et les draps qui l'assujettissent en travers du lit. Toute la journée , le malade ne cesse de débiter des choses extravagantes et sans suite ; il parle souvent de ses occupations particulières , de son chantier, etc. (Dix sangsues de chaque côté du cou.)

25. — On maintient le gilet de force, bien qu'il demande sans cesse depuis son délire des couteaux pour couper les liens. Il persiste dans la même incohérence de propos , la même confusion de person-

nes. (Potion avec 32 grammes sirop de morphine.)
Il fatigue toujours la jambe malade, qui lui paraît
complètement insensible.

26. — Un peu plus de calme, mais le pouls
s'est maintenu fort tranquille, et la température.
naturelle. On ôte le gilet de force.

27. — L'appareil ordinaire de fracture, avec trois
attelles en bois, est appliqué à la jambe; il existe une
petite élévation fluctuante au niveau de la malléole
interne.

1er août. — Depuis la cessation du délire, il y a eu
calme parfait : la moindre agitation fébrile ne s'est
pas manifestée. Je suis étonné de l'impassibilité du
malade, de son appétit excellent, ainsi que du bon
état de son moral. Cependant, aujourd'hui, pour
la première fois, il accuse une légère douleur à
l'endroit où nous avons constaté une petite collection.

Depuis cette époque, le calme n'a cessé d'être parfait; l'appareil a été renouvelé deux fois; les deux
fractures se sont réunies sans laisser difformité ni
gène dans les mouvemens de l'articulation tibio-tarsienne. L'état du malade, quand il est parti, était
au-dessus de tout ce que nous avions pu espérer au
début.

DOUZIÈME OBSERVATION.

*Fracture sus-malléolaire du tibia gauche ; résection
d'un fragment ; guérison.*

Jeanne Maurat, âgée de quarante ans, est reçue
l'Hôtel-Dieu Saint-André le 15 juin 1839, pour

une fracture à la jambe gauche, qu'elle s'était faite en tombant du haut d'un cerisier. Le tibia était cassé à un pouce au-dessus de la malléole ; dans cet endroit, et sur toute la largeur de la face interne de la jambe, existait une plaie demi-circulaire à concavité supérieure, dont les bords étaient extrêmement écartés par l'issue du fragment supérieur, dans l'étendue de près d'un pouce. Malgré les plus fortes tractions exercées sur le pied, il est impossible de faire rentrer le fragment dans la plaie. Les deux lèvres de celle-ci sont convenablement débridées, et il devient nécessaire de pratiquer la résection de toute la portion sortante du fragment. La plaie est convenablement pansée, et la jambe mise dans un appareil fréquemment arrosé d'eau froide. Aucune réaction fébrile ne s'est manifestée ; des bourgeons de bonne nature se sont développés ; au bout du quarantième jour, la cicatrice était fermée ; la malade a pu, au bout du soixante-dixième jour, se livrer à la marche.

TREIZIÈME OBSERVATION.

Fracture malléolaire du tibia et du péroné de la jambe gauche ; délire nerveux ; résection d'un des fragmens ; phlébite ; mort.

Marie Capdeville, âgée de cinquante ans, se fracture le tibia et le péroné de la jambe gauche, qui s'était engagée sous elle dans une chute sur le pavé. Elle est admise à l'hôpital Saint-André, le 8 janvier 1839, quelques heures après l'accident. Malgré l'é-

panchement considérable de sang qui s'est fait dans
la région blessée , on peut s'assurer que la malléole
tibiale est cassée à sa base , et que pareille chose est
arrivée à la malléole péronière. L'astragale n'a que
des rapports incomplets avec la mortaise jambière.
La réduction et la contention sont pratiquées sur-
le-champ ; mais le même jour , la malade , en proie
à un commencement de délire nerveux , défait à plusieurs reprises l'appareil. (Potion calmante.)

12. — Un appareil amidoné est employé pour
remplacer l'autre , que la malade dérange à chaque
instant avec beaucoup trop de facilité. Elle se lève ,
marche, foule son pied , comme s'il n'y avait aucun
mal. (Diète ; une saignée ; plusieurs applications de
sangsues au cou ont été pratiquées ; une potion fortement laudanisée a été administrée tous les jours.)

24. — Graduellement la malade est revenue à la
raison. L'appareil est imprégné de pus au niveau de
la fracture ; on l'enlève ; la peau qui recouvre la
malléole interne fracturée est gangrénée; le fragment
supérieur tend à faire issue à travers la plaie produite
par la gangrène : on peut distinguer le cartilage de
la poulie de l'astragale, ayant conservé sa blancheur
et son poli au milieu de la suppuration des parties
voisines. (Pansemens avec plumasseau cératé , charpie, et l'appareil de fracture ordinaire.)

Pendant les jours suivans , le fragment supérieur
du tibia tend constamment à s'échapper au-dehors
de la plaie.

31 janvier 1840. — On se décide à faire la résec-

tion de ce fragment. Deux traits de scie en V à pointe dirigée supérieurement obtiennent une section triangulaire en bec de flûte.

Les cartilages articulaires se montrent à nu aux pansemens subséquens, et après avoir conservé plusieurs jours leur aspect blanc et poli, finissent par se couvrir de bourgeons, qui remplissent de plus en plus la plaie, en donnant lieu à une suppuration de bonne nature.

Du 18 au 25 février, accès fébrile tous les jours avec soif ardente; parfois trouble dans les idées, accablement. (Potion avec trois grammes extrait de quinquina et quatre décigrammes sulfate de quinine.)

26. — Une respiration râlante se déclare; mort.

Nécropsie, le 27, à neuf heures du matin.

Examen du membre. — Veine saphène interne parfaitement saine dans toute son étendue; mais il n'en est pas de même des veines profondes. A partir de l'endroit de la fracture, les veines tibiales postérieures contiennent une sanie rougeâtre, que l'on retrouve dans la veine poplitée et dans la veine fémorale, jusque sous l'arcade du même nom. La membrane interne de toutes les veines est d'un rouge pourpre, contrastant avec la couleur de la même tunique des veines homologues du membre opposé.

Les fractures malléolaires du périné et du tibia sont très-bien appréciées. On peut voir les deux fragmens inférieurs très-courts, retenus encore par leurs ligamens; leurs cartilages d'incrustation sont intacts, mais leur face externe se confond en quelque sorte

avec un tissu gélatino-cartilagineux de nouvelle formation. Un remplissage de même nature, mais entre-
mêlé d'un sable calcaire, comble la cavité articulaire,
mais sans être adhérent à la poulie astragalienne, qui,
dénudée de son cartilage, est rugueux et ramolli à
sa surface. Les fragmens du péroné sont emboîtés
dans un magma de consistance presque lardacée et de
nature semi-cartilagineuse.

Les poumons sont engoués de sérosité, mais n'offrent nulle part de foyer purulent. Les organes circulatoires sont à l'état normal,

Les viscères abdominaux n'ont présenté rien de
notable; le foie avait une couleur jaunâtre, mais
n'était le siége d'aucune suppuration.

Sous beaucoup de rapports, les fractures des articulations mériteraient une place distinguée dans les
ouvrages de monographie chirurgicale; et cependant
il n'est guère que A. Cowper qui ait écrit un mémoire spécial sur ce sujet. La lecture de ce travail,
fécond en observations rares et curieuses, ne m'a
pas dissuadé de produire au jour celles que j'ai re-
cueillies dans le même genre en un court espace de
temps, et dont quelques-unes n'ont pas d'analogues peut-être dans les recueils les plus estimés.

Les articulations sont composées d'élémens si variés, que dans les troubles violens que déterminent
les traumatismes, la douleur, le gonflement, les
épanchemens sanguins extérieurs à la membrane sy-

noviale, ou renfermés en elle-même, sont éminemment propres à masquer ou à dénaturer les signes qui peuvent faire distinguer une fracture d'une luxation; dans les deux cas, en effet, il y a raccourcissement et déformation du membre, au voisinage de l'articulation ou à son niveau. La crépitation peut rester long-temps ignorée, surtout si l'article est entouré de masses musculaires considérables. L'embarras augmente souvent, s'il y a fracture et luxation à la fois, etc.

C'est surtout dans les fractures du coude que l'on peut apprécier les difficultés nombreuses du diagnostic, et cette occasion n'arrive que trop fréquemment. En effet, le coude, par sa configuration, par l'importance du rôle qu'il joue dans les fonctions du membre supérieur, par le nombre des éminences et des cavités qui s'emboîtent réciproquement, par les saillies multipliées dont il est hérissé, par la manière enfin dont se trouvent groupés les faisceaux musculaires, est exposé à une foule de lésions traumatiques. Toutes les fois que le corps, perdant subitement l'équilibre, tend à chuter violemment contre le sol, un instinct de conservation nous fait aussitôt servir du coude comme d'un arc-boutant pour protéger la tête ou la poitrine, surtout si l'avant-bras n'a pas eu le temps de se déployer pour faire remplir le même rôle à la main. L'écartement du coude et son appui sur le sol ne sont pas même indispensables pour le rendre passible des violences destinées au tronc. Combien de fois ne se trouve-t-il pas par l'effet de sa position naturelle, engagé sous e corps dans la chute qu'il n'a pu prévenir, de telle sorte qu'il supporte la plus grande part de la percussion du sol. Sur les côtés l'épicondyle et l'épitrochlée, en arrière l'olécràne se présentent naturellement à des chocs directs et faciles ; le quart supérieur du cubitus en dessous de l'olécràne (voir l'observation quatrième), la même étendue de la partie supérieure du radius, et l'extrémité articulaire inférieure de l'humérus paraissent moins exposés à des lésions physiques ; mais elles sont en quelque sorte inévitables lorsque les inégalités du sol et le degré plus ou moins marqué de la flexion font porter l'action du traumatisme plus particulièrement ou exclusivement sur l'une ou l'autre de ces parties.

Il est une autre circonstance qui peut influer spécialement sur la fracture de l'extrémité inférieure de l'humérus ; c'est celle qui se trouve naturellement mise en relief par les trois premières observations : je veux parler de l'àge. On sait en effet que dans les os longs en général, l'époque de la réunion des extrémités épiphysaire à la diaphyse est comprise entre quinze et vingt-cinq ans environ. Rien n'est plus facile dès lors que de concevoir, chez les enfans, la possibilité et même la fréquence de la séparation des épiphyses du reste du corps de l'os correspondant à l'occasion d'un traumatisme. A quelques mois d'intervalles, j'ai recueilli trois exemples de désépiphysation (qu'on me pardonne cette expression qui est peut-être un néologisme). Faut-il en conclure que c'est un accident fréquent dans l'enfance ? Bien que j'aie été à même de voir et de traiter en grande partie près de trois cents fractures à l'hôpital Saint-André depuis que j'y suis attaché, je serais tenté de croire qu'elles sont assez rares ; mais cette rareté pourrait tenir aussi à l'immense majorité des adultes, qui sont sujets à cette classe de maladie. Les hôpitaux destinés à l'enfance serviraient à éclairer ces doutes, que les auteurs de nos meilleurs traités sont loin de pouvoir dissiper. En effet, je trouve dans Béclard, *Anatomie générale*, page 487, le passage suivant : « La séparation des épiphyses a lieu dans les » jeunes sujets, par des causes mécaniques, comme » les fractures, et se réunit par un cal semblable. L'in- » flammation chronique des articulations des os » longs détermine quelquefois aussi, chez les en- » fans ou chez les adolescens, la séparation de leurs » épiphyses non encore réunies. *L'une et l'autre de ces* » *deux sortes de séparations sont rares.* »

J'interroge Meckel à son tour, et voici ce que déclare cet anatomiste, d'une érudition et d'une autorité si imposantes : « Quand les épiphyses ne sont » pas encore soudées au corps de l'os, *il est très-or-* » *dinaire* de les voir s'en détacher, soit par l'effet » d'une lésion mécanique, soit à la suite des mala- » dies qui détruisent le tissu des os. La guérison » peut avoir lieu dans l'un et l'autre cas, même » lorsqu'il n'y a pas simplement solution de conti- » nuité, mais encore fracture avec esquilles, bri- » sement de l'os en plusieurs pièces, et perte con-

16

» sidérable de substance. Les fragmens détachés se
» recollent même quelquefois, quand on les met en
» contact avec les portions saines. » (*Manuel d'anatomie*, traduction de Breschet et Jourdan, t. Ier,
page 329.)

Comment concilier deux opinions aussi opposées ?
Nous aurions voulu en trouver les moyens par la
lecture de l'excellente monographie de Reichel, *De
epiphysium ab ossium diaphysi diductione* (Leipsick,
1769), si ce travail eût été à notre disposition ; mais
probablement notre désir eût été déçu, puisque les
deux écrivains mentionnés citent cette monographie
sans y avoir puisé des conclusions identiques. Nous
nous demanderons enfin si la fréquence, relativement
plus grande, de la désépiphysation de l'extrémité
inférieure de l'humérus, par rapport à celle des radius et cubitus, en jugeant toujours d'après nos
propres observations, tiendrait au mécanisme de la
chute ou à la durée de l'état épiphysaire. Mais des
observations bien précises nous manquent relativement à l'époque comparative de la soudure des épiphyses dans les os longs.

On notera dans les faits que nous avons publiés
l'âge des sujets, les circonstances presque identiques
dans lesquelles la chute a eu lieu, le gonflement
articulaire qui en a été la conséquence, et les difficultés qui en ont résulté pour le diagnostic, surtout chez le nommé Grousset.

Quant au rôle que la désépiphysation a joué, il
a été extrèmement fâcheux chez la jeune Bertomieu.

La séparation de la pièce cartilagineuse articulaire de l'humérus a dû contribuer à l'impossibilité de la réduction de la luxation co-existante des deux os de l'avant-bras ; et la dispersion des fragmens au milieu des muscles contus ne pouvait qu'ajouter singulièrement à l'irritation des parties et aux chances de l'inflammation. Le diagnostic a été extrèmement obscur durant les quatre premiers jours, et lorsqu'après une temporisation sagement utilisée et dont nous avons eu souvent à nous féliciter, le véritable désordre a été connu, l'amputation avait beaucoup perdu de ses chances favorables, comme l'événement l'a justifié.

Il me semble naturel d'admettre que chez Boissy la séparation de l'épiphyse n'a eu qu'une importance fort accessoire pour les indications qu'il y avait à remplir. Rien n'égale la simplicité avec laquelle l'art et l'organisme ont concouru à obtenir une bonne et rapide guérison.

Enfin, la désépiphysation a paru une circonstance favorable dans le cas de Grousset, par le mode même dont elle est arrivée. En effet, l'intégrité complète de l'épiphyse, la conservation de ses rapports avec les deux os de l'avant-bras, ont singulièrement simplifié les accidens ; mais il faut avouer d'une autre part que le diagnostic avait été primitivement très-difficile, par la raison que l'on s'attend rarement à des lésions de ce genre. L'innocuité des effets de la fracture, par rapport au voisinage de l'articulation, est bien digne de remarque si on la compare avec ce qui s'est passé chez le nommé Pontet (cinquième observation). Le malade ayant succombé à une affection étrangère à l'accident, nous avons pu constater la formation du cal entre l'épiphyse et le reste de l'os s'exécutant d'après les mêmes lois qu'à l'ordinaire.

Les fractures des os de la jambe, près du coude-pied, ont eu généralement une solution heureuse par suite de la faible participation que les surfaces articulaires ont prise aux accidens inflammatoires, ou de l'innocuité de cette inflammation elle-même. Dans le cas de Marie Capdeville, la mise à nu de la poulie astragalienne et de sa mortaise, consécutivement à l'ulcération gangréneuse des parties molles sur le côté interne et à la résection d'un fragment du tibia, n'aurait pas été un obstacle à une terminaison favorable, si la phlébite n'était venue tont-à-coup renverser les plus légitimes espérances. Mais l'observation la plus remarquable, sans contredit, est celle de l'enfant Ducos : à l'aspect de cette luxation complète du pied avec dénudation des tégumens dans une grande étendue, il était difficile de ne pas se rappeler la sentence adoptée par J.-L. Petit, sur l'issue nécessairement mortelle de pareilles lésions, si l'amputation n'était pratiquée sur-le-champ. Toutefois des exceptions à cette règle avaient été reconnues par ce chirurgien célèbre; je me chargeai avec empressement du soin d'en exhiber, s'il était possible, une nouvelle preuve. Le succès de mes efforts a trouvé un puissant auxiliaire dans l'âge du sujet, qui semblait devoir subir une mutilation inévitable.

Enfin , les fractures du genou ont été très-graves , puisque l'une d'entre elles a nécessité l'amputation, et que les deux autres, faute d'y avoir recours, ont eu la mort pour résultat. L'intérêt que présentent ces faits, ressort de leur simple lecture. Quant aux indications qu'il y avait à remplir , ce sujet soulève de hautes questions de chirurgie que les limites de cet article me défendent même d'aborder.

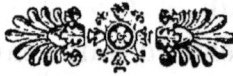

OBSERVATION

D'UNE

PLAIE TRANSVERSALE DU COU,

COMMUNIQUANT AVEC LE PHARYNX;

SUTURE HYO-LARYNGIENNE (PROCÉDÉ NOUVEAU). — GUÉRISON.

Balu (Dominique), cuisinier à bord du navire *l'Éliza*, âgé de quarante-huit ans, d'un tempérament bilioso-nerveux, était désespéré de n'avoir pu améliorer sa position, malgré de nombreux voyages maritimes. Il s'embarque de nouveau le 8 juillet 1840; mais, toute la nuit, il est obsédé par la pensée de se détruire, contre laquelle il cherche en vain à lutter. Cédant à cette espèce de délire, il court comme un furieux à sa malle, en retire un rasoir, s'agenouille sur son lit, et se fait une énorme blessure au cou. Cette action se passait à quatre heures du matin. Cinq heures s'écoulèrent sans que l'équipage en fût informé. Des cris plaintifs firent enfin découvrir le malheureux cuisinier baigné dans son sang. Il n'avait pas perdu connaissance malgré cette abondante hémorragie. Le chirurgien du navire regarda la plaie comme devant nécessairement amener la mort. Il se contenta d'appliquer un emplâtre de diachylon sur le devant du cou et de recommander l'abstinence de toute espèce de boisson. Le malade fut placé sur une chaloupe, et, dès son arrivée à Bordeaux, fut conduit à l'Hôtel-Dieu Saint-André, à cinq heures du soir.

Je me hâtai de lui donner les soins que sa position réclamait avec tant d'urgence. La plaie du cou était large et profonde , dirigée transversalement à la hauteur de l'espace hyo-thyroïdien, et s'étendait d'une carotide primitive à l'autre dans l'endroit où le vaisseau se divise en carotides externe et interne , occupant ainsi tout l'écartement supérieur des deux muscles sterno-mastoïdiens. Les lèvres supérieure et inférieure de la plaie, fortement éloignées par l'ascension de l'os hyoïde et par la rétraction du larynx vers la partie inférieure du cou, permettaient de voir l'épiglotte conservée intacte et la paroi postérieure du pharynx. Le malade était pâle , son pouls petit ; la parole s'exerçait facilement pendant la flexion du cou. Cédant à ses supplications, je lui permis d'étancher sa soif brûlante; mais à peine le liquide eut-il dépassé l'isthme du gosier, qu'il se répandit presque en totalité en dehors par la plaie avec des mouvemens convulsifs de l'appareil pharyngo-laryngien. Il importait de réunir au plus tôt cette plaie. Voici comment j'y suis parvenu , avec l'assistance de M. Levieux , interne de garde.

D'après l'expérience que j'ai acquise en pareille matière, et conformément aux idées que j'ai émises dans une publication récente (1), il fallait s'occuper d'abord de reconstituer la continuité de l'appareil hyo-laryngien, d'oblitérer ainsi le vaste hiatus formé par l'écartement de l'os hyoïde et du cartilage thyroïde. Cette indication, de la plus haute importance, a été le premier objet de mes soins. Me saisissant d'une aiguille convenablement courbée et armée d'un fil double, je l'ai implantée immédiatement au-dessus de l'os hyoïde, que l'indicateur et le pouce de la main gauche tenaient abaissé. Sa pointe a été ensuite ramenée en avant, de telle sorte que l'instrument a été entièrement dégagé de la plaie en entraînant le fil avec lui.

Dans un second temps, l'aiguille a traversé d'arrière en avant le cartilage thyroïde, un peu au-dessous de l'échancrure moyenne de son bord supérieur. Les deux chefs du fil ont été ensuite rapprochés et noués, emmenant jusqu'au point de contact le larynx et l'os hyoïde. Dès ce moment, les choses ont changé de face : au lieu d'un antre profond et largement ouvert, nous n'avons eu qu'une plaie transversale légèrement béante, les tégumens ayant suivi le rapprochement des organes auxquels ils étaient annexés. Je considérai comme inutiles les deux autres points de suture qui étaient entrés dans mon plan opératoire ; il ne s'agissait plus que

(1) Voyez mon second compte-rendu des maladies chirurgicales observées à l'Hôtel-Dieu Saint-André (service de M. Chaumet.)

de maintenir en rapport les bords de la plaie et des tégumens, ce qui devint facile au moyen de six points de suture soutenus par des bandelettes agglutinatives, et laissant un point béant pour le passage des fils de la suture profonde. Des plumasseaux de charpie, des longuettes et des circulaires de bande complétèrent le pansement.

La satisfaction du malade était grande. En proie à une soif ardente, il ingéra avidement et sans obstacle les boissons qu'on lui avait jusqu'alors refusées. Le pouls se releva, et une saignée fut pratiquée. La nuit fut bonne.

Au *troisième* jour seulement, les pièces du pansement ont été renouvelées : les bandelettes s'étaient un peu décollées, et l'on avait vu, pendant l'ingestion de tisanes ou de bouillons, quelques gouttes s'échapper par la plaie.

Le *vingtième* jour, la plaie était presque entièrement réunie, et ne fournissait qu'une suppuration à peine appréciable.

Cinq jours plus tard, l'anse de suture profonde qui entretenait un point suppuratif a été coupée avec des ciseaux et retirée.

Le *trentième* jour, tout était terminé. Le malade ne se plaignait que d'un léger sentiment de gène pendant la déglutition, et d'une abondance inaccoutumée de salive. Il est sorti parfaitement guéri le 30 août 1840, plein de repentir pour l'acte dont il s'était rendu coupable, et animé d'une vive reconnaissance pour les soins qui l'avaient entouré.

Réflexions.

Il est surtout une circonstance dans laquelle les plaies transversales du cou offrent un aspect effrayant : c'est lorsqu'elles atteignent la membrane hyo-thyroïdienne. Cette membrane, par suite de son insertion qui a lieu à la lèvre postérieure du bord supérieur de l'os hyoïde et non au bord inférieur de celui-ci, comme on le répète généralement, est plus enfoncée que le cartilage thyroïde et l'os hyoïde auxquels elle sert d'intermédiaire ; aussi se dessine-t-elle à l'extérieur sous la forme d'une rainure demi-circulaire sur laquelle se dirigent le plus communément les instrumens tranchans dans les tentatives de suicide. D'une longueur d'environ quinze lignes, d'une texture plutôt celluleuse que fibreuse, la membrane hyothyroïdienne est plus épaisse et plus courte au milieu que sur les côtés. De cette dernière disposition il résulte, comme l'a fait remarquer Bichat, que lorsque dans un larynx séparé on écarte l'os hyoïde le plus possible du thyroïde, la membrane hyo-thyroïdienne détermine une disposition oblique telle, que les parties latérales et postérieures de l'os sont beaucoup plus élevées que son milieu, d'où il suit que la base de la langue à laquelle l'os hyoïde sert de support peut s'élever bien davantage sur les côtés que sur la ligne médiane, ce qui concourt à former la gouttière le long de laquelle glissent les alimens en tombant dans l'œsophage.

En avant, la membrane hyo-thyroïdienne est recouverte par une couche celluleuse dans laquelle rampent le nerf laryngé supérieur et une branche artérielle émanée de la thyroïdienne supérieure , par les muscles omo-hyroïdiens, sterno-hyoïdiens et thyrohyoïdiens , plus superficiellement encore par l'aponévrose , le peaucier et enfin la peau. — En arrière , elle n'est séparée du pharynx que par la membrane muqueuse , et se trouve éloignée de l'épiglotte par un espace triangulaire qu'occupent la glande épiglottique et du tissu cellulaire graisseux.

Les usages de la membrane hyo-thyroïdiénne sont tous de position. Elle sert à compléter la paroi antérieure du pharynx, à fixer l'os hyoïde , cette sorte d'agraffe osseuse interposée entre les muscles dès dèux régions sus et sous-hyoïdienne , et à l'associer à l'appareïl laryngien , en rendant en quelque sorte solidaires leurs mouvemens dans les fonctions de la déglutition et de la phonation. Une membrane synoviale très-distincte , située entre la face postérieure du corps de l'os hyoïde et la partie supérieure du cartilage thyroïde , atteste les mouvemens répétés entre ces deux organes , mouvemens pendant lesquels la partie moyenne et supérieure du cartilage thyroïde vient se placer derrière l'os hyoïde.

Ces données anatomiques étant posées , qu'il advienne une plaie transversale dans la région hyothyroïdienne : la peau, le peaucier, les muscles sterno, thyro, omo-hyoïdiens , seront intéressés. Si la plaie pénètre dans le pharynx par la division de la membrane hyo-thyroïdienne , un écartement considérable aura lieu nécessairement entre les lèvres de la solution de continuité ; car rien ne pourra plus assujettir l'os hyoïde entraîné en haut par les muscles qui vont de la mâchoire inférieure à cet os , et cela avec d'autant plus de force que l'antagonisme des muscles abaisseurs tronqués près de leurs attaches ne saurait plus faire équilibre.

Or, il est indubitable que cette séparation violente de l'os hyoïde du larynx , en laissant un vaste hiatus par lequel l'air et les alimens peuvent aisément s'échapper au dehors , constitue le plus grand danger du genre de plaies qui nous occupe.

On a lieu d'être surpris que nul auteur, jusqu'à ce jour, n'ait saisi la véritable indication qu'il y avait à remplir, celle d'agir sur l'os hyoïde et sur le cartilage thyroïde d'une manière directe , afin d'obtenir par leur rapprochement l'occlusion exacte et solide. de l'énorme brèche qui existait entre eux. Si cette condition essentielle n'est pas remplie , à quoi servent les moyens proposés par tous les auteurs et employés par la généralité des praticiens modernes ? L'art chirurgical pourra-t-il se déclarer satisfait de l'instinctive précaution de tenir la tête fléchie en avant, dans le but de rapprocher les lèvres de la solution de continuité ? A part la fatigue inévitable d'une position inamovible , on ne remplit que fort imparfaitement le but qu'on se propose. Les bords de la plaie ayant une tendance naturelle au renversement en dedans, ne manqueront pas de se désunir dans une étendue plus ou moins considérable , pour livrer pas-

sage à une partie des liquides ingérés toutes les fois
que s'exercera la déglutition, déglutition d'autant
plus imparfaite, que la partie supérieure du larynx,
en pouvant exécuter alors son mouvement ordinaire
d'élévation, faute de connexion avec l'os hyoïde, reste
exposée à la chute des liquides, et se convulse sous
leur contact. Les points de suture, si on a jugé convenable d'en pratiquer pour s'opposer au renversement interne des tégumens, ne résisteront pas davantage, et l'ulcération des piqûres entraînera le
plus souvent leur chute avant l'accomplissement du
travail de cicatrisation. En un mot, rien n'est plus
difficile ni plus pénible pour le malade que la guérison de sa blessure avec l'emploi des procédés ordinaires.

Pénétré de l'importance de rattacher l'os hyoïde
au larynx, afin de remédier à tous les inconvéniens
précités, je ne pouvais parvenir à ce résultat qu'en
les fixant au moyen d'un fil double. L'os et le cartilage fournissaient, de part et d'autre, une résistance
plus que suffisante à la traction opérée par le lien,
quelque grande qu'on la supposât. Une aiguille
courbe, armée de son fil, a été conduite d'avant en
arrière par ma main droite, en rasant le bord supérieur de l'os hyoïde, que la main gauche forçait
à descendre de la position élevée à laquelle les muscles sus-hyoïdiens l'avaient entraînée; puis la pointe
a été ramenée en avant pour transpercer, dans un
sens *postéro-antérieur,* le bord supérieur du cartilage
thyroïde. A peine les deux chefs du lien ont-ils été

liés, que le larynx et l'os hyoïde ont été attirés l'un vers l'autre, de manière à clore en un clin-d'œil, par une espèce de rideau, l'hiatus pharingo-laryngien. Une joie subite a épanoui les traits du malade : il s'est livré avec plaisir à la déglutition qui s'opérait dès ce moment sans inconvénient, et le cou n'a été astreint à aucune gêne de position. En un mot, tout allait assez bien pour ne pas songer à pratiquer de nouveaux points de suture. La réunion des parties, mécaniquement rapprochées, possédait des élémens convenables dans les débris de la membrane hyo-thyroïdienne, des muscles divisés, de la membrane muqueuse, et surtout du tissu cellulaire intermédiaire. En s'opérant d'une manière immédiate, cette réunion devait écarter les chances fâcheuses de l'inflammation. Quelquefois, en effet, la mort est provoquée par l'abondance des bourgeons charnus qui obstruent la glotte à la suite d'une plaie dont la suppuration s'est emparée (V.-G. BELL. *Cases of deseases and wounds of the larynx*, dans ses *Surgical Observations*. Londres, 1817). Enfin, un dernier avantage de la suture hyo-laryngienne consistait à donner un plan d'appui solide pour les tégumens que j'ai unis à leur tour par des points de suture, et à diminuer les chances de leur renversement au-dedans.

Il suffira, j'espère, de ce simple exposé, pour engager les praticiens à accueillir avec faveur le procédé nouveau qui a été si heureusement appliqué au suicide dont je viens de tracer l'histoire.

MÉMOIRE ET OBSERVATIONS

SUR LE DIAGNOSTIC DES LUXATIONS,

DITES SPONTANÉES, DU FÉMUR.

MÉMOIRE ET OBSERVATIONS

SUR LE DIAGNOSTIC

DES LUXATIONS,

DITES SPONTANÉES, DU FÉMUR.

Par M. Eugène BERMOND, D.-M.,

Chef interne à l'Hôtel-Dieu Saint-André de Bordeaux.

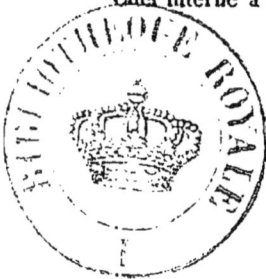

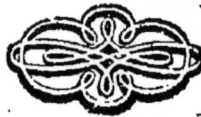

BORDEAUX,

IMPRIMERIE DE BALARAC JEUNE,

RUE DES TROIS-CONILS, 8.

—

1841.

SUR LE DIAGNOSTIC DES LUXATIONS,

DITES SPONTANÉES, DU FÉMUR.

Le temps est déjà loin de nous où les lésions organiques des élémens variés qui concourent à une articulation, ont cessé d'être englobées sous l'appellation commune de tumeur blanche. On ne prononce
plus ce mot que pour le flétrir d'une juste réproba-
tion , grâce au zèle avec lequel on s'est livré de toutes parts aux investigations anatomo-pathologiques.
Une articulation malade et tuméfiée étant donnée, le
premier soin des praticiens est de rechercher avec
scrupule si c'est le tissu celluleux , vasculaire , nerveux , musculaire , fibreux , ligamenteux , synovial ,
cartilagineux ou osseux , qui a joué le principal ou
unique rôle dans la manifestation des symptômes pathologiques. Les circonstances anamnestiques , les
maladies antérieures ou concomitantes , la constitution du sujet, dont l'appréciation est si fertile à elle
seule en hauts enseignemens, en même temps que les
inductions physiologiques et la symptomatologie comparative, contribueront ensuite à jeter des lumières
sur le genre de lésions qui a frappé ces tissus , et à
compléter l'élucidation du grand problème du diagnostic.

Nous nous plaisons à déclarer que la nécessité d'un bon diagnostic a trouvé naguère un digne interprète dans un habile professeur de l'école de Paris. Les médecins surtout qui ont passé une assez longue partie de leur vie dans les amphithéâtres et dans les hôpitaux, ne pourront manquer de donner leur adhésion aux vérités éminemment pratiques exprimées dans le discours prononcé par M. Velpeau, au commencement du cours clinique de cette année (1). Baglivi et Louis avaient aussi proclamé, dans des phrases devenues sacramentelles et proverbiales, tout le profit que la théorie et les indications thérapeutiques pouvaient tirer de la science du diagnostic : *Alioquin inutilis opera, inutile omne consilium*. Mais s'il s'agissait de prouver par un exemple que cette science est la partie de l'art la plus difficile en même temps que la plus utile, on ne saurait mieux le choisir que dans les maladies de l'articulation coxo-fémorale, dont nous avons l'intention de nous occuper dans ce travail.

A part les nombreuses difficultés dont l'esprit est assailli dans la première période des affections organiques de la hanche, lorsqu'il s'agit de déterminer quel est le tissu ou l'élément articulaire qui ouvre la scène morbide, on n'est pas délivré à beaucoup près d'embarras, lors même que la seconde période ou l'exarticulation de la tête du fémur a eu

_____

(1) Voyez la *Gazette des Hôpitaux*, numéro du 12 novembre 1840.

son tour. On peut d'abord supposer que cette exas-
ticulation s'est opérée , pendant que la tête du fémur
continue d'être logée dans la cavité cotyloïde. Nous
verrons que l'agrandissement de celle-ci ou la diminution du volume de la tête articulaire donnent
lieu assez souvent à de pareilles illusions. Dans les
cas où ce motif puissant d'erreur n'existerait pas , on
pourra en trouver un autre dans le témoignage
même des sens et dans les méthodes exploratrices
en apparence les plus sûres. A-t-on recours à la
mensuration du membre? elle sera plus d'une fois
négative ou fallacieuse dans ses résultats, dans un
cas par suite de la déviation du bassin , dans un autre par les divers effets de la contraction musculaire, dans un troisième par l'atrophie des os. Voudra-t-on interroger les attitudes? elles seront également susceptibles d'amener de nombreux mécomptes , etc.

Il n'entre pas dans mes vues de fouiller à fond
tout ce que peut présenter de mystérieux ou de dé-
cevant l'histoire des maladies de l'articulation coxo-
fémorale. L'activité continuelle d'application que
comporte ma part de service dans un grand hôpital
ne fournit guère le temps de secouer la poussière
des in-folios ; j'ai voulu seulement coordonner et
mettre à profit , dans un intérêt pratique , les faits
qui se sont présentés à mon observation, soit à l'hôpital Saint-André dans les services de mes honorables
confrères Moulinié et Chaumet, soit dans ma pratique civile.

Une première question assez importante est celle-ci : la maladie de l'articulation coxo-fémorale qui produira plus tard la *luxation spontanée du fémur* doit-elle être nécessairement de nature scrophuleuse pour que nous la rangions dans le cadre des coxarthrocaces ? Cette opinion était celle de Delpech, qui fut notre premier maître ; elle provenait d'une préoccupation trop exclusive pour les surfaces osseuses articulaires, qui, en effet, sont bien plus susceptibles de s'enflammer primitivement avec la constitution scrophuleuse qu'avec toute autre. Mais l'observation apprend d'une autre part que les parties molles articulaires et la membrane synoviale, enflammées, suppurées sous l'influence d'une phlogose rhumatismale, pourront donner lieu à de graves désordres, à la destruction des cartilages articulaires, à l'usure et à la dégradation des surfaces osseuses, et aboutir à la luxation spontanée ou aux déplacemens variés du membre, aussi bien que l'inflammation scrophuleuse des mêmes parties. Je dois déclarer que presque toujours, dans les coxarthrocaces dites rhumatismales (et ce sont celles que le hasard m'a fournies le plus fréquemment), les surfaces osseuses m'ont paru plutôt détruites mécaniquement par leur frottement mutuel que par leur propre inflammation ; celle-ci s'observe au contraire combinée ou non avec le tubercule dans les coxarthrocaces scrophuleuses. En définitive, nous ne croyons pas devoir séparer deux genres d'inflammation qui, bien que distincts pour leur nature et pour leur point ordinaire de départ, sont susceptibles l'une et l'autre d'un résultat commun, la luxation spontanée.

Ainsi, il ne suffit pas de savoir déterminer dans une articulation malade quels sont les tissus isolément ou principalement affectés, mais il est encore besoin de bien spécifier le genre et la nature de la cause morbide, pour ne pas tomber dans un pêlemêle déplorable. De cette manière, on distinguera trois catégories bien dessinées : l'inflammation franche, l'inflammation d'origine rhumatismale, et l'inflammation d'origine strumeuse, toutes les trois capables de sévir sur chacune des parties constituantes de l'articulation, mais les deux dernières ayant une prédilection pour tel ou tel tissu, sans qu'aucun des autres puisse cependant échapper tôt ou tard à son influence directe ou *indirecte*, toutes trois enfin exigeant une thérapeutique spéciale.

On voit déjà que nous sommes loin de partager l'opinion de J. Nep. Rust, qui place à peu près exclusivement le siége primitif de la coxarthrocace, comme de l'arthrocace en général, dans les éminences articulaires, en prétendant que ce n'est que consécutivement que les cavités où elles sont reçues, ainsi que les cartilages et les ligamens, sont affectés. Nous donnons au mot coxarthrocace une bien plus large acception : nous y comprenons toute altération grave des surfaces articulaires, quel que soit son point de départ prochain ou éloigné, quelle que soit sa nature, qu'elle soit suivie ou non de changement dans les rapports de contiguïté, dans la longueur des membres et dans les attitudes. Au milieu des désordres communs que ces altérations variées feront naître, il n'appartiendra qu'à une rigoureuse analyse de démêler à la fois et le genre de lésion avec lequel on a affaire, et l'espèce de tissu qui a donné le signal à l'explosion des phénomènes morbides.

Les observations qu'on va lire ne résultent pas d'un choix inspiré par une idée systématique préconçue. Un motif puissant m'a engagé à n'en éliminer aucune, et ce motif a été puisé dans les erreurs de diagnostic que chacune d'elles avait fournies aux divers praticiens chargés des premiers soins. Les uns avaient méconnu la luxation spontanée lorsqu'elle existait réellement ; d'autres l'avaient formellement annoncée, tandis que la tête du fémur résidait dans la cavité cotyloïde ; ceux-ci croyaient à des désordres organiques de l'articulation alors qu'une ankylose avait amené la guérison ; ceux-là imputaient aux surfaces articulaires des lésions qui leur étaient complètement étrangères, ou les en supposaient exemptes précisément à l'époque la plus avancée de leur dégradation. Le hasard a voulu que presque dans tous les cas aucun rôle n'ait été donné à l'influence de la diathèse scrophuleuse. Nous eussions trouvé là quelques élémens favorables pour une thérapeutique fructueuse, si les malades n'avaient pas été toujours dirigés beaucoup trop tard à l'Hôtel-Dieu. Que faire contre des désordres extrêmes, contre des désorganisations accomplies, chez des individus du reste profondément débilités ? Qui ne sait que l'art médical n'a des succès possibles que dans la première période des coxarthrocaces, et que ces succès s'achètent encore par le soin minutieux de remplir des indications fort importantes et trop souvent négligées? Je réserve pour un second travail le soin de colliger les beaux exemples de guérison obtenus à l'Hôtel-Dieu Saint-André, dans des cas où il y avait encore quelque chose à sauver, me bornant pour le moment à tirer parti des méprises devenues fatales à ceux qui n'arrivaient à l'hospice que dans un état complet d'incurabilité. Les recherches d'anatomie pathologique auxquelles je me suis livré, me paraissent avoir servi puissamment à la démonstration de la difficulté du diagnostic dans les maladies de l'articulation coxo-fémorale. J'ai conservé les pièces dans mon cabinet. M. Azam, élève distingué en médecine, s'occupe en ce moment de les reproduire par des dessins lithographiés.

OBSERVATION PREMIÈRE. — *Coxarthrocace avec luxation consécutive réelle de la tête du fémur en haut et en dehors. — Altération du système médullaire de tout le fémur.*

Pierre Cassat, âgé de dix-sept ans, boulanger, d'un tempérament assez robuste, quoique d'apparence lymphatique, éprouva, dans le mois de juillet 1838, de violentes douleurs qui se prolongeaient depuis l'articulation coxo-fémorale droite jusqu'au

genou correspondant. Il attribua ces douleurs d'abord
à sa profession, qui le forçait à rester la plupart du
temps debout et à travailler toujours dans cette position, ensuite *à quelques sueurs rentrées*. Ses souffrances l'obligèrent au bout d'un mois de se faire admettre à l'hôpital de Libourne, où il demeura deux
mois. Le traitement qu'on lui fit subir consista en
des cataplasmes sinapisés sur l'articulation ilio-
fémorale, en des cataplasmes émolliens sur le genou et sur la cuisse, et puis en deux vésicatoires
volans appliqués sur les parties latérales du genou.
Plus tard encore dix sangsues furent posées sur la
région tibio-fémorale et quatre sur l'articulation
fémoro-coxale. A l'époque de son admission à l'hôpital désigné, le malade avait perdu une partie de
ses forces et se trouvait obligé de s'appuyer sur une
canne. Trois semaines après il ne put marcher sans
béquilles.

Cassat se fit transporter à l'Hôtel-Dieu de Bordeaux
le 11 février 1839. Nous constatâmes le même jour
un excès de longueur du membre inférieur droit. Le
malade, très-souffrant, incapable de marcher, était
sans fièvre et n'en avait jamais éprouvé. Son appétit
était nul, son embonpoint assez satisfaisant, son
facies pâle; mais les signes du tempérament lymphatique étaient peu prononcés.

On ne pouvait se méprendre sur une lésion grave
de l'articulation coxo-fémorale : aussi les médications topiques furent-elles dirigées presque exclusivement sur elle. Les sangsues, les cataplasmes, les

vésicatoires eurent successivement leur tour sans amener beaucoup de soulagement, pendant que l'hydro-
chlorate de baryte était administré à l'intérieur.
C'était au genou que se faisaient ressentir cruelle-
ment les douleurs, mais nous nous étions assurés
qu'elles partaient de la portion fémorale de l'article.
En un mot, les deux extrémités articulaires du fémur
étaient incomparablement plus douloureuses que le
milieu de l'os, où le malade n'éprouvait que des élancemens passagers.

En dépit des méthodes thérapeutiques déployées
avec vigueur, nous pûmes assister dans le mois de
mars aux progrès incessans de la luxation de la
tête du fémur. Ce fut au milieu de souffrances atroces, rebelles à tous les topiques calmans, que le
malade sentit l'éminence articulaire sortir graduellement de la cavité cotyloïde pour remonter ensuite dans la fosse iliaque. Dès ce moment aussi la
brièveté du membre et sa rotation en dedans se pro-
noncèrent de plus en plus.

Pendant les sept mois suivans nous n'eûmes à
noter, en fait de nouvelles particularités, que la formation d'un foyer purulent à la partie supérieure et
interne de la cuisse, au mois de juillet. La matière
qui s'en échappa après, à l'aide de la ponction, était
purulente et d'assez bon aspect; l'ouverture resta
fistuleuse.

Le malade n'avait cessé d'être retenu au lit depuis
son entrée à l'hôpital. Par suite de la luxation opérée
de la part du fémur, le membre inférieur était devenu

plus court que l'autre de cinq travers de doigt et fortement dirigé en dedans. Une assez longue trève de souffrances avait également signalé le transport de la tête de l'os dans la fosse iliaque où on la sentait parfaitement, ainsi que le grand trochanter, transversalement placée à deux pouces au-dessous du bord supérieur de l'ilium. La saillie des deux éminences séparées par le col se dessinait parfaitement à la vue à travers la peau, en raison de l'absence de tout engorgement des parties molles. Le pli de la fesse droite était très-enfoncé et très-relevé; celui de la fesse opposée inappréciable. Les forces s'épuisèrent insensiblement et amenèrent un marasme de plus en plus marqué. Vers le commencement d'octobre 1840, des escharres se manifestèrent au sacrum; les douleurs des deux extrémités articulaires du fémur se réveillèrent avec plus de fréquence et d'énergie; la diaphyse de l'os continua à être le siége d'élancemens intermittens; la suppuration du foyer devint plus abondante; une fièvre hectique s'alluma sans déterminer beaucoup de chaleur à la peau; l'estomac devint inhabile aux digestions (nausées et gaz nidoreux après le repas); l'appétit devint complètement nul; les deux membres inférieurs s'infiltrèrent; la diarrhée survint et ne put céder aux potions appropriées. Sous l'influence de toutes ces causes d'épuisement, le malade s'éteignit par consomption, le 27 octobre 1840.

Le lendemain, nous pratiquâmes la nécropsie, assisté de M. Hirigoyen, interne.

L'habitude extérieure du cadavre était celle qu'a-mène le marasme porté au plus haut degré, en excep-tant toutefois les deux membres inférieurs, considé-rablement infiltrés. L'infiltration du membre inférieur droit, dont les différences de longueur et de direction ont été déjà mentionnées, ne s'était pas étendue jusqu'à la fesse; aussi voyait-on, en couchant le cadavre sur le dos, les deux éminences du fémur formant un double renflement dans cette région avec la dépression du col intermédiaire. La tète du fémur dirigée en arrière correspondait exactement au centre de la fosse iliaque externe. En la découvrant par l'incision cruciale des tégumens et du muscle grand-fessier considérablement aminci, elle s'est présentée rugueuse et ramollie à sa surface, aplatie dans sa moitié profonde, qui s'était creusé sur l'os iliaque un enfoncement superficiel propre à la retenir exac-tement. Cette portion de l'os iliaque, baignée de pus, était également ramollie, dépourvue de périoste, de même que toute l'étendue de la tète du fémur était dépouillée de son cartilage. La diaphyse de l'os dé-placé croisait perpendiculairement la cavité cotyloïde profonde, rugueuse, très-agrandie, surtout dans le sens postérieur, où elle formait un plan oblique très-alongé. La sortie de la tète du fémur par ce dernier point semblait incomparablement plus facile que par la parte supérieure, où le sourcil cotyloïdien prenait une avance considérable. Il paraît évident qu'elle a dù suivre d'abord ce chemin en arrière pour remon-ter ultérieurement au milieu de la fosse iliaque. Le pus dont la cavité cotyloïde est souillée fait partie d'un foyer qui va communiquer, en dedans du fémur, avec la fistule ouverte à la partie supérieure et interne de la cuisse. Pendant les mouvemens imprimés au fémur, une fracture se fait entendre vers le tiers inférieur de la diaphyse ; le périoste transparent et incolore est à peine incisé sur ce point qu'il donne issue à un liquide rosé. Les fragmens de l'os nous font voir la substance compacte tellement mince, qu'on peut la comparer à la coque calcaire d'un œuf de poule; elle emprisonne un liquide rougeâtre plutôt qu'une substance médullaire. Cette disposition se retrouve dans toute la longueur de la diaphyse dont le calibre a diminué. Les condyles examinés à leur tour ne sont formés que par une bouillie couleur lie-de-vin contenue dans les cartilages d'incrustation, et dans le périoste plutôt que dans une véritable prison calcaire. Les lamelles osseuses sont pour ainsi dire fondues. Du reste, l'articulation fémoro-tibiale était dans un état normal ; l'extrémité supérieure du tibia offrait la résistance ordinaire, tandis que le scalpel coupait des tranches au sein des condyles comme s'ils eussent été un frêle cartilage.

Poitrine. — Cœur et péricarde à l'état normal. Poumons blancs, et crépitans partout. Quelques tubercules et quelques petites cavernes se sont offerts sous la plèvre viscérale qu'elles soulevaient, sans communication avec le tissu pulmonaire.

Abdomen. — Foie et rate à l'état normal et très-consistans. Intestin grêle parsemé de distance en distance par des plaques d'ulcération ovoïdes et à saillies mamelonnées.

Laissant de côté pour le moment les considérations relatives aux altérations des surfaces articulaires, nous nous demanderons à quel ordre de lésions du tissu osseux il faut attribuer l'état pathologique mentionné du fémur droit. Pour être convaincu qu'ici l'inflammation n'a joué aucun rôle, il suffit de se rappeler le périoste aminci et anémique, au lieu d'être épaissi et injecté, la substance compacte réduite à une croûte calcaire très-blanche, éminemment fragile, et ne laissant point écouler du sang par la section. Voudra-t-on reconnaître plutôt une profonde altération de la nutrition, comparable à certains égards à ce qu'on observe dans l'ostéomalaxie, dans le rachitis, et autres ramollissemens non inflammatoires se présentant sous diverses formes ? Toutefois, cette lésion de la nutrition ne pouvait dépendre ici d'une cause générale, puisque le fémur droit était le seul os affecté. Nous serions presque tentés d'admettre une atrophie. On sait en effet que sous ce nom on décrit une altération des os, caractérisée par l'agrandissement des cellules de la substance spongieuse et l'amincissement de leurs parois, par la diminution d'épaisseur de la substance compacte et le resserrement de ses parois. La moelle devient plus claire, moins abondante, et s'atrophie, ainsi que sa membrane. C'est dans cet état que l'on rencontre les os des moignons chez les amputés qui ont survécu

quelque temps à leur mutilation. Telle est encore l'a-
trophie des os chez les vieillards (*atrophie sénile*) , chez
les sujets dont la nutrition générale a langui, dont un
membre a été condamné long-temps à un repos, surtout si ce repos était commandé par une lésion organique d'une articulation voisine de l'os atrophié. Enfin, pour dernier argument, je ne saurais mieux faire
que de citer l'observation rapportée par le docteur
Knox : « Chez un homme dont les deux articulations
coxo-fémorales se trouvaient atteintes de *carie*, les têtes
des deux fémurs étaient détruites, le corps de ces deux
os n'avait que la moitié du calibre de ceux d'un sujet
sain du même âge, la substance compacte était extrêmement mince, et la spongieuse avait entièrement disparu.

Une autre question se présente : elle est relative à
la signification des douleurs qui se sont manifestées à
divers intervalles dans la longueur de la diaphyse ,
plus fréquentes et plus vives aux deux extrémités articulaires, et à l'inférieure surtout. Annonçaient-elles
une lésion de l'organe médullaire qui aurait précédé,
provoqué ou favorisé l'atrophie ? L'état actuel de la
science nous oblige sur ce point à une grande circonspection dans les opinions.

Le ramollissement et l'usure de la tête du fémur ne
pouvaient manquer de trouver des conditions favorables dans le ramollissement de la substance compacte.

OBSERVATION DEUXIÈME. — *Coxarthrocace consécutive à une véritable luxation traumatique du fémur en haut et en dehors.*

Laurent François, âgé de trente-cinq ans, de Saint-Sulpice (Corrèze), scieur de long, fut reçu à l'Hôtel-Dieu Saint-André de Bordeaux le 27 juin 1840, pour des douleurs qu'il disait éprouver dans la région tro-chantérienne droite, depuis une chute qui datait de quatre mois. Bien que la marche fût très-difficile, les médecins qu'il consulta semblèrent ne pas attacher une grande importance à son mal. Quelques-uns crurent à une fracture du col du fémur. Cependant il existait, dès le début, tous les signes de la luxation en haut et en dehors : raccourcissement du membre, rotation en dedans, etc., etc. Le malade resta alité, ne pouvant imprimer des mouvemens à la cuisse droite sans éprou-ver de violentes douleurs dans la hanche, où existait une tuméfaction prononcée des parties molles, indé-pendante de celle due à l'ascension de l'extrémité su-périeure du fémur. En proie à des souffrances con-tinuelles, il fut pris de dysenterie, avec symptômes adynamiques et escharre au sacrum. Il expira le 8 octobre 1840.

La nécropsie a démontré un foyer purulent dans la fosse iliaque externe droite ; la tête du fémur qui s'y était logée baignait dans des tissus ramollis et in-filtrés de pus très-fétide. Rugueuse et dépouillée de son cartilage, elle s'était creusée, sur l'os iliaque, une dépression demi-lunaire, sur laquelle elle reposait encore dans un quart de sa circonférence. Cette dépression, rugueuse aussi, était tracée sur une plaque osseuse assez épaisse, de nouvelle formation, fournie par le périoste. *La cavité cotyloïde présentait son aspect ordinaire ;* elle était tapissée d'un cartilage lisse et poli.

RÉFLEXIONS.

Le malade m'avait affirmé que, dès le premier jour de sa chute sur le grand trochanter, il y avait eu raccourcissement du membre et rotation en dedans. J'élevai des doutes contre cette assertion, par la raison qu'il s'était livré à la marche quelque temps, quoique avec des douleurs inouïes. Il semblait plus naturel d'admettre que la contusion de l'articulation, à laquelle J.-L. Petit fait jouer un si grand rôle, avait amené progressivement soit le gonflement du paquet graisseux contenu dans l'enfoncement raboteux de la cavité cotyloïde, soit la tuméfaction des cartilages, soit l'usure même du cotyle, et par suite l'exarticulation. L'intégrité complète de la cavité de réception, telle que l'autopsie l'a révélée, démontre qu'il s'agissait bien réellement d'une luxation primitive, dont le traitement, complètement négligé, a amené les lésions devenues mortelles de la tête du fémur et de la fosse iliaque.

OBSERVATION TROISIÈME. — *Coxarthrocace rhumatis-*
male ; luxation consécutive incomplète, annoncée pen-
dant la vie par le seul excès de largeur de la hanche
affectée.

Pardiac (Jean), âgé de quarante ans, fut reçu à
l'hôpital Saint-André le 8 juin 1839 , et envoyé au
service médical comme affecté de rhumatisme articulaire. Pendant qu'il était en traitement, une inflammation se manifesta dans l'articulation coxo-fémorale , et acquit une telle violence, que le médecin de la
salle jugea à propos de faire transférer le patient dans
le service chirurgical. Il nous raconta que les douleurs
successives qu'il avait éprouvées dans diverses articulations s'étaient concentrées tout-à-coup dans l'articulation de la cuisse gauche ; les traitemens généraux et locaux les mieux dirigés avaient échoué. La
constitution était encore forte et très-robuste. Des
ventouses scarifiées furent appliquées, et produisirent
du soulagement. Une circonstance importante ne tarda pas à frapper uos yeux., et à nous faire présumer
un désordre organique grave dans les surfaces articulaires. En faisant tourner le malade sur le côté droit,
nous vîmes la hanche gauche évidemment plus large
que l'autre. Ce seul signe nous parut concluant, malgré l'égalité de niveau du pli des deux fesses , et malgré l'identité de longueur des deux membres inférieurs
qui avaient conservé leur position naturelle. Il y avait
encore à noter , pour le membre inférieur , une immobilité constante, justifiée par les violentes douleurs.

que le malade accusait sans cesse dans l'article. Un large vésicatoire fut posé sur la partie supérieure et externe de la cuisse affectée. L'extrème douleur et l'érysipèle intense qu'il détermina furent jugés comme devant amener une puissante dérivation; mais cet érisypèle fut bientôt suivi d'une inflammation phlegmoneuse du tissu cellulaire sous-jacent; tuméfaction et douleurs excessives des deux tiers supérieurs de la cuisse gauche. Un abcès profond pouvait être soupçonné, mais la fluctuation était excessivement douteuse. Quinze jours s'étaient déjà écoulés depuis l'invasion de cette violente phlegmasie, lorsque M. le professeur Lallemand, visitant l'hôpital à son passage à Bordeaux (27 août 1839), fut invité par M. Chaumet à examiner le malade, et conseilla d'inciser profondément jusqu'à l'os. Se conformant à cet avis, M. Chaumet plonge un bistouri dans la partie supérieure et externe de la cuisse, et fait jaillir une quantité très-considérable de pus phlegmoneux. Un soulagement immense en résulta presque immédiatement; mais plus tard, des décollemens se manifestèrent, et nécessitèrent des contre-ouvertures. Les fonctions digestives se troublèrent, les deux membres inférieurs s'infiltrèrent, principalement celui qui n'était pas affecté, et le malade s'éteignit le quarantième jour qui suivit la ponction, le 8 octobre 1839.

Le malade, malgré les vives douleurs qui avaient épuisé son système nerveux, avait conservé jusqu'à son dernier moment son embonpoint et son intelligence.

Nécropsie le 9 *octobre.* — Même longueur des deux membres; identité de niveau des trochanters et des plis des fesses; hanche gauche plus large. En se guidant sur l'ouverture pratiquée primitivement à la cuisse, l'instrument tranchant traverse une couche cellulaire, réduite, par l'inflammation, à une consistance comme lardacée; les muscles sont enfouis sous cette couche, et en les enlevant par tranches successives, on arrive à l'articulation coxo-fémorale. Celle-ci apparaît avec une crevasse à circonférence vert-noirâtre, située à la partie supérieure et interne. La coloration des bords de cette ouverture fait contraste avec les parties blanches et durcies circonvoisines. La tète du fémur est à moitié sortie du cotyle; tous les ligamens sont détruits, et n'ont laissé aucun vestige. Il est probable que le pus dont la cuisse a été inondée doit son origine à la rupture mentionnée de la capsule articulaire, si celle-ci n'a pas été elle-même provoquée par l'invasion de l'érisypèle phlegmoneux.

Les viscères pectoraux étaient exempts de toute altération. Il en était de même de tous les organes abdominaux, sans exception, car nous n'avons pas tenu compte de quelques plaques de pointillé rouge existant sur la muqueuse gastrique et intestinale.

Il paraît évident que le malade n'a succombé qu'aux actes pathologiques de l'articulation coxo-fémorale et de la cuisse, puisque nous n'avons trouvé aucune complication des lésions viscérales. L'embonpoint n'avait pas diminué; le système nerveux et la vie avaient été épuisés par la douleur.

OBSERVATION QUATRIÈME. — *Coxarthrocace manifestée dans le principe sous les apparences d'un abcès froid de la cuisse gauche ; absence de déviation et de différence de longueur du membre, malgré les graves modifications des surfaces articulaires.*

Léonard Hitey, de Saint-Vincent (Gironde), tisserand, âgé de trente-huit ans, avait été admis à l'hôpital Saint-André le 14 mai 1839, à l'occasion d'un gonflement considérable et fluctuant qui avait doublé le volume de la cuisse gauche dans toute son étendue. La pâleur de la peau , le tempérament lymphatique de l'individu annonçaient qu'il s'agissait apparemment d'un vaste abcès froid. En conséquence, une application de potasse caustique fut faite le 15 mai sur la face externe de la cuisse , et provoqua au bout de vingt-quatre heures la sortie d'un pus abondant et semblable à celui des abcès froids. L'écoulement se perpétua ; une grande boutonnière ovalaire avait été produite par la chute des escharres, et le décollement des tégumens menaçait de contourner en arrière les muscles de la cuisse. On parvint à y remédier à l'aide de bandelettes agglutinatives , qui rapprochaient les deux lèvres de la plaie , à l'exception de son point le plus déclive ; mais pendant ce temps , c'est-à-dire un mois après l'entrée du malade, une tumeur fluctuante se dessina à la partie supérieure et interne du membre. Le pus fut évacué par une incision faite avec le ménagement que commandait la région. Les forces du malade ne tardèrent pas à décliner , la diarrhée survint, et le malade s'éteignit dans le marasme le 30 juin 1839.

A la nécropsie, la dissection des parties molles nous fit trouver l'articulation coxo-fémorale gauche coiffée par une épaisse couche de tissu lardacé, laissant, au niveau de l'échancrure antérieure du sourcil cotyloïdien, un espace quadrilatère béant à travers lequel s'apercevait la tête du fémur. Le vaste foyer de la cuisse communiquait avec cette ouverture de l'articulation, où nous ne trouvâmes aucun vestige de capsule fibreuse. Le ligament rond avait également disparu. La tête du fémur, presque réduite à son hémisphère inférieur, était rugueuse, de même que la cavité cotyloïde dont le diamètre était agrandi. Ces rugosités semblaient provenir exclusivement du frottement des deux surfaces articulaires, d'inégale dimension, et dépouillées toutes les deux de cartilages de revêtement. La tête du fémur ne remplissait que la moitié de l'acetabulum. Les parois de la diaphyse avaient leur épaisseur ordinaire.

RÉFLEXIONS.

Il eût été fort difficile de penser, dès les premiers jours de l'arrivée du malade, qu'il s'agissait d'une lésion organique de l'articulation coxo-fémorale. L'énorme foyer qui avait envahi la cuisse toute entière pouvait avoir une origine tout-à-fait indépendante, comme il arrive très-fréquemment chez les individus d'un tempérament lymphatique ou affaiblis par les privations. D'ailleurs rien n'accusait une lésion de l'articulation coxo-fémorale; le malade n'y témoignait aucune douleur ; nulle déformation appréciable ne s'y faisait apercevoir , la régularité des dimensions s'y était maintenue, et la difficulté dans la station et la progression pouvait se rapporter uniquement à l'épanchement de pus qui avait inondé une fraction de membre aussi étendue que la cuisse. Dans tous les cas, le doute au moins était permis. L'observation ultérieure n'a pas fourni de plus grandes lumières , à cause du decubitus constant du malade sur le dos, et en raison surtout de l'absence des signes ordinaires du déplacement consécutif de l'articulation coxo-fémorale. La tuméfaction très-exagérée de la cuisse dérobait à la vue comme au toucher les reliefs naturels des parties articulaires , déjà si profondément enfouies au centre de muscles volumineux ; puis enfin le membre n'avait subi aucune des déviations qu'entraîne ordinairement l'inégalité de dimension entre la tête du fémur et son réceptacle. L'éminence articulaire, lors de l'inspection nécroscopique , fut aperçue à travers la crevasse déjà indiquée , dans sa position et dans sa direction ordinaires , comme si la couche excessivement épaisse des tissus lardacés et fibreux qui environnaient toute l'articulation l'avait tenue bridée et forcée à l'immobilité, malgré l'ampleur de l'espace qui lui avait été dévolue. Ces nombreuses difficultés de diagnostic , n'auraient pas empêché probablement d'arriver à la découverte de la vérité, si des renseignemens exacts étaient venus à notre secours. Mais comment les obtenir d'un malade ignorant ?

Les nombreuses productions osseuses périostales rencontrées tant au pourtour de l'acetabulum qu'au dessous du col du fémur attestent la longue durée du travail morbide. En arrière du sourcil cotyloïdien et du grand trochanter, il en existait encore dont les fractures parfaitement homologues indiquaient qu'un moyen d'union solide liait les deux surfaces contiguës, union qui a été détruite dans les recherches nécroscopiques. Cette union a dû contribuer bien plus encore que la couche couenneuse des parties molles à maintenir l'immobilité si remarquable du fémur.

OBSERVATION CINQUIÈME. — *Coxarthrocace avec luxation spontanée en apparence très-prononcée du fémur (adduction forcée)*. — Conservation de la tète du fémur dans le cotyle.

Herva, Jean, de Saint-André (Charente-Inférieure), ancien militaire, âgé de quarante ans, depuis long-temps malade, était dirigé sur les eaux de Barèges, lorsqu'exténué par les souffrances il se trouva forcé de faire halte à l'hôpital de Bordeaux, le 7 juin 1839. Au premier coup-d'œil on ne saurait se méprendre sur l'extrême gravité des désordres qui existent dans l'articulation coxo-fémorale gauche. La luxation de la cuisse est portée à un si haut degré que celle-ci est tenue invariablement dans une adduction forcée, en croisant presque transversalement le milieu de la cuisse opposée qui lui sert d'appui. L'état général était même si déplorable, que le malade ne tarda pas à succomber, c'est-à-dire seize jours après son entrée à l'hôpital.

Nécropsie, le 24 juin. — Le scalpel, conduit à travers l'énorme saillie de la hanche, fait découvrir la tête du fémur contenue toute entière dans le cotyle. Cette éminence, réduite à un moignon dont la forme conique à base oblique rappelle très-bien celle du gland du pénis, est rugueuse dans toute sa surface, usée, mais non ramollie, car elle ne se laisse pas pénétrer par l'instrument tranchant; elle occupe la moitié inférieure et interne du cotyle, et le bord interne de son col chirurgical, usé aussi par le frottement, est retenu fixé dans l'échancrure interne assez grande pour l'emboîter exactement. Le grand trochanter est dirigé complètement en avant; le corps du fémur est dirigé presque transversalement au devant du trou sous-pubien. Quant au cotyle, sa cavité est très-agrandie, surtout dans le sens postérieur, où elle forme un plan oblique assez superficiel; elle est parsemée de rugosités dans toute son étendue, et ne contient la tête du fémur que dans la moitié inférieure et interne où elle est profonde. Le sourcil cotyloïdien, depuis le tubercule antérieur et inférieur de l'ilium jusque près de l'épine sciatique, est hérissé de dentelures osseuses, qui se continuent au-delà dans une largeur uniforme de plus d'un travers de doigt, avec une foule de petites végétations osseuses périostales de l'os des iles. Les ligamens de l'articulation sont détruits ; les surfaces articulaires baignent dans la suppuration, ainsi que les parties molles périphériques.

Observation sixième. — *Coxarthrocace du côté droit,
coïncidant avec une nécrose de toute la longueur du
fémur correspondant ; luxation consécutive* apparente
(*abduction et rotation en dehors*); *ankylose de la
tête du fémur , conservée dans le cotyle.*

Dubourg , vacher des Landes, âgé de dix-sept ans,
d'une constitution apauvrie, comme l'indique l'amaigrissement du corps , la pâleur de la face , où se pei-
gnent de longues souffrances, est admis à l'Hôtel-Dieu
Saint-André de Bordeaux le 20 juillet 1839. Habitué
à dormir sur la paille , dans des endroits humides ,
il avait ressenti, cinq mois auparavant, une vive douleur à l'articulation coxo-fémorale droite, qui l'obligea de rester sur sa misérable couche , en proie à une
fièvre qui dura quatre jours. Tout le membre inférieur
droit se tuméfia. Au bout de quatre mois, deux abcès
se manifestèrent près de l'articulation supérieure du
fémur, et deux autres au voisinage du condyle externe de cet os. Ces abcès s'ouvrirent spontanément et se
perpétuèrent sous la forme de fistules. Tels sont les
renseignemens vagues que le malade , d'un naturel
apathique, nous fournit dans le langage presque inin-
telligible de sa contrée.

La position que le malade garde habituellement
dans son lit est vraiment remarquable. Il tient la cuisse droite inamoviblement portée dans une abduction
telle, qu'elle se sépare presqu'à l'angle droit du bassin,
et qu'une ligne horizontale tirée du genou droit abou-
tit à la réunion du tiers inférieur de la cuisse gauche

avec ses deux tiers supérieurs. La jambe est également fléchie à angle droit sur la cuisse, et le talon correspond au milieu de la jambe opposée. Tout le membre inférieur, ainsi configuré en équerre, est porté dans une forte rotation en dehors, d'où il résulte que la face plantaire du pied regarde en dedans et en avant. Les deux épines iliaques antérieures et supérieures sont à la même hauteur. En tournant le malade avec les précautions convenables sur le côté gauche, on voit la fesse droite, en outre de l'élévation de son pli, ne former avec la face postérieure de la cuisse, jusqu'au jarret, qu'un même plan uni et uniforme en largeur. Les mouvemens de flexion, d'adduction et d'abduction de la cuisse se font péniblement et dans d'étroites bornes. Tout mouvement d'extension est impossible. L'articulation fémoro-tibiale ne jouit aussi que de mouvemens très-bornés.

Le diagnostic primitivement porté avait été : luxation de l'articulation coxo-fémorale, par suite de lésion organique ; mais il ne tarda pas à devenir évident, d'après l'empâtement des chairs et l'abondante suppuration des fistules de la cuisse, que tout le corps du fémur devait être malade. Trois verres de pus étaient fournis à chaque pansement. Ces pertes habituelles chez un individu d'une constitution aussi délabrée faisaient naturellement présager une issue funeste. Bientôt la diarrhée et la fièvre hectique s'ajoutèrent à ces motifs de ruine, en dépit des traitemens les mieux appropriés. Le malade s'éteignit dans le marasme le 2 septembre 1839.

Nécropsie le 3 septembre, à dix heures du soir. —
Le scalpel, en s'enfonçant dans toute la longueur de
la cuisse droite, traverse des couches cellulo-muscu-
laires infiltrées et réduites par l'inflammation chronique à une sorte d'état lardacé. La substance du fémur,
d'une blancheur éclatante, se découvre facilement dans
tous les points : hérissée d'une multitude de mamelons
osseux, elle est évidemment de nouvelle formation; le
travail périostal manque entièrement dans tout le tiers
inférieur et postérieur de l'os jusqu'aux condyles , et
laisse voir à nu un volumineux sequestre emboîté dans
une demi-coque, percée elle-même en avant de deux
larges fenêtres. Des tissus lardacés, noirâtres, enve-
loppaient ce sequestre; plus immédiatement, une membrane mince et noirâtre faisait suite à tout le pourtour de la demi-coque antérieure , qu'elle servait en
partie à compléter en arrière. Les fistules extérieures
communiquaient directement avec les ouvertures antérieures de la chemise osseuse; celle-ci, plus loin, con-
tinuait sans interruption jusqu'à la partie supérieure
du fémur. La dissection des parties avoisinant l'articulation coxo-fémorale fait reconnaître deux longs
trajets fistuleux, distincts des autres parties lardacées
par leur teinte bleue noirâtre ; l'interne venait aboutir
à une ouverture à bords noirâtres et ramollis, située
sur le bord antérieur du sourcil cotyloïdien , et com-
muniquant avec l'intérieur de l'article. Ces deux trajets
correspondaient en outre aux fistules cutanées. En for-
çant le mouvement d'abduction de la cuisse, on fait
sortir par le point déjà indiqué du cotyle une sorte de

moignon osseux , irrégulier , rougeâtre , et ne conservant qu'en arrière une portion de sa surface sphé-
rique , injectée , lisse , mais sans vestige d'incrustation cartilagineuse. Le fond de la cavité cotyloïde ,
en dessus et en dessous de l'échancrure antérieure restée intacte , offre deux dépressions rugueuses , rougeâtres et ramollies ; celles-ci réunies en arrière du
sillon de l'échancrure , indiquent par leur forme arrondie qu'elles étaient adhérentes à la calotte fémorale , avant que la rupture de l'ankylose ait été faite
à l'autopsie.

Les cavités splanchniques n'ont pas été ouvertes.

OBSERVATION SEPTIÈME. — *Coxarthrocace rhumatis-*
   male, terminée par ankylose; luxation consécutive ap-
   parente; abduction forcée et forme en équerre du mem-
   bre avec rotation en dehors ; station impossible par
   suite de l'ankylose de tous les articles du membre infé-
   rieur opposé.

Mondon (Antoine) ; de Bordeaux, âgé de quatorze
ans , est admis à l'Hôtel-Dieu-Saint-André de Bordeaux le 21 mai 1839, et envoyé aux salles de médecine comme atteint de rhumatismes. A peine âgé de
quatre ans , il s'était fait, à la cuisse gauche , une
fracture dont le traitement avait été confié à l'exécu-
teur des hautes-œuvres. Une ankylose coxo-fémorale
s'ensuivit, et la progression resta difficile, même avec
l'appui d'une canne. Il y a trois mois qu'elle est devenue impossible par suite de douleurs survenues au
genou gauche , et qui se sont maintenant portées au

genou droit. L'articulation coxo-fémorale droite est également le siége de vives souffrances. Elles ont amené, par une rétraction musculaire insensiblement progressive, malgré l'application des vésicatoires, des modifications importantes dans la direction du membre inférieur droit, modifications que le malade attribue à la *fausse position qu'il était obligé* de prendre dans son lit pour alléger ses maux. C'est ainsi que nous constatons, lors de la translation du malade au service des blessés, une abduction du membre tellement exagérée, qu'il se sépare presque à angle droit du tronc. La jambe est fléchie à angle droit sur la cuisse ; il résulte nécessairement de cette direction vicieuse un raccourcissement considérable du membre, qui, porté dans une forte rotation en dehors, repose tout entier sur le côté externe. Le genou est plus élevé que l'autre de quatre travers de doigt, et le talon correspond vers le milieu de la jambe du côté opposé. Les deux épines iliaques antérieures et supérieures sont au même niveau. La partie supérieure de la cuisse paraît très-élargie ; le grand trochanter est situé tout-à-fait en arrière. En tenant le malade couché sur le ventre, on observe, en outre de la forme en équerre du membre, que la fesse n'est séparée de la cuisse par aucun pli et se confond avec elle dans un même plan. Les mouvemens sont impossibles dans l'articulation coxo-fémorale, et se transmettent au bassin, de même que pour l'articulation homologue du côté opposé. Le genou peut agir dans d'étroites limtes.

Cet enfant, d'une constitution robuste en apparence,

19

avait la face très-arrondie et rosée, le ventre volumineux, sans bouffissure ni engorgemens ganglionnaires. On devait naturellement supposer, d'après la couleur très-blanche de la peau et d'après la teinte blonde des cheveux, une forte tendance au vice scrophuleux. Sa position était véritablement déplorable; il ne pouvait rester que couché dans son lit ou assis sur une chaise. Voulait-on le placer debout, il ne pouvait atteindre le sol qu'avec la pointe du pied gauche devenu équin. Or, comment se tenir sur un appui aussi gravement compromis par l'ankylose de toutes les articulations du membre dans le sens d'une forte extension? Ainsi affligé de deux ankyloses coxo-fémorales, l'infortuné était voué à une immobilité absolue. La forme en équerre du membre inférieur droit rendait impossible l'usage des béquilles.

Il est probable que l'inflammation suscitée dans l'articulation coxo-fémorale droite a été assez faible pour n'amener, grâce au traitement employé, que l'ankylose. Cette terminaison heureuse l'eût été bien davantage, si elle se fût établie dans une direction moins gênante. Le malade était dans une position irrémédiable; aussi n'est-il resté dans l'hôpital pendant plusieurs mois que par simple commisération. Si la méthode hardie de M. Louvrier eût dû trouver une application, c'était sans doute dans un cas aussi fâcheux. Y avait-il eu luxation spontanée, ou simple déplacement dans l'article? La deuxième hypothèse me paraît la plus probable. En effet, la position en arrière du trochanter et l'abduction forcée du membre s'ex-

pliquent très-bien par une simple rotation de la tête
du fémur dans le cotyle. Le peu d'intensité des douleurs, la terminaison prompte par ankylose, ne se
concilient guère d'autre part avec l'expulsion spontanée de l'éminence fémorale hors du cotyle, coïncidant
ordinairement avec les plus graves désordres.

OBSERVATION HUITIÈME. — *Coxarthrocace terminée par
ankylose.* — *Alongement du membre par suite de
l'abaissement de l'os iliaque ; abduction de la cuisse
avec légère rotation en dehors.* — *Complication de nécrose à la jambe du côté opposé.*

Valentin (François), des Eglisottes (Gironde), âgé
de seize ans, vacher, est reçu à l'Hôtel-Dieu Saint-
André de Bordeaux le 3 septembre 1839. Orphelin
depuis quatre ans, placé sous la tutelle d'une tante
qui ne pouvait lui donner qu'une nourriture malsaine
et insuffisante, exposé souvent à la pluie pendant qu'il
était en sueur, il éprouva, il y a dix ans, une douleur
à la partie supérieure et interne de la cuisse gauche,
augmentant d'intensité à peu près tous les huit jours, et
s'exaspérant ordinairement la nuit. Elle s'étendait jusqu'au genou sans dépasser la ligne des condyles. Dès
l'invasion du mal, la marche était devenue difficile, et
avait rendu indispensable l'usage des béquilles. Il fut
bientôt réduit à ne pouvoir quitter son lit. Trois mois
s'étaient ainsi écoulés, lorsque le membre inférieur
gauche prit la direction vicieuse qu'on lui observe actuellement, par suite, dit le malade, de la fausse position qu'il était obligé de garder sur le côté correspon-

dant. Il n'a fait, pour tout traitement, que des frictions avec le baume Tranquille, qui ne déterminèrent aucun soulagement.

Voici dans quel état le malade s'est présenté à notre observation. Le tronc incliné à gauche forme un angle obtus très-ouvert avec la cuisse. L'épine iliaque gauche est de trois travers de doigt en dessous du niveau de celle du côté opposé. Il en résulte une longueur plus considérable du membre ; le genou et le talon sont en effet situés plus bas que les parties correspondantes du côté opposé, de la même étendue signalée pour la différence de hauteur des deux crêtes iliaques. De plus, le membre est tenu invariablement dans une abduction assez grande pour que le talon soit toujours éloigné de l'autre de près de sept pouces.

En retournant le malade sur le ventre, nous observons un effacement du pli de la fesse gauche ; celle-ci est aplatie au lieu d'être convexe. Le bord interne de la cuisse, augmentée de volume à sa partie supérieure, forme, en se confondant avec le bord de la fesse, une ligne oblique jusqu'à l'anus. Le pli de la fesse droite est très-prononcé.

La saillie trochantérienne gauche est placée plus bas et beaucoup plus en arrière que l'autre.

Les mouvemens qu'on fait exécuter à la cuisse se transmettent au bassin, au lieu de se passer dans l'articulation coxo-fémorale.

Lorsqu'on veut maintenir le tronc dans la rectitude naturelle , en mettant de niveau les deux épines iliaques , la cuisse gauche suit le mouvement de l'os iliaque, et devient presque perpendiculaire au bassin. En fléchissant à angle droit le genou qui se trouve relevé au-dessus du plan horizontal du lit, par suite du mode d'ankylose de la cuisse, le talon vient correspondre un peu au-dessous du tiers supérieur de la jambe, du côté opposé, et la forme en équerre de tout le membre rappelle très-bien la position déjà signalée chez Mondon, avec cette différence que chez ce dernier le membre pouvait reposer sur tout son côté externe ; c'est cette différence, dépendante du degré d'abduction et de rotation, qui peut-être lui défendait le decubitus avec inclinaison forcée du bassin.

D'après ces indices, toute thérapeutique devenait inutile ; le malade ne souffrait pas d'ailleurs. Aussi, après avoir pris quelques mois de repos, a-t-il été renvoyé de l'hôpital. Dans sa condition déplorable, il lui est impossible de se servir de béquilles. Ajoutons que la jambe droite est affectée de nécrose. Elle s'est tuméfiée en même temps qu'est survenue la coxarthrocace du côté gauche, et dès ce moment elle a été inhabile à supporter le poids du corps. Elle offre deux fistules qui donnent de temps en temps issue à des esquilles.

OBSERVATION NEUVIÈME. — *Coxarthrocace légère terminée par ankylose.* — *Apparence de luxation spontanée du fémur ; raccourcissement du membre sans déplacement de la tête du fémur, sans différence de niveau entre les trochanters et avec ascension de la crête iliaque.*

Prioleau (Pierre), de Coutras (Lot-et-Garonne), âgé de trente-deux ans, terrassier, est reçu à l'hôpital

Saint-André de Bordeaux, le 23 septembre 1838,
pour une luxation consécutive présumée de l'articulation coxo-fémorale gauche. Plusieurs signes semblent l'indiquer : raccourcissement du membre d'un
pouce, indiqué par la hauteur relative des genoux
et des talons, ainsi que par l'élévation de niveau
du pli de la fesse correspondante, qui est très-apla-
tie. D'une autre part, il est facile de reconnaître l'ascension de l'os iliaque gauche, dont le tubercule antérieur et supérieur dépasse d'un pouce le niveau
de la même éminence du côté opposé, et le tronc
est toujours incliné à droite. Par suite de la maigreur extrême de l'individu et de l'absence de tout
engorgement des parties molles, on peut très-bien
apprécier la saillie fort exagérée du grand trochanter,
qui agrandit dans ce point le diamètre transversal de
la cuisse. Cette éminence paraît avoir subi un mouvement de rotation en dedans, s'il faut en juger d'a-
près l'inclinaison fort oblique en dedans de la ligne
du fémur, qui se dessine à travers les parties molles,
et d'après la rotation en dedans du genou, dont la
rotule touche le côté interne de la cuisse droite. Il
est encore à remarquer que le grand trochanter,
malgré le raccourcissement du membre, est situé au
même niveau que le trochanter droit, et se trouve
plus éloigné que lui d'un pouce de la crête iliaque.
Faisant la visite par intérim, je fis constater ces
particularités curieuses par feu M. Biett, médecin
de l'hôpital Saint-Louis, de passage à Bordeaux. Je
noterai enfin que les mouvemens de l'articulation sont

impossibles ; toutes les fois que j'ai tenté d'imprimer des mouvemens de flexion à la cuisse, j'ai été forcé de m'arrêter incontinent, par suite des vives douleurs que je provoquais.

Prioleau ne présentait extérieurement de remarquable qu'une peau très-blanche et une maigreur très-prononcée. D'une apathie et d'une ignorance extrêmes, il ne nous a fourni qu'avec beaucoup de difficultés les circonstances commémoratives suivantes. Il y a environ deux ans qu'il fut affecté d'une dysenterie accompagnée de fièvre, de céphalalgie violente qu'il attribua à une mauvaise nourriture, ainsi qu'aux fatigues de son état. Il put quitter le lit au bout de quinze jours de traitement; mais quelques jours après, il vit se tuméfier le pied gauche et le genou droit. Deux mois plus tard, le genou gauche se tuméfia également. Pendant tout ce temps, il exista de la fièvre et de la céphalalgie. On appliqua quatre sangsues sur l'un et l'autre genou, mais sans déterminer du soulagement. Vers cette époque, il s'aperçut pour la première fois que la jambe gauche était plus courte que l'autre ; des douleurs s'étaient déjà manifestées dans la hanche correspondante, sans prédominer sur celles des autres articulations affectées. Quinze jours après, toutes les articulations des membres se trouvèrent affectées à la fois, et l'obligèrent de garder quarante-cinq jours le lit sans goûter le moindre sommeil. Il put enfin se lever au mois de mars 1837, et se livra péniblement pendant l'été à quelques travaux. Obligé de s'aliter de nouveau pendant tout

l'hiver suivant, il n'essaya de marcher qu'au prin-
temps de 1838; mais les membres inférieurs avaient
perdu leur force, et l'usage des béquilles devint
désormais indispensable.

Pendant tout le temps que le malade a vécu à l'hôpital Saint-André, il a gardé constamment le lit, sans
offrir d'autres particularités que celles déjà mentionnées lors des premiers jours de son admission. Il n'a
jamais manifesté la moindre douleur, soit externe,
soit interne, alors que l'on voulait faire mouvoir
l'articulation affectée : aussi la thérapeutique a-t-elle
été presque nulle. Épuisé par une consomption lente
au milieu de cette immobilité physique et morale, il
s'est éteint tout-à-coup le 12 août 1839.

Nécropsie. — Maigreur excessive du cadavre; quelques escharres aux apophyses épineuses des vertèbres
et au sacrum.

La dissection des parties molles amincies et atrophiées de la hanche fait arriver couches par couches,
et sans rencontrer aucune altération, jusqu'à la capsule de l'articulation, qui a son aspect normal et toute
son intégrité, de même que le bourrelet cartilagineux
cotyloïdien. L'incision de la capsule en avant met à
découvert une surface rougeâtre, sèche et rugueuse,
appartenant à la tête du fémur et en partie sortie de la
cavité cotyloïde. Attaquant la capsule en arrière par
une nouvelle incision, je puis cette fois pénétrer et
plonger mes regards dans l'articulation. La cavité cotyloïde, dans le sinus abandonné par la tête du fémur,
ne contient *aucun liquide*; il est impossible de déta-

cher celle-ci , parce qu'elle est *sèche* , fixée à l'acetabulum. Dans un instant où je veux laisser la cuisse
abandonnée à son propre poids , un craquement se
fait entendre : c'est la tête du fémur qui s'est séparée
tout-à-coup de la cavité cotyloïde, en y laissant une
calotte qui lui appartient, et qui est restée adhérente
au fond du cotyle. Ce dernier est fort régulier et d'un
diamètre normal ; seulement , le fond est rougeâtre et
rugueux , et présente trois plaquesosseuses laissées par
la rupture de l'ankylose en haut.

. *Poitrine.* — Les poumons paraissent sains au premier aspect, ainsi que la plèvre ; mais, intérieure-
ment, ils sont farcis de myriades de tubercules grisâtres à l'état miliaire, sans cavernes ni aucun foyer de
suppuration. Les deux plèvres sont parsemées d'une
foule de granulations et de plaques arrondies , saillantes, sous-pleurales , et de couleur blanchâtre. Des
granulations de la même nature s'observent sur la
face interne du péricarde, avec quelques plaques saillantes du volume d'un pois.

Abdomen. — Tout le péritoine, avec les replis ,
offre à sa surface une multitude de granulations tuberculeuses blanches. La rate est adhérente à la face
interne des côtes par l'intermédiaire de son enveloppe , très-épaissie, et contenant des tubercules dans
son épaisseur ; ce viscère lui-même en a plusieurs au
milieu de son parenchyme.

Rachis et os du bassin à l'état normal, sauf l'ascension de l'os iliaque droit. Il est encore à remarquer
qu'il s'est porté un peu en avant, car le tubercule

antérieur et supérieur de l'ilium anticipe de près d'un demi-pouce sur la ligne de la même éminence du côté opposé.

RÉFLEXIONS.

Lorsque le malade se présenta à l'Hôtel-Dieu, l'affection de l'articulation coxo-fémorale était déjà terminée par ankylose ; mais, avec les modifications de longueur et de position survenues dans le membre, il était, jusqu'à un certain point, excusable de se laisser aller, comme le fit l'interne de garde, à l'idée d'une luxation spontanée du fémur. Une analyse sévère devait seule donner la clé du diagnostic ; il avait été assez obscur pour embarrasser beaucoup de praticiens, M. Biett compris, à qui j'avais présenté ce malade. Comment concilier l'égalité de niveau des trochanters avec l'ascension de la crête iliaque gauche et avec le raccourcissement du membre du même côté ? Tout cela paraissait hérissé de contradictions. La nécropsie a révélé une soudure de la tête du fémur dans une position telle, que cette éminence débordait, au tiers, de la cavité cotyloïde, et que le grand trochanter, porté dans la rotation en dedans, se trouvait en même temps abaissé d'un degré exactement proportionné à l'élévation de la crête iliaque, par suite de l'inclinaison exagérée du col fémoral. De cette manière seulement, il est possible de concevoir comment, avec une ascension de la crête iliaque, les deux trochanters se maintiennent de niveau, et comment pourtant cette ascension de l'os des iles doit entraîner en définitive le raccourcissement du membre.

Contre une maladie déjà terminée, tout moyen thérapeutique devenait inutile. Le malade a dépéri insensiblement, sans toux ni douleurs de poitrine. Il ne s'était pas manifesté la moindre dyspnée, malgré l'infarctus tuberculeux des deux poumons.

Il est probable que la nature de la coxarthrocace avait été d'origine purement rhumatismale, s'il faut s'en rapporter à l'absence de toute lésion importante des surfaces articulaires et des parties ligamenteuses. L'affection tuberculeuse, respectant les articles et toutes les régions extérieures du corps, a sévi sur les organes intérieurs d'une manière sourde et fatale.

OBSERVATION DIXIÈME. — *Coxarthrocace manifestée dans le principe sous les apparences d'une nécrose du corps du fémur; luxation spontanée dans les derniers jours de la maladie. — Ostéite tuberculeuse et destruction presque complète de la tête du fémur.*

Barbe, de Lamothe (Gironde), vacher, âgé de treize ans, d'un tempérament lymphatique, avait fait une chute du haut d'un cheval lancé au galop, au mois de décembre 1839. C'était sur le côté gauche, et principalement sur la région trochantérienne, que le coup avait porté. La douleur qui en résulta immédiatement ne fut pas assez forte pour l'empêcher de se relever tout aussitôt, et de courir pour atteindre sa monture. Quinze jours après, un sentiment profond de gêne et d'embarras se manifesta depuis l'articula-

tion coxo-fémorale gauche, jusqu'au tiers moyen et
antérieur de la cuisse ; il y eut impossibilité presque
complète de marcher. Un médecin fut appelé, et or-
donna des cataplasmes, ainsi que l'huile de jusquiame
en friction. Bientôt, une tumeur se forma à la partie
antérieure de la cuisse, à la réunion de son tiers
supérieur avec son tiers moyen. Dure dans le principe, elle se ramollit progressivement, et finit par
s'ouvrir d'elle-même en donnant issue à beaucoup de
pus. Il en résulta un soulagement prononcé et un
peu de facilité dans l'acte de la progression qui, depuis quelque temps, était impossible. L'ouverture de
l'abcès se maintint à l'état fistuleux, en fournissant
une suppuration abondante. Plus tard une douleur
se fit sentir à l'articulation fémoro-tibiale du même
côté, sur laquelle on appliqua sans avantages des sangsues et des cataplasmes. La marche ne fut possible
qu'avec des béquilles ; c'est alors que le malade vint
réclamer des soins à l'hôpital Saint-André, où il fut
reçu le 30 novembre 1840. A cette époque l'individu
avait encore la face rosée et assez d'embonpoint. Il
accusait une douleur au niveau du condyle externe
du fémur, se propageant de ce point jusqu'à la malléole externe. L'ouverture fistuleuse laissait échapper
deux ou trois cuillerées de pus à chaque pansement.
Dans le mois de janvier 1841, le malade se plaignait souvent d'une douleur fixée au niveau de la
tète du péroné gauche, et s'étendant jusqu'à la malléole correspondante. Cette circonstance de siége
pouvait faire présumer une névralgie sciatique, com-

pliquant la maladie principale. En effet, le malade déclarait souffrir aussi derrière le grand trochanter. On fit appliquer successivement des sangsues derrière le grand trochanter et sur la tête du péroné; mais il n'en résulta aucun soulagement. Pendant ce temps, la fistule fémorale se cicatrisa presque complètement au fond d'une dépression assez prononcée. Huit jours après, des phlyctènes s'y manifestèrent, et leur rupture amena l'évacuation d'un pus abondant et noirâtre. Le malade n'avait eu d'autre trouble général que deux accès de fièvre intermittente tierce, qui cédèrent à l'administration du sulfate de quinine. Il gardait constamment le lit, la cuisse gauche portée dans une légère flexion, ainsi que le genou. Les mouvemens de l'articulation coxo-fémorale s'exécutaient assez facilement, sauf l'extension, ce qui, joint au défaut absolu de gonflement dans cette partie, semblait devoir écarter l'idée d'une maladie profonde de cette articulation, bien qu'elle eût été soupçonnée dans le principe. En effet, la douleur du genou avait été considérée plusieurs fois comme pouvant appartenir sympathiquement à une maladie de l'articulation coxofémorale, compliquée de nécrose du fémur. Cette dernière altération paraissait incontestable, puisque le malade déclarait avoir vu sortir de petites parcelles d'os par l'ouverture fistuleuse. Pendant le mois de février, aucune amélioration ne survint, malgré la continuation de l'usage des toniques à l'intérieur. Des injections d'eau de Barèges dans la fistule furent prescrites. La suppuration n'en devint que plus abon-

dante et plus fétide. Le malade ne cessait de se plaindre d'une vive douleur à la partie supérieure du
fémur ; celle du genou avait un peu diminué.
L'amaigrissement survint, et fit des progrès très-
rapides. Insomnie et plaintes presque continuelles ;
parfois cris aigus ; les forces s'anéantirent. Dans les
premiers jours de mars, la hanche se tuméfia tout-
à-coup, par suite d'une saillie osseuse qui se manifesta ; il devint évident que la tête fémorale
venait de s'échapper de la cavité cotyloïde, et avait
subi une ascension. La fièvre s'alluma pendant trois
jours, et le malade succomba, épuisé par ses vives
souffrances, le 14 mars 1841.

Nécropsie, *le* 15 *mars.* — L'aspect du cadavre
montre qu'à part la flexion du genou gauche, il y a
un raccourcissement réel du membre inférieur de ce
côté, avec légère rotation en dedans. Une grande incision cruciale, ayant pour centre l'articulation coxo-
fémorale, met à nu les parties musculaires atrophiées,
pâles, sans aucun vestige d'inflammation. On arrive
de couche en couche, et en dédolant avec précaution,
jusqu'à la capsule articulaire *restée intacte;* on l'incise
en arrière, où elle est soulevée plus que de coutume,
et on découvre la tête du fémur, tellement dégra-
dée, qu'elle se distingue à peine du col : celui-ci est
déformé par l'usure, et constitue avec le corps du fémur une espèce de crochet, appuyant par son extrémité, à surface étroite et plane, sur la partie postérieure du rebord cotyloïdien. Là, celui-ci présentait
pour le loger une empreinte semi-lunaire d'une étroi-

tesse correspondante. La cavité cotyloïde, assez bien
conservée, contenait à l'état libre un lame hémisphérique noirâtre, espèce de calotte amincie abandonnée
par la tête du fémur. La suppuration noirâtre qui
remplissait le cotyle s'était frayé une voie sous la capsule pour décoller le périoste, qu'elle distendait jusque
vers le milieu du fémur, et pour aboutir définitivement
à la fistule, sans offrir pour cortége des tissus indurés.
L'os était simplement dénudé, et avait un aspect
grisâtre. Après l'avoir scié, j'ai vu dans le tissu
médullaire des godets jaunâtres, indices de petits
abcès, ou de petits kystes tuberculeux.

Un foyer purulent remplissait la capsule de l'articulation scapulo-humérale gauche.

RÉFLEXIONS.

La douleur très-vive du genou, condamné à la
demi-flexion, avec absence de tuméfaction et de
tout autre symptôme inflammatoire, avait suffi à elle
seule pour faire supposer dès le principe qu'il s'agissait d'une coxarthrocace ayant pour point de départ
la nécrose présumée du tiers supérieur du fémur.
Cependant, il n'existait pour la confirmation de ce
diagnostic ni douleur dans l'articulation coxo-fémorale, ni tuméfaction dans cette région, ni changement dans la longueur relative du membre. Plus tard,
la douleur s'est montrée derrière le grand trochanter ;
mais, en même temps, celle du genou s'est circonscrite
avec tant de précision et de constance vers la tête du
péroné, pour s'irradier de là jusqu'à la malléole

externe, que l'idée d'une névralgie sciatique devait presque nécessairement venir à l'esprit. L'insuccès des médications dirigées suivant cette hypothèse nous en démontra bientôt la fausseté. Celle de la coxarthrocace ne fut jamais abandonnée, quoiqu'il n'y eût pour la justifier aucun empâtement des parties molles; bien au contraire leur maigreur permettait d'apprécier avec exactitude que tout était à l'état normal, et la gène des mouvemens était à peine appréciable. Quant à la douleur et à la fistule de la diaphyse, elle pouvait, à la rigueur, appartenir à une nécrose. Toute illusion devint impossible dans les derniers jours de la maladie; la hanche prit subitemement une saillie inaccoutumée, et la luxation de l'os devint tangible. La nécropsie seule nous a révélé comment la tête du fémur ayant été détruite presqu'en totalité, le col a pu s'arrêter sur le rebord du cotyle, comment il a pu opérer ce déplacement sans détruire la capsule articulaire. La conservation de celle-ci et l'absence de toute espèce de phlogose dans les muscles voisins simplement atrophiés, s'observe peu communément avec de tels désordres intra-articulaires. L'existence de foyers tuberculeux dans la substance médullaire du fémur annonce que l'ostéite de la tête fémorale a joué le premier rôle dans la scène pathologique, et si l'on se souvient de la calotte noire, légère, poreuse, lisse à sa surface convexe, qui a été rencontrée à l'état libre dans le cotyle, ne doit-on pas la considérer comme un éclat de la prison osseuse fournie par la périphérie de la tête du fémur

lors de la fonte purulente des tubercules centraux ?
D'autres débris avaient cheminé par le trajet sous-
périostal creusé le long du corps du fémur, et s'étaient
fait jour pendant la vie par la fistule. Celle-ci n'était
que l'aboutissant éloigné du foyer articulaire, et
non l'ouverture d'élimination d'une nécrose périphé-
rique du corps du fémur, comme on était naturellement porté à le penser.

OBSERVATION ONZIÈME. — *Lésion organique de l'os
iliaque droit, avec fistule à la partie supérieure de la
cuisse, et flexion de celle-ci ; apparence de coxarthrocace.*

Charles Gontier, âgé de quarante-trois ans, tailleur, se rend à l'hôpital Saint-André le 1er décembre
1840, mais l'on peut dire que c'est pour y terminer
ses jours, tant la faiblesse est grande et la constitution
délabrée. Indifférent à tout, d'une stupidité remarquable, enfoncé habituellement sous les couvertures
de son lit, il ne répond pas même aux questions qu'on
lui adresse, et demande qu'on le laisse tranquillement
succomber. Il ne permet pas de sonder une fistule
qu'il a à la partie supérieure et antérieure de la
cuisse droite, tenue constamment fléchie. Cette fistule, d'un grand diamètre, constitue un large canal
labourant les chairs de bas en haut. La suppuration
qui s'en échappe à chaque pansement est très-abon-
dante. Le malade, épuisé par la diarrhée et par la
suppuration, s'éteint le 20 décembre 1840.

A la nécropsie, nous trouvons, à la partie supérieure et antérieure de la cuisse droite, un large canal pratiqué au milieu des chairs, et aboutissant à la base du triangle de la surface pectinée de l'os iliaque correspondant. En cet endroit de l'os, et un peu plus en arrière, existe une surface de la largeur d'une pièce de cinq francs, déchiquetée, verdâtre, comme rongée, à larges stries, baignée par une suppuration d'un blanc verdâtre sale. On dirait des lames superficielles de l'os, irrégulièrement soulevées par du pus fourni aux dépens du diploé. En effet, le stylet s'engage sous les lames précitées, composant le couvercle interne du méditullium. L'os est ramolli un peu au loin, surtout du côté du sacrum, en conservant une couleur verte. Le péritoine a acquis une épaisseur énorme, au niveau de toute la région altérée, ce qui a manifestement préservé l'introduction du pus dans l'abdomen. L'articulation coxo-fémorale est coiffée par des tissus lardacés, portant les vestiges d'une inflammation chronique. Après qu'elle a été ouverte, elle offre l'aspect lisse et poli de ses cartilages ; elle est exempte de toute altération.

OBSERVATION DOUZIÈME. — *Lésion organique des os pubiens, avec fistules à la partie supérieure des cuisses, tenues dans la flexion et l'adduction ; apparence de coxarthrocace. — Désordres remarquables au col de la vessie, expliquant l'émission volontaire de l'urine par les fistules.*

Junck (Louis), de Bordeaux, âgé de trente-neuf ans, tailleur, avait joui d'une bonne santé jusqu'au mois de janvier 1840. A cette époque, un petit abcès se forma à la partie supérieure et interne de la cuisse gauche. Le malade n'y fit aucune attention : la peau s'amincit, se perfora ; un décollement s'ensuivit, et plus tard un trajet fistuleux. L'orifice de celui-ci, entouré d'une auréole rouge violacée, après avoir donné pendant quelque temps issue à un pus fétide et floconneux, laissa suinter tout-à-coup un fluide nouveau, que le malade, à son grand étonnement, reconnut être de l'urine. Il n'en continua pas moins ses travaux ; mais bientôt il maigrit et perdit de ses forces. Vers le mois de juin suivant, une nouvelle collection, d'un volume assez considérable, prit naissance dans la région iliaque droite de l'abdomen, et suivit la même marche que l'abcès précité ; amincissement de la peau, rupture spontanée, décollement et trajet fistuleux. Un mois s'était écoulé, lorsque la partie supérieure et interne de la cuisse droite devint le siége, comme à gauche, d'un abcès dont l'ouverture resta fistuleuse, et laissa bientôt après sourdre de l'urine. L'abcès de la région iliaque, bien que le second pour la date, ne fournit de l'urine que le dernier. Le médecin qui donnait des soins fut singulièrement embarrassé pour assigner la cause de ces fistules urinaires ; il ne pouvait l'attribuer à un obstacle placé dans le conduit excréteur de la vessie, puisque celui-ci émettait à volonté l'urine à plein jet, et offrait à une sonde volumineuse le trajet le plus facile jusqu'à la vessie : c'est alors qu'il exhorta le malade à venir demander des soins à l'Hôtel-

Dieu Saint-André, où il entra le 3 septembre 1840.

Ce qui frappa d'abord notre attention, fut l'attitude des membres inférieurs avec la coexistence de trajets fistuleux au haut des deux cuisses. Celles-ci sont constamment tenues dans l'adduction et dans la demi-flexion. Lorsqu'on veut les faire reposer sur un plan horizontal, on n'y peut parvenir qu'en faisant basculer en avant le bassin dont la saillie postérieure est très-prononcée. La contracture des couturiers et des adducteurs, dont les cordes se dessinent fortement sous la peau, expliquent l'immobilité des articulations coxo-fémorales. Le trochanter du côté gauche, fort saillant, déborde la ligne externe de la cuisse d'une manière bien plus apparente que sur le membre opposé ; la fesse correspondante est également un peu plus bombée. Le genou gauche est porté, comme le trochanter, dans une légère rotation en dedans, d'où il résulte que : rapproché de son congénère, il n'en atteint pas tout-à-fait le niveau sur le plan antérieur. Du reste, les épines iliaques antérieures et supérieures, ainsi que les deux trochanters, sont placés sur une même ligne horizontale.

D'après l'attitude vicieuse et invariable des deux membres ; d'après l'immobilité des deux articulations, commandée exclusivement ou non par la contraction des muscles voisins ; d'après les douleurs provoquées lorsqu'on voulait changer les membres de position ; d'après surtout les fistules que ceux-ci portaient au voisinage de l'articulation, quelques praticiens avaient été conduits à soupçonner une coxar-

throcace double. Ces fistules fournissaient à la fois du
pus et de l'urine. Le malade éprouvait-il le besoin d'ex-
créter l'urine, il la rendait par trois gros jets à la
fois, un par le canal de l'urèthre, un par la partie
supérieure de chaque cuisse. Elle ne s'écoulait par la
fistule abdominale que par simple suintement.

L'étiologie de ces fistules urinaires, sans coexistence
des signes ordinaires d'une maladie antérieure ou
concomitante, soit de la vessie, soit du canal de l'u-
rèthre, était assez difficile à établir du premier coup-
d'œil. Toutefois, la seule indication consistait à
maintenir à demeure, dans l'urèthre, une sonde en
gomme élastique d'un gros calibre. Par ce moyen,
les fistules fémorales se bornèrent à fournir un peu
de suppuration. Le malade semblait satisfait de ce
résultat et en espérait l'oblitération, lorsque tout-à-
coup, le 12 octobre, il ressentit des douleurs à l'hypogastre, bientôt suivies des symptômes ordinaires
d'une péritonite intense, à laquelle il succomba deux
jours après, malgré le traitement le plus énergique.

A la nécropsie, nous avons constaté les vestiges ordinaires d'une péritonite récente : injection et pseudo-
membranes à la surface et dans les intervalles des
circonvolutions intestinales, surtout vers le bassin.

La vessie a sa membrane muqueuse hypertrophiée,
ramollie, *érodée dans quelques points voisins de la
symphyse pubienne, et servant de départ aux trajets fistuleux des cuisses et de l'abdomen.* Les os composant
la symphyse pubienne sont noirs comme de l'encre,

ramollis, s'écrasant en esquilles sous là pression des doigts.

Nous avons ainsi reconnu que la carie des os pubiens avait amené l'ulcération de la vessie au voisinage du col, et partant la formation des trajets fistuleux sus mentionnés. Le progrès des désordres qui ont amené la péritonite d'une manière si subitement mortelle, n'a pas permis de bien juger l'état des choses tel qu'il était au col avant l'usage de la sonde à demeure. Nous avons pu bien voir seulement que la prostate était presque intacte, et que la partie supérieure et postérieure du col avait fourni les ruptures. Quant à la position vicieuse des membres et à l'espèce d'ankylose des cuisses, elles avaient été occasionnées par l'habitude des contractions musculaires, dans le but d'éviter des mouvemens et de la douleur dans la région pubienne affectée (1).

---

(1) Une observation analogue sous plusieurs rapports à la précédente mérite d'être ici mentionnée. Au mois de juin 1839 je fus appelé par Mme la supérieure de l'institut St-Joseph, pour donner mes soins à une des *détenues*, Thérèse C...., âgée de quinze ans, brune, d'une santé robuste en apparence. Elle portait, à la partie supérieure et interne de la cuisse gauche, non loin du pli de l'aine, un phlegmon à base profonde, parfaitement circonscrit, du volume de la moitié d'une orange, et où la fluctuation se faisait déjà sentir. Je pratiquai aussitôt la ponction avec le bistouri; il sortit un pus jaune, dont l'odeur fétide frappa mon attention. Un mois s'écoula sans que la suppuration vînt à tarir. Soupçonnant alors une lésion organique de l'articulation coxo-fémorale, ou de la partie supérieure du fémur, je conseillai la translation de la malade à l'Hôtel-Dieu Saint-André de Bordeaux, où elle fut admise le 2 avril

OBSERVATION TREIZIÈME. — *Ostéophyte énorme du trochanter du fémur droit, avec engorgement et trajet fistuleux de la partie supérieure de la cuisse, et immobilité presque complète de l'articulation ; soupçon de coxarthrocace pendant la vie.*

Thibaud (Pierre), âgé de quarante-trois ans, tonnelier, est transporté à l'hôpital Saint-André de Bordeaux le 28 novembre 1837, pour s'y faire traiter d'un gonflement déjà ancien, survenu aux deux tiers supérieurs de la cuisse droite, à la suite d'une chute

---

suivant. Deux mois se passèrent, et la fistule n'avait aucune tendance à se fermer. Le stylet s'engageait assez au loin du côté interne, et sans rencontrer de parties osseuses. Le 15 novembre, la région pubienne se tuméfia et devint douloureuse ; d'abord limitée au mont de Vénus, la collection s'étendit de manière à remplir la grande échancrure antérieure du bassin. Des sangsues et des cataplasmes furent appliqués ; la malade fut mise plusieurs fois dans un bain. Le 23, fluctuation évidente un peu vers le flanc gauche. Le bistouri, plongé dans ce point, provoqua l'issue d'une matière presque noire, très-fluide, et se rapprochant beaucoup de l'odeur des matières fécales. Dès le même jour, les selles, qui avaient été suspendues depuis deux semaines, reprirent leur régularité. Dans le mois de décembre, la matière fournie par l'abcès a pris la couleur chocolat, puis s'est nuancée de jaune, en même temps que l'odeur fétide a diminué, et que l'empâtement profond qui régnait dans la grande échancrure pelvienne s'est effacée en grande partie. Mais une remarque fort singulière nous a été signalée par la malade : un écoulement purulent se fait jour de temps en temps par la vulve ; à peu de distance en arrière de la grande lèvre gauche existe un pertuis fistuleux qui le fournit. D'après ces données, nous avons conclu à une altération probable de la branche gauche de l'arcade pubienne. Dans la recher-

dans laquelle son cheval s'était abattu sur celle-ci. D'abord, lente dans ses progrès, la tuméfaction acquit à la fois beaucoup d'activité dans son développement et beaucoup de consistance. C'est en vain que les vésicatoires, les moxas, la compression furent successivement employés. Les plaies des moxas se convertirent en trajets fistuleux. Tout mouvement de l'articulation coxo-fémorale devint impossible. Une entérite chronique survint et fit périr le malade.

A la nécropsie, nous rencontrons les parties molles qui entourent au loin l'articulation coxo-fémorale, passées à un état d'induration chronique et comme lardacées. Une énorme stalactite osseuse, prenant sur une base large origine au trochantin et à la moitié interne de la ligne qui l'unit en arrière au trochanter, se dirige en haut, en avant et en dedans, en suivant le

---

che des circonstances commémoratives, nous apprenons que, dix jours avant le développement de l'abcès de la cuisse, une chute avait eu lieu sur le côté gauche du bassin, et avait amené depuis de la claudication pendant la marche. Il y a maintenant seize mois que la jeune malade est à l'hôpital, constamment confinée dans son lit. Les deux ouvertures fémorale et abdominale paraissent à l'état fistuleux, et laissent écouler un pus jaune. Quant à la fistule vaginale, la malade n'a plus senti, de ce côté, aucun suintement, ce qu'on ne peut guère constater, à cause de l'adduction prononcée et invariable de la cuisse gauche. Des mouvemens peuvent encore se passer dans l'articulation coxo-fémorale, mais ils sont très-gênés par la douleur qu'ils provoquent.

A part l'absence du passage de l'urine à travers la fistule, on retrouve ici beaucoup de traits d'analogie avec l'observation de Junck. La vessie a été jusqu'à ce jour heureusement épargnée.

parallélisme du bord interne du col fémoral, et finit par atteindre dans sa courbe l'os iliaque en dehors et au dessus du trou sous-pubien. Malgré le voisinage intime de cette ossification accidentelle avec la capsule articulaire, malgré leur juxtaposition, je pénètre facilement avec le couteau dans l'article. La tête du fémur est dégagée, revêtue de son cartilage blanc et poli; la cavité cotyloïde est également dans les conditions normales. Tout le fémur était parfaitement sain.

Dans le principe, les circonstances commémoratives, la tuméfaction de la partie supérieure de la cuisse, l'immobilité de l'articulation coxo-fémorale, l'existence de trajets fistuleux, tout conspirait à la fois pour l'adoption de l'idée d'une coxarthrocace. Quel ne fut pas notre étonnement de voir à la nécropsie l'articulation coxo-fémorale parfaitement saine au milieu de tissus indurés et creusés par des trajets fistuleux ! Une périostite avait été le point de départ de tous les phénomènes pathologiques; une végétation osseuse avait grandi démesurément au centre des tissus indurés, et expliquait à elle seule la difficulté extrême de tous les mouvemens. La flexion, l'adduction étaient également empêchées, ou du moins considérablement gênées par le contact de l'ostéophyte avec la branche horizontale du pubis.

Il suffit de jeter un coup-d'œil rétrospectif sur les observations déjà exposées, pour reconnaître la vérité de cette proposition fondamentale, et désormais à l'abri de toute contestation , qu'il y a pour l'articulation ilio-fémorale une série d'affections morbides se terminant d'ordinaire , mais non pas d'une manière nécessaire , par la luxation spontanée du fémur. Une difficulté plus réelle consiste à déterminer la signification d'un engorgement , d'une tuméfaction persistante de l'article , par rapport à la nature de la lésion et à l'espèce de tissu primitivement envahi. Ce problème est le plus important à résoudre , parce que de lui dépend l'application réalisable des moyens thérapeutiques spéciaux ; il exige un travail analytique à la fois sévère et judicieux. Je ne range qu'en seconde ligne l'appréciation de l'étendue des désordres survenus , du degré de diduction de la tête du fémur, du sens dans lequel elle tend à opérer ou a déjà subi un déplacement. Cette appréciation , pour laquelle serviront d'instrumens les attitudes, les modifications de longueur et de direction du membre , sera surtout avantageuse lorsque la luxation n'est encore qu'imminente , et peut accepter l'intervention des moyens orthopédiques agissant comme auxiliaires des agens thérapeutiques généraux.

L'arthrite chronique ne se maintenant et ne s'aggravant d'habitude que par la dépendance du principe rhumatismal ou scrophuleux , il est du plus haut intérêt pour le diagnostic de savoir quels sont les tissus sur lesquels chacun de ces principes sévit de préférence, et quels sont les symptômes correspondans aux lésions de ces tissus. Sur le premier point, l'observation clinique et l'anatomie pathologique ont enseigné que les *parties molles* sont primitivement affectées sous l'influence rhumatismale, tandis que le vice scrophuleux se porte tout d'abord de préférence sur les *parties dures*. On s'est demandé encore, pour ce qui concerne l'influence rhumatismale, si c'était le système musculaire, fibreux ou synovial qui était principalement ou exclusivement affecté d'emblée. Si l'on en juge d'après ce qui se passe pour le genou, et autres articulations où les modifications de la synoviale sont plus accessibles à l'exploration des sens, il est impossible de ne pas admettre que dans l'immense majorité des cas l'inflammation de cette membrane joue le rôle le plus important. Je dirai plus : lors même que les tissus fibreux et cellulaire ont été envahis de concert avec la synoviale, c'est la maladie de la synoviale qui a précédé et qui domine. MM. Brodie et Cruveilher donnent à cette assertion l'appui de leur autorité. Il est fàcheux que pour l'articulation ilio-fémorale la membrane synoviale soit tellement enfouie sous l'épaisseur des muscles, que l'on ne puisse constater pour elle les supersécrétions de synovie si fréquemment comprises dans l'appareil morbide des élémens fibreux ambians. Aussi ne doit-on pas s'étonner que Boyer dise n'avoir jamais observé l'hydropisie de l'articulation ilio-fémorale, très-bien admise pourtant par J.-L. Petit, qui expliquait par elle la luxation consécutive du fémur. Comment refuser à cette membrane exhalante, douée d'une sensibilité si exquise, toute participation aux vives douleurs ressenties dans l'article au début de la phlogose rhumatismale? Les ankiloses membraneuses par lesquelles celle-ci se termine assez fréquemment ne paraîtront-elles pas d'ailleurs une démonstration assez évidente? — Dans l'arthrite de nature scrophuleuse, la maladie commence par les extrémités osseuses, par l'organe médullaire selon Rust, par les *cartilages* selon Brodie. Assez souvent, en effet, les cartilages, au lieu d'être altérés consécutivement aux autres tissus environnans, sont le point de départ de la coxarthrocace. Ainsi, on a vu des cas de destruction complète des cartilages quand les autres tissus étaient à peine altérés. Cette chondrite articulaire ne se manifeste d'ordinaire qu'à la suite d'une contusion éprouvée par les cartilages (chute sur la plante des pieds, etc.).

Voyons maintenant quels sont les symptômes qui pourront nous faire discerner la coxarthrocace dite rhumatismale de celle qui est de nature scrophuleuse.

La coxarthrocace rhumatismale ne saurait guère être méconnaissable dans les cas où d'autres articulations viennent d'être simultanément ou successivement attaquées avec le cortége des symptômes propres au *génie rhumatismal*. Elle n'est pas moins évidente lorsque l'articulation ilio-fémorale est seule envahie à la suite d'une contusion, d'une distension des parties composantes internes ou externes, ou après l'action d'un froid humide, si les caractères suivans se manifestent. La douleur est généralement vive dès le début, diffuse, et augmente par la pression. Les tissus musculaires et fibreux étant, de même que la synoviale, spécialement affectés, on conçoit facilement que la douleur soit étendue à l'intérieur, à la périphérie, et même au-dessus et au-dessous de l'article, en suivant fréquemment la direction des tendons. La tuméfaction, par suite du caractère de diffusion déjà indiqué, envahit toute l'articulation d'une manière égale et uniforme, offre partout la même rénitence.

La coxarthrocace scrophuleuse se traduit d'elle-même aux yeux les moins exercés, quand l'individu est d'un tempérament lymphatique, porteur de ganglionites ou de cicatrices d'origine non douteuse, lorsque surtout d'autres articulations ont été envahies et ont parcouru les périodes caractéristiques de l'arthrite strumeuse dont voici les principaux traits. La douleur qui ouvre la scène morbide, et précède plus ou moins long-temps les autres phénomènes pathologiques est d'ordinaire peu intense, sourde, réduite fréquemment à un sentiment de gêne; elle est de plus profonde, fixe et circonscrite. Elle peut s'accroître à un haut degré par le mouvement brusque ou le froissement des surfaces articulaires, mais ne paraît pas augmenter par la pression des parties molles environnantes. La tuméfaction se déclare souvent sur un point déterminé de l'articulation, mais elle peut également envahir tout l'article. Le premier cas se rencontre surtout dans les articulations guiglymoïdales, où les extrémités osseuses des éminences sont facilement accessibles au toucher et susceptibles de s'affecter isolément; le second cas semble nécessairement dévolu aux articulations orbiculaires, à la coxarthrocace, par exemple, pour des raisons inverses. La tuméfaction a encore cela de remarquable, qu'elle est molle, élastique, et peut donner la fausse idée d'une collection liquide. Les tégumens sont pâles, lisses, parsemés de veines variqueuses.

Les symptômes attribués à l'espèce de coxarthrocace qui débute par les *cartilages*, sont la lenteur et le peu d'intensité des phénomènes morbides si bien explicables par la vitalité obscure de ces organes de revêtement. La douleur, faible dans le principe, ne devient vive qu'au bout d'un temps assez long ; elle est fixe, s'exaspère au plus léger mouvement, paraît et se dissipe à diverses reprises, pour se fixer définitivement. L'engorgement ne survient que tard, et est le témoignage d'une collection purulente.

Tels sont les symptômes différentiels qui, *dès l'origine du mal*, peuvent éclairer sur sa nature ; mais ils ne sont pas toujours aussi tranchés : quelquefois ils manquent en partie ou revêtent une autre forme. Ainsi la douleur que nous avons dite obscure au début, dans la coxarthrocace scrophuleuse, offre dans quelques cas une grande intensité due à l'idiosyncrasie du système nerveux. Il arrivera même encore, pour compliquer le problème du diagnostic, que le sujet sera affecté simultanément de scrophule et de rhumatisme. A la sagacité de l'observateur appartiendra le soin d'apprécier ces variétés.

Un phénomène remarquable, fort souvent cité et non moins souvent oublié par les praticiens peu expérimentés, c'est l'existence d'une douleur au genou plus vive que celle dont l'articulation ilio-fémorale est affectée. De nombreuses questions adressées aux malades m'ont appris que dans l'espèce rhumatismale la douleur était transmise au genou par les tendons des muscles, qui, partis du bassin ou du fémur, vont s'implanter au genou. Ils indiquaient constamment, avec la précision d'un anatomiste, ou bien les tendons formant la patte d'oie sur le tibia, ou la corde tendineuse du troisième adducteur. Dans l'espèce scrophuleuse, c'était plutôt par l'organe médullaire que la douleur momentanée ou persistante était propagée par continuité ou par sympathie à l'articulation du genou; le patient ne manquait jamais de circonscrire toute la douleur aux condyles du fémur, de même qu'il désignait exclusivement la mortaise tibiale du coude-pied, si le genou était frappé d'arthrocace. Enfin, dans d'autres circonstances, l'irradiation de la douleur aux parties inférieures suivait la direction des cordons nerveux depuis le grand trochanter jusqu'à la malléole externe, et se rattachait évidemment à une névrose.

Il résulte de ce qui précède que, même dans la première période de la coxarthrocace, il existe des motifs de doute et d'erreur pour le diagnostic, si on n'y apporte le plus sévère examen. Ils seront nécessairement plus nombreux encore aux périodes plus avancées de la maladie.

L'engorgement, s'il est rhumatismal, perd avec la chronicité ses caractères distinctifs, tandis que s'il est scrophuleux il acquiert parfois un degré insolite d'activité inflammatoire. De là, enchevêtrement, confusion ou interversion des phénomènes spéciaux , ou plutôt dès ce moment la coxarthrocace n'a plus qu'un seul caractère : celui d'une inflammation lente qui mine et dévore sourdement les tissus , en créant bientôt des collections purulentes et des ouvertures fistuleuses. L'anatomie pathologique elle-même a décliné , sinon sa compétence , du moins sa suffisance actuelle pour arriver alors à la solution de ce problème : à telle série de symptômes coïncide tel tissu altéré et tel degré de lésion de ce tissu. Comment en effet dans une tumeur ramollie et réduite à une sorte de bourbier, distinguer l'affection primitive de l'affection secondaire , si la maladie a marché du dedans au dehors ou en sens inverse? Tout rapport de causalité n'est-il pas devenu insaisissable?

Un phénomène auquel se rattachent des considérations majeures de diagnostic ne doit pas être ici passé sous silence : je veux parler de la *luxation spontanée* du fémur. Il est toutefois regrettable que la dénomination de luxation spontanée du fémur, remplaçant pour quelques auteurs celle de coxarthrocace, ait eu le grand inconvénient de diriger l'attention d'une manière trop exclusive sur un simple accident de la maladie produit par l'altération des rapports de configuration entre les surfaces articulaires. Il en est résulté, par exemple, que des rhumatismes chroniques de la hanche ont été négligés ou méconnus dans leur funeste portée jusqu'au moment où apparaissait l'exarticulation , époque presque toujours tardive pour

l'application heureuse des ressources de la thérapeutique.

Diverses opinions ont régné sur le mécanisme par
lequel s'opère la luxation spontanée du fémur ; les
uns l'ont attribuée à l'accumulation avec épaississement du fluide synovial, les autres au gonflement
inflammatoire des prétendues glandes synoviales ; on
a invoqué aussi l'augmentation d'épaisseur des cartilages articulaires, et Rust n'a eu en vue que l'inflammation centrale de la tête de l'os augmentée de
volume. Nous n'avons pas à discuter ici la valeur de
pareilles hypothèses. Nous confinant au seul point de
vue du diagnostic, nous rechercherons s'il y a des
signes indicateurs de l'imminence de la luxation, et
si parmi ceux de la luxation confirmée il n'en existe
pas de fallacieux.

On pourra d'abord avoir des données sur l'époque
présumable de l'exarticulation, suivant l'espèce de
coxarthrocace. Dans l'espèce rhumatismale, l'inflammation ayant débuté par la synoviale ou par les liens
fibreux articulaires pour se propager aux cartilages
et aux os, les symptômes de l'arthrite chronique ou
de la synovite auront généralement une assez longue
priorité de date sur l'alongement du membre, premier indice du déplacement des surfaces articulaires.
S'il s'agit au contraire de l'espèce scrophuleuse, l'é-
longation du membre précédera plus ou moins long-
temps les symptômes de synovite et d'arthrite, puisque les os et les cartilages auront été les premiers
attaqués.

Toutefois il ne faut pas attacher trop d'importance à l'excès de longueur du membre, comme signe précurseur de la luxation spontanée. Ainsi, que le cotyle soit détruit par la carie ou par des tubercules, ou bien que la tète du fémur ait subi elle seule cette destruction, dans le premier cas la tète du fémur remontera vers la crète iliaque sans alongement préalable; dans le second, ce sera simplement une partie du col qui s'enfoncera dans le cotyle.

L'élongation du membre considérée comme élément de diagnostic pour annoncer la luxation spontanée du fémur, est loin d'égaler en valeur les inductions tirées de *l'attitude* du membre correspondant à la coxarthrocace.

Le plus ordinairement, pour éviter la douleur, les malades, en même temps qu'ils se couchent de préférence sur le côté sain, portent la cuisse du côté affecté dans la flexion combinée avec l'adduction et la rotation en dedans. Dès-lors distension de la capsule fibreuse et de la membrane synoviale à leur partie supérieure et externe, distension croissante par l'effet de la sortie progressive de la tète du fémur, qui appuie contre elles. Enfin vient un moment où ces tuniques, usées, ramollies, cédant à l'effort mécanique de l'éminence osseuse, la luxation *en haut et en dehors* ne peut manquer de se produire. De l'aveu de tous les praticiens, ce genre de luxation spontanée est le plus commun.

Dans d'autres circonstances, c'est dans un sens opposé que se porte le fémur, c'est-à-dire dans la flexion combinée avec l'abduction et la rotation en dehors. Pour cela, il faut que le malade trouve plus de soulagement dans le décubitus sur le côté affecté. Il y a incessamment en cette position du membre distension des capsules fibreuse et synoviale à leur partie interne, et menace incessante de luxation spontanée sur le trou obturateur, ou sur le pubis (*luxations en dedans, et en bas ou en haut*).

Il peut arriver encore que la cuisse conservant sa rectitude ne tend à se porter ni dans la rotation en dedans, ce qui aménerait la luxation en haut et en dehors, ni dans la rotation en dehors, d'où résulteraient aussi les luxations en dedans. Avec l'hypothèse de cette rectitude complète du membre, on conçoit l'impossibilité d'un déplacement consécutif, puisque les ligamens ne sont pas plus sollicités dans un sens que dans un autre par la tête du fémur exactement emboîtée dans son réceptacle. Sa sortie ne serait motivée désormais que par l'érosion d'une partie du sourcil cotyloïdien. Il n'est pas nécessaire que cette érosion soit portée à un haut degré.

Les inductions tirées des attitudes par rapport à l'appréciation du déplacement de la tête du fémur conduisent quelquefois à des méprises contre lesquelles il est bon de se prémunir.

Ainsi le membre peut se porter dans l'abduction, ou dans l'adduction la plus outrée, sans qu'il y ait néanmoins une luxation correspondante à ces attitudes. Ici l'absence de l'exarticulation provient à la fois de l'agrandissement de la cavité cotyloïde et de la

réduction de volume de la tête du fémur, sous l'influence de l'usure occasionnée par des frottemens réciproques. L'éminence osseuse, agissant comme une lime plus
ou moins sphéroïde, se promène en tous les sens dans
une cavité qu'elle agrandit sans cesse, en même temps
qu'elle se rapetisse elle-même de plus en plus. Un
champ libre est alors donné aux inclinaisons les plus
étendues et les plus variées du membre, et partant
aux attitudes que le malade lui donnera de préférence
pour éviter la douleur. (Voyez les observations cinquième et sixième.) Supposons que cette attitude soit
l'abduction ou l'adduction, portée à un grand degré
d'exagération, le bénéfice ordinaire de l'ankylose,
si elle a lieu, sera considérablement diminué par la
perte des fonctions du membre, ou même par l'impossibilité de la station, comme nous l'avons vu chez
les sujets des observations septième et huitième.

A côté des faits précédens, où l'exarticulation devient impossible par l'excès même de la dégradation
des surfaces articulaires, on doit placer ceux où le
même phénomène rencontre un obstacle dans les produits de nouvelle formation créés à côté du travail
de démolition. Pendant que d'une part l'ostéite continue ses progrès destructeurs, il surgit d'autre part,
sur des points privilégiés, une sorte d'extravasation
osseuse ou des jetées stalactiformes, opposant aux
conditions habituelles de la luxation une soudure
particlle des surfaces articulaires. (Observation quatrième.)

Ce qui vient d'être exposé à l'égard de l'élongation

et des attitudes du membre considérées comme élémens de diagnostic pour l'exarticulation, nous conduit à apprécier également la valeur d'un troisième
signe indicateur : je veux parler du *raccourcissement
du membre.*

Ce serait une erreur de considérer toujours ce raccourcissement comme l'indice de l'accomplissement de
la luxation spontanée du fémur. Ainsi, qu'il y ait
destruction de la tête du fémur, le moignon du col
s'enfoncera dans la cavité cotyloïde, et il y aura raccourcissement sans luxation. Que le membre soit
atrophié par suite d'un repos très-prolongé, le fémur
diminuant alors, non seulement d'épaisseur, mais
encore de longueur, on aurait tort de conclure à une
luxation : on évitera l'illusion en mesurant du grand
trochanter au condyle externe.

On n'aura encore des données bien positives pour
la réalité du raccourcissement comme de l'élongation
du membre, que lorsqu'on aura acquis la certitude de
la non-participation du bassin à ces variations apparentes. Or, un des côtés du bassin peut s'élever ou
s'abaisser sous l'influence de deux causes : 1° l'affection d'une articulation ilio-sacrée ; 2° l'action des
muscles qui agissent sur la ceinture pelvienne.

Boyer a décrit avec sa précision accoutumée, dans
son chapitre sur l'écartement des os du bassin, les
caractères de la sacro-coxarthrocace, maladie désignée
par Hahn sous le nom de sacro-coxalgie. Douleur
fixe, permanente ou passagère, à la région de l'une
des symphyses ilio-sacrées, avec ou sans engorgement

de cette région, alongement ou raccourcissement passager ou permanent du membre inférieur correspondant, ou alternative de l'allongement et du raccourcissement de ce membre, *la crête iliaque répondant par son abaissement ou par son élévation à cette différence de la longueur respective des deux membres, mais conservant toujours ses rapports naturels avec le trochanter.*

· On comprend toute l'importance de ces derniers caractères pour établir un diagnostic rigoureux, dans les cas surtout où il y a simultanément lésion organique de l'articulation ilio-sacrée et de l'articulation ilio-fémorale, ce qui n'est pas sans exemple. (Voyez l'observation recueillie par L'Héritier et publiée dans le journal de Fourcroy.)

Quant à l'action prépondérante des muscles fixés à la partie supérieure ou inférieure du bassin comme pouvant amener l'élévation ou l'abaissement de celui-ci, nous pourrions mentionner quelques faits où des douleurs vives à une région iliaque, coïncidant avec un raccourcissement du membre correspondant, avaient fait d'abord naître l'idée d'une luxation spontanée du fémur. Plus tard, on l'avait judicieusement abandonnée, par la raison que l'épine iliaque antérieure et supérieure du côté des douleurs était plus élevée que celle du côté opposé, dans un degré proportionnel à celui du raccourcissement, tandis qu'elle avait conservé ses rapports naturels avec le trochanter. Il s'agissait tout simplement d'une inflammation rhumatismale des muscles abdominaux s'insérant à une crête iliaque : ces muscles irrités cherchaient à rapprocher leurs points d'insertion pour diminuer la douleur, et soulevaient par conséquent le côté du bassin et le membre correspondant. L'inflammation des muscles fixés à la partie inférieure du bassin donnerait lieu à des phénomènes inverses.

Le praticien ne doit pas se contenter de soumettre à une rigoureuse analyse les divers signes diagnostics que nous venons de passer en revue ; il doit encore s'informer si la coxarthrocace n'est pas liée d'une manière secondaire à une lésion d'organes plus ou moins éloignés, comme on en a vu des exemples. Sanson raconte que, chez un jeune homme, le pus d'un abcès par congestion sortit par l'échancrure sciatique, pénétra dans l'articulation ilio-fémorale, dont on trouva les surfaces noires, dénudées, comme corrodées. Toutefois, dit-il, la synoviale et les cartilages avaient été les premiers soumis à l'action irritante du pus. J'ai été témoin d'un fait non moins curieux. Au mois de juillet 1840, un jeune vigneron fut envoyé des salles de M. Pereyra à une salle des blessés de l'hôpital Saint-André de Bordeaux, et offrit les particularités suivantes : à la partie supérieure de la région crurale droite (triangle de Scarpa), existait une tumeur indolente, compressible, variant fréquemment de volume, et faisant entendre à la pression *une crépitation gazeuse*; on la rendait toujours saillante si l'on comprimait le flanc droit, et on refoulait aisément le liquide vers cette région si la pression s'exerçait sur la région crurale. En même temps il y avait de la douleur et de la gêne dans les mouvemens de l'articulation ilio-fémorale. Trois ou quatre fois par jour, le malade rendait par l'anus cinq ou six cuillerées de pus jaune et bien lié, sans matières hétérogènes. Les mêmes symptômes persistèrent; seulement, l'avant-veille de la mort, qu'accéléra une diarrhée colliquative, une tumeur avec fluctuation d'un liquide mêlé à des gaz s'était manifestée à la région ischiatique droite. Une incision avait été pratiquée, et avait donné issue à du pus. A la nécropsie, je trouvai une collection purulente, formée dans l'épaisseur du muscle psoas droit; de là, le pus s'était frayé un chemin sous le muscle iliaque, avait fusé sous le péritoine, dans le petit bassin, pour s'aboucher dans le rectum par une ouverture placée un peu au-dessus du sphyncter. Le pus s'était en outre créé plusieurs autres issues : 1° sous l'arcade crurale, pour former collection en haut de la cuisse; 2° à travers la membrane obturatrice, ramollie et perforée ; 3° par la grande échancrure sciatique ; 4° enfin, dans l'articulation ilio-fémorale, par le fond corrodé de la cavité cotyloïde. La perforation du rectum, très-près du sphyncter, explique la crépitation gazeuse observée pendant la vie dans les collections purulentes, et l'excrétion fréquente du pus par l'anus sans mélange de matières fécales. Tous les muscles environnant l'articulation coxo-fémorale étaient ramollis et baignés par le pus.

Le praticien devra être également averti que dans bien des circonstances, par voie de propagation de

l'engorgement, c'est une lésion organique de l'os iliaque ou du pubis qui crée des collections purulentes
et des fistules aux environs de l'articulation ilio-
fémorale, avec gêne dans les mouvemens, de manière à faire supposer une coxarthrocace, si on n'a
pas assisté aux débuts des phénomènes morbides, ou
si l'on est privé de renseignemens exacts. (Voyez les
observations onzième et douzième.)

Enfin, on prendra soin de ne pas confondre avec
la coxarthrocace d'autres maladies de l'article produi-
sant des symptômes analogues ou même identiques,
tels qu'engorgement, abcès, fistules, exarticulation.
Il n'est pas rare, en effet, de voir des nécroses, des
périostites périarticulaires (observation treizième),
des tumeurs hydatides, des cancers profonds, etc.,
revêtir les formes de la coxarthrocace. Il n'est pas
jusqu'à la luxation congénitale du fémur et à la luxation traumatique ancienne (observation deuxième),
qui n'aient donné matière à des méprises.

COLLECTIONS MORBIDES

SINUS MAXILLAIRE;

PAR M. EUGÈNE BERMOND, D.-M.,

Chef-interne à l'Hôtel-Dieu Saint-André de Bordeaux.

Il est si fréquent de voir les maladies du sinus maxillaire revêtir des caractères redoutables, non-seulement par rapport aux difformités de la face qu'elles produisent, mais encore et *à fortiori* à cause des destructions rapides qu'elles exercent au loin, qu'on ne saurait apporter à leur étude une trop grande application. Combien de dangereuses méprises n'a-t-on pas eu à signaler, soit qu'une production morbide ait été respectée jusqu'au moment où ses ravages rendaient toute opération inutile, soit que l'on ait au contraire pratiqué d'énormes délabremens suivis même de la mort, lorsqu'il s'agissait tout simplement d'une affection très-peu sérieuse en elle-même ! Nous avons lu, dans un des derniers numéros de la *Gazette des Hôpitaux de Paris*, 1er décembre 1840, un fait qui mérite le plus vif intérêt. Une jeune fille, qui offrait du reste tous les attributs de la santé la plus florissante, a été soumise, pour une simple hypertrophie de la paroi antérieure du sinus maxillaire, que l'on avait prise d'abord pour un polype ou une hydropisie, à une opération douloureuse et compliquée, à laquelle elle n'a survécu que cinq jours. La nécropsie a montré tous les organes des cavités splanchniques à l'état sain. Le tissu du maxillaire n'était pas dégénéré. On avait reconnu que la portion d'os enlevée était spongieuse, et n'offrait aucun des caractères du tissu cancéreux. Rendons grâce à l'honorable M. Gerdy d'avoir livré un semblable exemple à la méditation des praticiens. C'est un utile avertissement pour le diagnostic si fallacieux des maladies du sinus maxillaire. Il importe surtout de savoir distinguer entre les collections liquides et les tumeurs désorganisatrices qui se confondent fréquemment à leur début dans un même appareil de symptômes. Aussi avons-nous cru convenable de publier les deux observations suivantes, que nous avons été à même de recueillir tout récemment.

OBSERVATION PREMIÈRE. — *Hydropisie du sinus maxillaire du côté gauche. — Avulsion de la seconde petite molaire et perforation de l'alvéole. — Guérison.*

Le 25 juin dernier, nous fûmes appelés, de concert avec deux autres médecins de Bordeaux, pour donner notre avis sur une affection de la joue gauche, survenue à M***, appartenant à une famille honorable de cette cité. Doué d'une bonne constitution, âgé seulement de dix-sept ans, M. M*** avait éprouvé, en 1839, une assez forte contusion à la région maxillaire gauche. Deux mois après, une légère tuméfaction et un sentiment d'embarras se manifestèrent dans cette partie, et persistèrent, malgré plusieurs applications de sangsues. Voyant que le mal ne cédait pas, et menaçait au contraire de s'étendre, on eut des craintes pour l'avenir et ce fut là ce qui provoqua une consultation.

Voici dans quel état M*** s'offrit à notre examen : tuméfaction arrondie sans changement de couleur à la peau, se dessinant d'une manière sensible dans la région de la fosse canine de l'os maxillaire supérieur gauche; perception d'une fluctuation, lorsqu'avec l'extrémité de deux doigts on pressait sur deux points éloignés de la tumeur. En relevant la lèvre supérieure, on découvrait à la même place un soulèvement osseux, constitué par la paroi tellement amincie du sinus, qu'on l'aurait dite fondue, en quelque sorte, avec son revêtement fibro-muqueux. La moitié gauche toute entière de l'arcade alvéolaire supérieure était légèrement inclinée en dedans, d'où résultait une direction oblique dans ce sens de toutes les dents correspondantes. Ce déjettement semblait avoir été la conséquence d'une dépression mécanique, agissant de l'extérieur à l'intérieur.

Les dents étaient très-blanches et ne présentaient aucun vestige d'altération ; seulement, la seconde petite molaire et la première grosse molaire étaient un peu branlantes ; les dents de sagesse n'avaient pas encore paru. Depuis quelque temps la mastication ne s'exerçait plus de ce côté, à cause de la sensibilité trop grande qu'elle déterminait. Du reste, il n'y avait jamais eu odontalgie. La moitié gauche de la voûte palatine était plus bombée que de coutume, mais résistait assez à la pression ; la muqueuse palatino-gengivale avait conservé sa couleur naturelle.

La narine gauche, explorée avec le stylet, paraissait avoir son ampleur ordinaire ; quelques mucosités jaunâtres avaient été mouchées de temps à autre de ce côté, sans jamais fournir une odeur désagréable ; des épistaxis s'étaient déclarés indifféremment par l'une ou l'autre narine, antérieurement au traumatisme, et avaient depuis diminué de fréquence. Enfin, depuis deux mois, l'œil gauche était affecté d'épiphora.

D'après tout ce qui précède, devait-on soupçonner un fongus de l'os maxillaire ? Cette idée avait été déjà émise par un praticien, et une opération des plus redoutables annoncée comme nécessaire dans un avenir plus ou moins éloigné. Plusieurs considérations nous amenèrent à des convictions diamétralement opposées. D'abord, l'apparition de la tumeur maxillaire, peu de temps après un traumatisme, permettait de la supposer entièrement dépendante de celui-ci, sans trop sacrifier à l'axiome : *Post hoc, ergo propter hoc.* On pouvait sans doute admettre que la diathèse qui préside si souvent à la manifestation des fongus aurait trouvé dans le traumatisme un prétexte pour faire explosion ; mais aucun signe de dia-

thèse n'avait apparu jusqu'alors. Le malade, au teint
rosé, possédait tous les attributs d'une santé florissante
et avait vécu dans la sphère des meilleures conditions
hygiéniques. D'ailleurs, aucune douleur lancinante
ne s'était déclarée dans l'os affecté : tout s'était borné
à un sentiment de pesanteur et d'embarras. Les hémorrhagies nasales perdaient naturellement toute interprétation défavorable, à cause de la date de leur
apparition. Le larmoiement, résultat assez fréquent
d'une compression exercée sur le canal nasal par une
tumeur quelconque, pouvait tout aussi bien dépendre
de la compression exercée par un liquide. L'intégrité
remarquable des dents, la conservation de l'aspect
normal de la muqueuse, étaient incompatibles avec la
présence d'un fongus ou d'une tumeur érectile, en
raison de la modification que celle-ci surtout imprime
aux parties voisines. Quant au ramollissement des
parois du sinus, on sait qu'il reconnaît également
pour cause une accumulation de fluide séro-muqueux
ou purulent, à tout aussi juste titre que le développement d'une tumeur fongoïde. Il est vrai que cette
dernière donne lieu fréquemment, sous le rapport de
la fluctuation, à une illusion presque complète; mais
il était difficile, d'après l'ensemble des raisonnemens
précités, de ne pas conclure à l'existence d'une collection liquide, de quelque nature qu'elle pût être.

En conséquence, le parti suivant fut arrêté, pour
être exécuté à l'instant même :

1° Avulsion d'une dent, afin de pénétrer dans
le sinus. La position avantageuse de la seconde pe-

tite molaire et sa mobilité nous la firent adopter de préférence.;

2° Ponction du sommet de l'alvéole avec la pointe d'un petit trois-quart.

La promptitude que nous voulions mettre dans l'exécution de ce plan opératoire s'explique facilement. En laissant séjourner davantage le liquide morbide, on perdait un temps précieux, et l'on courait le risque de voir l'amincissement, déjà si avancé des parois du sinus, amener bientôt une usure complète. Si, par suite d'une erreur dans nos prévisions, un fongus ou toute autre production pathologique devait se montrer à travers l'alvéole, on était à même de prendre un parti définitif sur les procédés opératoires convenables, en évitant tous les désordres inséparables d'une expectation intempestive.

L'extraction de la dent au moyen de la clef de Garengeot ne fut pas suivie de l'apparition d'aucun liquide, si l'on excepte quelques gouttes de sang, ce qui obligea de percer l'alvéole d'un coup de trois-quart. A peine le poinçon fut-il retiré. que la canule donna issue à un liquide visqueux filant, melliforme, qui ne cessa de couler pendant près de dix minutes. Nous en recueillîmes quatre cuillerées environ. Cette évacuation terminée, nous nous aperçûmes que pendant les mouvemens d'inspiration et d'expiration, la joue gauche s'affaissait et se gonflait alternativement sous l'influence d'un courant d'air établi dans l'antre d'Hygmore, dont les parois étaient assez molles pour flotter en quelque sorte. Une petite cheville en bois, rem-

plissant par sa base équarrie l'espace interdentaire,
en s'enfonçant par son prolongement conique dans
l'intérieur du sinus, fut gardée à demeure.

Les soins ultérieurs consistèrent à évacuer chaque
jour le sinus maxillaire par la simple soustraction de
l'obturateur, et à pratiquer ensuite des injections détersives, soit avec de l'eau-de-vie camphrée étendue,
soit avec de l'eau chlorurée. La quantité de matière
mucoso-purulente qui s'évacuait à chaque pansement
pouvait être évaluée à une cuillerée à bouche. La
sortie des matières de l'injection était singulièrement
favorisée par un mouvement de succion opéré par
le malade, en appliquant le bout de la langue sur
l'entrée de l'alvéole.

Vers la fin de juillet, la tuméfaction de la joue
était peu appréciable ; la voussure de la moitié gauche du palais avait diminué, ainsi que l'inclinaison
des dents ; mais la quantité de matière évacuée à
chaque pansement n'avait guère varié : elle avait pris
l'aspect d'un fluide blanchâtre, visqueux, comme
lactescent. C'est alors que les injections détersives
furent remplacées par des solutions astringentes et
même caustiques. (Sulfate de zinc. — Nitrate d'argent.) Force fut de les abandonner au bout d'un court
laps de temps, à cause de la surexcitation trop vive
qu'elles occasionnaient. Le pus était devenu plus abondant et plus épais, et rien n'annonçait que la sécré-
tion morbide dût bientôt tarir.

Le 15 septembre, la direction du malade étant exclusivement confiée à nos soins, nous nous deman-

dâmes s'il ne serait pas convenable de laisser libre la fistule alvéolaire, afin de favoriser son oblitération spontanée. Jusqu'alors on avait pu redouter l'emprisonnement de la matière morbide et le renouvellement de l'hydropisie maxillaire, par l'effet d'une coarctation trop précoce. Nous expérimentâmes qu'en laissant le bouchon en place pendant quarante-huit heures, la collection augmentait du double et fatiguait beapcoup le malade. Nous recommandâmes alors de renoncer pendant vingt-quatre heures à l'obturateur. Le malade ne s'en trouva pas bien. La parole était gênée; la circulation de l'air par les ouvertures nasale et alvéolaire, et la mauvaise odeur qui se fit sentir pour la première fois à la bouche, devinrent assez incommodes pour me faire songer à un autre expédient : conserver l'obturateur sans intercepter complètement l'issue du liquide. La dent arrachée avait été gardée avec soin et l'on se rappelle qu'elle était parfaitement saine. Un canal fut creusé dans son axe, et son collet fut armé d'un crochet élastique pour embrasser celui de la dent voisine qui devait lui servir de point d'appui. Elle avait ainsi l'avantage d'être à la fois prothèse d'agrément, obturateur et canal de dérivation. Cette innovation ne répondit pas entièrement à notre attente; plusieurs fois le canal central s'obstruait, et, lorsque la dent était enlevée, la matière purulente s'était accumulée en plus grande quantité. Nous continuâmes l'usage de la dent, mais avec la précaution de la décrocheter une fois tous les jours, afin de donner issue au liquide, et de pratiquer des injections simplement émollientes. Dès ce moment il y a eu amélioration progressive. La quantité du liquide épanché a été successivement réduite à un quart de cuillerée à café toutes les vingt-quatre heures; plus tard c'était un suintement à peine appré_ciable. Les parois du sinus se sont partout affaissées et affermies. La guérison s'est complétée, et ne s'est pas démentie un seul instant.

OBSERVATION DEUXIÈME. — Un jeune homme de Verdelais, nommé Laville, âgé de trente - huit ans, se présenta à notre observation dans le mois de juillet dernier à l'Hôtel-Dieu, avec un gonflement dur de la joue gauche, entièrement circonscrit à la fosse canine. Le nez est sensiblement dévié dans sa totalité à droite; les deux narines sont libres. En faisant ouvrir la bouche, la première chose qui nous frappe, c'est le déplorable état dans lequel se trouvent les dents. Il y en a deux de cariées à la mâchoire inférieure; la moitié gauche de l'arcade alvéolaire supérieure ne contient que des vestiges ou des racines de dents cariées; la canine seule, avec la dernière grosse molaire, paraît exempte de toute altération. La membrane muqueuse gengivale a son aspect normal; le côté gauche de la voûte palatine se fait surtout remarquer par une tumeur fluctuante; la membrane de revêtement, amincie, mobile, semble sur le point de s'ouvrir, pour donner passage au liquide contenu; épiphora à l'œil gauche.

Les renseignemens qui nous sont fournis par le malade sont les suivans : Jusqu'à l'âge de dix-sept ans, il a eu des hémorragies nasales très-fréquentes, qui n'ont plus reparu depuis lors. Il y a vingt ans qu'il reçut à la joue gauche un violent coup de pierre qui lui cassa la deuxième dent incisive de ce côté; la racine resta dans l'alvéole. Quelque temps après, cette alvéole devint le siége d'une collection purulente qui se perça d'elle-même et se renouvela à diverses reprises.

Pendant les six années qui suivirent le traumatisme, Laville fut sujet à de fréquentes odontalgies. La plupart des dents du maxillaire supérieur gauche furent ruinées par la carie; celles du maxillaire inférieur n'ont pas été douloureuses, et ne sont altérées que depuis quatre ans.

Le malade ne s'est aperçu que depuis trois mois du gonflement signalé à la fosse canine gauche, de la déviation du nez et de l'épiphora. Quant à la tuméfaction du palais, elle a commencé à se manifester peu de temps après la contusion et la fracture de la seconde incisive.

Ces diverses modifications survenues dans la région maxillaire n'ont donné lieu, dans aucune circonstance, à la moindre douleur locale, à part les odontalgies. C'est à cause de cette particularité assez remarquable que le malade n'a jamais consulté des médecins.

La maladie du sinus maxillaire gauche était pour nous évidente, lors même qu'il n'y aurait eu pour tout symptôme que la tumeur fluctuante de la voûte palatine. Etait-ce une collection liquide séro-muqueuse, purulente, ou un fongus? Un moyen très-simple de s'en assurer consistait dans la perforation de la tumeur palatine. Celle-ci est incisée par M. Chaumet avec le bistouri, et donne issue à une quantité de sang pur très-considérable (près d'un kil.). Un pareil résultat nous avait jeté dans une grande surprise, lorsqu'au bout de quelques heures le malade nous apprit qu'en pressant avec la langue la voûte palatine, il faisait fluer par la narine gauche du pus sans aucun mélange de sang. Nous n'avons pas été à même de constater à quoi tenait cette bizarrerie, le malade ayant voulu absolument retourner immédiatement dans son pays. Il ne nous a plus donné de ses nouvelles.

Nous avons cru convenable de nous restreindre aux deux faits précédens, et de date toute récente. Ils suffisent pour faire apprécier toute l'importance d'un bon diagnostic. D'une hypothèse inexacte sur la nature du mal surgiront des manœuvres opératoires aventureuses, inutiles et quelquefois funestes. Nous n'avons pas voulu non plus augmenter notre cadre d'exemples nombreux de tumeurs fibreuses, fongueuses ou cancéreuses, de caries et de nécrose du sinus maxillaire, dans la pensée qu'ici les erreurs sont peut-être plus faciles à éviter et moins fécondes en opérations regrettables. Les progrès ultérieurs de ces maladies diverses finissent par dissiper l'obscurité qui a pu régner dans leur début. S'agit-il d'une production cancéreuse, il est rare que des élancemens aigus et des odontalgies d'un caractère particulier ne vien-

nent bientôt fixer les incertitudes du praticien. Un
fongus érectile se décélera par l'injection violacée de
la membrane alvéolaire et des gencives , par la facilité et la fréquence des hémorrhagies ; on sera même
conduit par certains signes à démêler s'il y a prédominance des vaisseaux sanguins artériels ou veineux , ou dilatation des deux élémens vasculaires à
la fois. Dans le premier cas , la tumeur sera le siége
d'un bruissement , et même de pulsations augmentant
d'énergie sous l'influence des impressions morales ;
dans le second , elle prendra , lors des efforts d'expiration , une teinte livide ; on trouvera enfin dans
le troisième la combinaison des deux ordres de phénomènes.

Dans la catégorie où nous nous sommes renfermés
(collections morbides du sinus maxillaire) , l'absence
très-fréquente de toute douleur au début s'ajoute à
d'autres motifs tirés des dispositions anatomiques de
la région , pour envelopper le diagnostic d'une obscurité presque impénétrable. Si une pesanteur incommode ou des odontalgies viennent à faire cortége à
une tuméfaction à peine apparente , le malade abusé
les rapportera à une simple fluxion de la joue et n'in-
voquera pas les services de la médecine. Viendra un
moment où l'abondance de la collection morbide réa-
gira d'une manière ostensible sur les parois de la prison osseuse. C'est alors seulement, si ce n'est plus tard,
que des modifications survenues dans les traits de la
physionomie et dans les parties constituantes de la
bouche provoqueront une sérieuse attention, et don-
neront l'éveil aux sollicitudes.

Pour bien comprendre l'aptitude avec laquelle le sinus maxillaire finit par trahir la présence des liquides accumulés dans son sein, on se rappellera que l'os maxillaire supérieur, extrêmement léger eu égard à son volume, n'est autre chose qu'une énorme cellule dont les parois minces sont elle-mêmes creusées par une infinité de canaux ou de cavités secondaires (conduits dentaires supérieurs, antérieurs et postérieurs, canaux nasal et orbitaire, alvéoles dentaires). Progressivement amincies par l'effet d'une pression excentrique, et en vertu de leur élasticité, ces parois se distendent; la fosse canine se soulève ordinairement la première, et donne à la joue une prédominance insolite; la paroi nasale, refoulée du côté de la cloison, rétrécit le champ de la narine correspondante; les dents molaires sont ébranlées dans leur loge; la voûte palatine s'abaisse du même côté; le canal nasal, comprimé, ne livre plus un libre passage aux larmes; le plancher de l'orbite, repoussé, tend à déplacer le globe oculaire en avant et en dehors. Bientôt se révèlent d'autres modifications sous l'influence du progrès soit des collections morbides, soit et surtout des tumeurs de nouvelle formation : le ramollissement des parois, leur amincissement, leur usure, leur épaississement dans le cas d'exostose, leur transformation dans la masse morbide, lorsqu'il s'agit d'un ostersarcôme, le déjettement de l'os molaire en haut et en avant, celui de l'apophyse montant en dehors, plus communément dans un sens opposé, etc.

Il importe essentiellement de se mettre en garde

contre l'identité des phénomènes physiques produits
par la distension du sinus maxillaire dans le cas d'une
simple accumulation de liquide séro-muqueux ou purulent (hydropisie, empyème maxillaire), comme
dans ceux d'une tumeur fongueuse, fibreuse, sarco-
mateuse, commençante. C'est alors que les signes
différentiels doivent être invoqués dans toute leur rigueur et en mettant à profit la méthode par exclusion.
Nous renvoyons à cet égard à l'observation n° 1, en
ajoutant seulement que l'application du stéthoscope
sur la joue malade rendra au besoin d'utiles services.
En effet, lorsque la cavité du sinus se trouve remplie par un corps liquide ou solide, le bruissement
particulier produit dans les circonstances ordinaires
par le passage de l'air ne sera plus transmis à l'o-
reille, comme nous en avons plusieurs fois fait l'expérience. Toutefois les signes énoncés perdront singulièrement de leur importance, et s'effaceront, pour
ainsi dire, devant une certitude presque complète,
dès l'instant que la collection morbide s'annoncera
par une fluctuation du genre de celle qui a été rencontrée dans les deux cas relatés ci-dessus. On sera
fortement encouragé à pratiquer, sinon une évacuation par divers procédés de l'art que la nature aura
pour ainsi dire devancés, du moins une ponction ex-
ploratrice éminemment justifiable. Tantôt c'est dans
la fosse canine que la matière épanchée forme une
tumeur molle et fluctuante; tantôt c'est la voûte palatine qui lui sert de voie de manifestation extérieure;
tantôt enfin c'est par l'une des alvéoles du rebord
maxillaire que le liquide tend à sortir.

La conduite du praticien paraît naturellement tracée : donner issue au liquide par la région qu'il semble avoir en quelque sorte choisie. Mais si la fluctuation se fait sentir dans plusieurs points à la fois, comme dans l'observation n° 1 , l'esprit peut hésiter dans les déterminaisons du lieu d'élection opératoire. Il nous semble qu'on ne saurait mettre en doute les avantages de la perforation , soit de la voûte palatine , soit du sommet des alvéoles, pour peu que l'on réfléchisse à leur position déclive. Cette dernière méthode surtout se recommande dans les cas où l'une des molaires a été déjà cariée ou simplement ébranlée. L'extraction de l'ostéide devient extrèmement facile , exempte de douleurs ; et sans s'arrêter à ce premier temps de l'opération, comme le voulait généralement Méibomius, il convient de procéder sur-le-champ à la perforation. William Cooper se servait dans ce but d'une sorte de poinçon ; Heuerman d'un stylet, qu'il remplaçait ensuite par une canule, pour prévenir une trop prompte oblitération de l'ouverture. Richter , avec un trois-quart , arrivait au même résultat que Heuerman, en agissant avec plus de promptitude. Aussi, cet instrument doit-il être préféré. Nous n'ignorons pas que des chirurgiens d'un grand mérite, tels que Molinetti, Lamorier , Desault , se sont prononcés en faveur de la pénétration dans le sinus , entre la pommette et le trou sous-orbitaire , ou bien en traversant la fosse canine ; mais nous avons toujours répugné à l'adoption de cette méthode , bien que l'on puisse éviter la division cruciale des parties molles extérieures , que faisait Molinetti, en incisant la membrane muqueuse au fond de la rainure maxillo-labiale. Quant à la perforation de la voûte palatine, selon le procédé de Callisen, il était presque exclusivement indiqué dans le cas de Laville.

Après l'opération, le sort de la fistule maxillaire mérite au plus haut degré la vigilance du médecin ; car de son occlusion trop précoce ou opportune pourra dépendre la récidive du mal, ou sa guérison complète. Quelques chirurgiens ont pensé qu'il fallait maintenir pendant un certain temps l'ouverture béante à l'aide de sondes et de bougies. Bordenave préférait à celles-ci une canule de plomb, et Benjamin Bell un simple bouchon de bois, qu'il ne retirait qu'au moment du pansement.

Nous avons eu l'idée d'utiliser la dent elle-même qui avait été extraite, et nous avons trouvé ce moyen aussi commode que satisfaisant pour le malade.

OPÉRATION

DE HERNIE INGUINALE

(ENTÉROCÈLE)

AU BOUT DE VINGT-HUIT HEURES D'ÉTRANGLEMENT ;
— GUÉRISON ; — RÉFLEXIONS SUR LES INDICATIONS
RESPECTIVES DU TAXIS ET DE LA KÉLOTOMIE;

PAR M. Eugène BERMOND, D.-M.,

Le 21 octobre 1841 , vers trois heures de l'après-midi, je fus appelé auprès de M. C...., affecté d'une hernie inguinale droite qui s'était étranglée subitement le même jour, à midi. Le malade, âgé de quarante-deux ans, portait cette hernie depuis une vingtaine d'années et avait l'habitude de la contenir au moyen d'un bandage. L'étranglement s'est opéré pendant des efforts violens pour suspendre une masse assez lourde, Voici ce que j'observe : tumeur inguino-scrotale du volume des deux poings, dure, incompressible, ne donnant au toucher ni à la percussion aucune appréciation de gaz ou de liquides, et sensible à la pression ; envies de vomir assez fréquentes ; du reste, facies nullement altéré, température naturelle , pouls augmenté plutôt que diminué de

fréquence et de vivacité. Avant mon arrivée, M. le
docteur Mayaudon a pratiqué une saignée du bras, et
quelques manœuvres prudentes de taxis suivies d'un
bain général. Après avoir répété inutilement des tentatives de réduction, je prescris une application de
quarante sangsues sur la tumeur, un bain de trois
heures, et une potion composée de deux gouttes huile
de crotontiglium, sirop de fleurs de pêcher; eau de
fleurs d'oranger et de tilleul, à prendre par cuillerée
d'heure en heure.

Je me rends de nouveau auprès du malade à dix
heures du soir. Il était encore dans le bain, et j'en
profite pour faire sous l'eau de nouvelles tentatives de
réduction; tout-à-coup se déclarent des vomissemens
de matières alimentaires abondantes mêlées à un liquide bilieux. Jusqu'à ce moment, le malade s'était
borné à rejeter chaque cuillerée de sa potion purgative aussitôt après son ingestion. Facies plutôt animé
que pâle; langue légèrement blanchâtre, soif. Prescription pour la nuit : application de vingt sangsues
sur la tumeur, deux lavemens avec trois grammes
follicules de séné à trois heures d'intervalle, continuation de la potion purgative, bain avant la visite du
lendemain.

22 octobre, six heures du matin. — Les lavemens
ont déterminé quelques évacuations fécales provenant
du bout inférieur de l'intestin. Les cuillerées de la
potion purgative ont été tolérées, en provoquant toutefois des nausées. La tumeur n'a pas changé et ne
s'affaisse aucunement, malgré mes nouvelles ma-

nœuvres de taxis répétées par M. le docteur Astès. (Deuxième saignée du bras; cataplasme ; lavement purgatif; eau sucrée pour tisane.)

Midi. — C'est en vain que j'essaie la réduction, et tout me fait présager qu'elle sera impossible. Les nausées et les vomissemens ne se sont pas renouvelés ; le facies , le pouls et la température sont dans un état satisfaisant. Le ventre est souple , à peine météorisé , insensible à la pression. Sans attendre le moment où des symptômes inquiétans viendront à se manifester , et fort de la conviction que la hernie ne rentrera pas sans opération , je me fais un devoir de la proposer immédiatement. Le malade est autant surpris qu'épouvanté de ma décision , et déclare formellement qu'il ne s'y soumettra pas.

Une consultation est réunie, à laquelle assistent MM. les docteurs Rey , Astès et Mayaudon. Le taxis est essayé par tous, mais inutilement. Ils ne croient pas plus que moi à sa possibilité, et ils se rangent à mon opinion, que, malgré le bon état du facies, du pouls, de la température et de l'abdomen, malgré la suspension des vomissemens, ou plutôt à cause de ces conditions favorables, il faut procéder sur-le-champ à la kélotomie. Le malade argumente du calme qu'il éprouve pour refuser l'opération; mais il finit par y consentir, et je la pratique, en présence et avec l'assistance des confrères précités, à quatre heures de l'après-midi.

A l'aide de trois plis transversaux successifs, je fais une incision de la peau depuis l'anneau inguinal jus-

qu'au bas du scrotum. Six ou sept feuillets membraneux sont ainsi divisés successivement. Vient le tour
du feuillet péritonéal, dont la piqûre fait jaillir une
sérosité un peu rougeâtre et assez abondante. Les ciseaux agissant haut et bas, ouvrent largement le sac
jusqu'au fond du scrotum, et jusque près de l'anneau.
Alors apparaît complètement à nu une anse considérable d'intestin grêle (huit pouces à peu près de longueur), dont la portion mésentérique forme un assez
large éventail, à racine volumineuse, par l'enroule-
ment qu'elle subit au voisinage de l'anneau. La surface péritonéale de l'intestin, ainsi que le mésentère,
sont fort injectés. Le bistouri de Cowper, introduit
avec quelque difficulté, divise l'anneau par une incision en dehors et en haut. A peine l'intestin est-il
réduit, que le malade éprouve des coliques, devient
pâle et dans un état voisin de la syncope, auquel succèdent bientôt des frissons. Les frissons me paraissent
tenir à du spasme; ils cessent en effet aussitôt que la
croisée a été ouverte. Le malade éprouve une satisfaction très-vive de voir l'opération rapidement terminée, et débite des propos pleins de gaîté. (Calomel,
trois décigrammes en trois pilules; eau sucrée pour
boisson.)

Neuf heures du soir. — Pouls un peu fréquent; par
momens, douleur qui part du bas de l'abdomen et qui
remonte vers l'épigastre ; de temps en temps nausées
et éructations. Abdomen souple, complètement indolent à la pression, excepté à l'hypogastre, où existe
un peu de tension. Les coliques, qui se réveillent

assez fréquemment, paraissent tenir aux gaz dont le malade se dit incommodé et qu'il voudrait expulser. (Lavement avec deux grammes follicules de séné, friction avec l'huile de jusquiame sur l'hypogastre, fomentation avec l'eau de pavot sur le reste de l'abdomen.)

24 octobre. — Sommeil de la nuit interrompu de demi-heure en demi-heure par des coliques. Du reste, facies gai, animé, pouls à peine fréquent; des gaz ont été rendus par l'anus, et ont beaucoup soulagé. Quelques éructations par moment. Ventre souple et indolore. (Potion avec 30 grammes huiles d'amandes douces; eau sucrée continuée.)

Dans la journée, deux selles copieuses. Coliques moins fréquentes, ventre souple, indolore; cependant la région iliaque droite est un peu sensible à la pression.

25 octobre. — Le malade a eu la nuit quatre heures de sommeil; il a rendu deux selles très-abondantes et beaucoup de gaz. Depuis ce moment, disparition presque complète des coliques, ainsi que de la sensibilité qui existait à la région iliaque droite. Calme parfait; soif presque nulle. Eau sucrée, tranches d'oranges à sucer; continuation des fomentations émollientes.

Une troisième selle abondante dans l'après-midi.

26 octobre. — Deux selles copieuses ont eu lieu pendant la nuit, qui, du reste, a été fort bonne. État général très-satisfaisant; abdomen partout souple et indolore; appétit. (Quatre cuillerées de bouillon al-

ternées avec quatre cuillerées de lait, à trois heures d'intervalle.)

Le soir, première levée de l'appareil, qui avait consisté en une compresse fenêtrée et cératée, posée sur la surface de la plaie et recouverte d'un gâteau de charpie, de compresses longuettes et d'un bandage inguinal. Tout l'intervalle compris entre les lèvres de la plaie est déjà comblé par une masse de bourgeons.

La marche de cette plaie, qui a toujours conservé un aspect naturel, n'a rien offert de particulier ; seulement les feuillets aponévrotiques, divisés pendant l'opération, ont pendant quelque temps gêné l'adhésion de la masse centrale des bourgeons avec ceux des lèvres de la solution de continuité. Aussitôt après que leur excision et leur exfoliation successives ont été accomplies, l'effort concentrique de la cicatrisation n'a éprouvé aucun obstacle, et a été accéléré par l'emploi des bandelettes agglutinatives, combiné avec quelques cautérisations légères avec le nitrate d'argent. Tout était terminé, et le malade a pu vaquer à ses occupations le 27 novembre 1841.

S'il est une opinion généralement accréditée, c'est celle qui consiste à regarder l'opération de la hernie étranglée comme une des plus meurtrières de la chirurgie. Des statistiques affligeantes ont été invoquées tout récemment pour faire appel contre l'autorité de Boyer, qui avait déclaré la kélotomie peu dangereuse par elle-même. Ainsi, à côté de ceux qui se laissent dominer par les plus vives appréhensions, il en est d'autres qui s'abandonnent à cette confiante sécurité qu'inspirent le sentiment d'un devoir bien compris et l'espérance légitime du salut du malade.

Que par suite de l'étrange variété des arrangemens réciproques et des lésions que peuvent subir les organes herniés, la kélotomie soit une des opérations les plus difficiles et les plus délicates, voilà ce que personne n'osera contester : il y a eu et il y aura toujours unanimité à cet égard. Les difficultés préliminaires au débridement, et celles du débridement lui-même, exigent une grande circonspection, un discernement exquis, des connaissances minutieuses en anatomie, et une habileté éprouvée dans les dissections délicates. Si, par suite des qualités négatives de l'opérateur, le sac est méconnu, l'intestin piqué, un vaisseau important ouvert, le siége réel de l'étranglement ignoré, on devra s'attendre à de nombreux malheurs ; mais il ne sera pas juste de rendre l'art comptable des fautes et de l'inexpérience de ses ministres.

Toutefois, ce n'est pas la diversité d'appréciation des difficultés réelles de la kélotomie, qui a servi de point principal de divergence aux deux opinions que j'ai signalées. La détermination de l'époque à laquelle on doit recourir à l'opération exerce une telle influence sur ses résultats, que tel chirurgien, partisan du système exclusif de la temporisation, est découragé par de fréquens revers, tandis que tel autre, accoutumé à ne tolérer que les délais les plus légitimes, enregistre presque toujours des succès. Le premier accuse la kélotomie avec la même vivacité que l'autre la défend.

Tout le monde est d'accord sur cette maxime, que, dans la hernie étranglée ; le taxis doit être la règle et l'opération l'exception ; il n'y a de division parmi les esprits que pour le temps qu'il faudra accorder au premier moyen pour ne pas compromettre le second ; et en effet, cette question est à la fois fort délicate et fort complexe.

On a d'autant plus de raison de vouloir insister sur le taxis, qu'on a vu un nombre considérable de hernies étranglées être repoussées dans le ventre, lors même que déjà des tentatives multipliées avaient échoué. Pour mon compte, pendant mes quatre années de service à l'Hôtel-Dieu Saint-André, il m'est arrivé si souvent de réussir lorsque toute chance semblait déjà perdue, qu'il me serait impossible de renoncer avec trop de précipitation à ce puissant moyen de salut. D'ailleurs, on ne saurait mettre en parallèle les bénéfices subits d'une réduction non sanglante avec ceux que peut promettre l'instrument tranchant, dont le moindre inconvénient est de les faire acheter par la douleur. Aussi Desault avait-il préconisé le système de la temporisation, et était-il arrivé de la sorte à n'opérer qu'un très-petit nombre de hernies.

D'un autre côté, il faut bien se garder d'oublier que les organes herniés sont, par le seul fait de l'étranglement, inévitablement condamnés à l'inflammation et à la gangrène ; d'où il suit que les plus grandes précautions sont de rigueur pour éviter tout ce qui peut aggraver cette inflammation. Or, quoi de plus dangereux que des manœuvres trop multipliées de taxis, pendant lesquelles on soumet à des pressions continues, à une espèce de contusion permanente, un intestin irrité qui ne peut s'y dérober? La propagation rapide de la péritonite herniaire à la séreuse abdominale, la mortification, l'usure et la perforation de l'anse intestinale perdant dès ce moment tous ses droits à la réduction, voilà les conséquences d'une opiniâtreté déraisonnable. Il serait également dangereux de trop compter sur le bon effet des saignées générales et locales, pour faire cesser la constriction des parties en les dégorgeant. Si, plus d'une fois, dans notre pratique, nous avons vérifié pour leur utilité la justesse des assertions de Richter et de Callisen, nous ne pouvons pas non plus oublier qu'il s'agit bien moins de s'attaquer aux conséquences que de détruire le principe. Dominés par la crainte de perdre un temps précieux, Pott ne voulait pas qu'on attendît plus de deux heures ; Richter penchait pour la proscription du taxis, et Boyer avait hâte de se décider à l'opération avant d'avoir épuisé les autres moyens de réduction.

Nous dirons pour notre compte que l'opération à tout prix, de même que le taxis à tout prix, sont deux exagérations également condamnables.

Il est des circonstances particulières sur lesquelles il faut se guider pour faire un emploi judicieux du taxis.

1° *Age du sujet.* Le taxis aura d'autant plus de chances de succès et pourra être d'autant plus long-temps essayé que l'individu est plus jeune ou plus âgé. Cela s'explique par la flexibilité des tissus dans le premier cas, et par leur flaccidité dans le second. Chez les adultes, au contraire, la résistance des fibres et la force musculaire sont une condition négative de succès.

2° *Composition de la hernie.* Dans certains cas, le taxis doit être abandonné peu de temps après qu'on a essayé en vain les premières manœuvres. C'est lorsqu'il s'agit d'une tumeur herniaire tellement dure, que toute pression est évidemment insuffisante pour l'amoindrir et pour lui faire franchir le cercle de l'étranglement. Mêmes réserves contre l'abus du taxis, lorsque la hernie est une entérocèle, et par cela même susceptible d'être plus rapidement frappée de gangrène, surtout s'il n'existe autour de l'intestin ni épiploon ni paquet graisseux capable d'amortir les effets de l'étranglement.

3° *Énergie de l'étranglement.* Les hernies récentes et petites étant toujours plus fortement pincées que celles qui sont anciennes et volumineuses, il est convenable d'insister moins sur le taxis pour les premières menacées d'une rapide gangrène que pour les secondes. Il faut également tenir compte de l'étroitesse naturelle de l'orifice herniaire, du degré d'accroissement subit qu'a éprouvé la tumeur, etc.

4° *État aigu ou chronique de l'étranglement.* Les inconvéniens d'un taxis prolongé sont moindres dans l'étranglement chronique que dans l'étranglement aigu, surtout si l'individu est jeune, robuste et pléthorique;

c'est dans ce dernier cas que l'intervention des émissions sanguines, combinées ou non avec l'usage de l'onguent mercuriel et des topiques stupéfians, pourra être un puissant auxiliaire.

Toutefois, une remarque assez importante pour jeter l'esprit dans de pénibles incertitudes, c'est que les effets de l'étranglement ne sont pas toujours proportionnés à sa durée. La gangrène, que l'on tient avec tant de raison à prévenir, tantôt se déclare au bout de deux, huit, douze heures, tantôt, au contraire, ne se manifeste que le cinquième, le sixième jour, et même plus tard, bien que cependant les conditions paraissent identiques.

En face de pareilles perplexités, on comprend de quelle immense importance serait pour le praticien de posséder un *criterium*, d'après lequel l'appréciation exacte de l'état des parties déplacées déterminerait les limites au-delà desquelles l'opération ne peut être différée sans danger.

On a depuis long-temps proclamé le précepte de renoncer au taxis, si un calme subit succède à des accidens violens d'étranglement : on repousserait dans l'abdomen un intestin frappé de mortification. Mais les symptômes de la gangrène ne se manifestent pas toujours avec des caractères aussi tranchés. Il peut arriver que les symptômes d'étranglement persistent sans mélange d'aucun indice appréciable de gangrène, et cependant, si l'on réduit, il survient un épanchement de matières stercorales dans l'abdomen bientôt suivi de mort. M. Lisfranc cite deux cas de ce genre tirés de sa pratique (1).

L'état de l'abdomen mérite, plus encore peut-être que les signes indicateurs de la gangrène, de fixer la vigilance du chirurgien. Plus d'une fois il n'y aura encore que faible menace de gangrène, lorsque déjà la propagation de l'inflammation du péritoine herniaire au reste de la séreuse abdominale aura rendu l'opération plus susceptible d'aggraver le mal que de le détruire. Or, on ne peut nier que la péritonite ne soit une cause de mort aussi puissante que la gangrène, qui du reste n'enlève pas à l'opération toutes ses heureuses chances. Aussi, la *sensibilité abdominale* était pour A. Cowper le symptôme auquel il attachait la plus grande importance. Dans tous les cas pour lesquels il était appelé, il avait hâte d'opérer avant que l'abdomen ne fût devenu douloureux à la pression. Peu de temps après l'apparition des symptômes d'étranglement, dit ce célèbre chirurgien, le ventre devient tendu par suite de l'accumulation des gaz dans le canal intestinal, sans être cependant encore douloureux à la pression ; mais lorsqu'il se joint à la tension du ventre une vive douleur de cette partie sous l'influence de la pression, c'est une preuve que l'inflammation s'est propagée à la cavité abdominale. Dans ce cas on a de plus à combattre une péritonite, qui malheureusement ne peut que prolonger les conséquences funes-

(1) *Gazette des Hôpitaux*, n° du 28 décembre 1841.

tes de la maladie , même après la cessation de l'étranglement.

D'après ce qui précède, on voit combien sont com-
plexes les élémens d'appréciation pour la mesure et la
durée qu'il faut accorder aux tentatives de taxis. C'est
ici que le chirurgien s'attachera à tirer le plus grand
parti possible de sa sagacité et de son expérience, pour
n'omettre aucune des ressources que l'on peut raison-
nablement attendre de la main non armée. Il se sou-
viendra de ces paroles de Hunter : « La partie chi-
» rurgicale qui concerne les opérations est un argu-
» ment contre l'art de guérir ; c'est un aveu tacite
» de son insuffisance. Elle rappelle le sauvage armé,
» qui s'efforce d'arracher par la violence ce que l'hom-
» me civilisé obtiendrait par adresse. » Mais d'un autre côté il ne reculera pas devant la nécessité d'opérer,
sans attendre, pour s'y décider , la manifestation des
symptômes de la péritonite ou de la gangrène. Inac-
cessible à des espérances chimériques , de même qu'à
une pusillanimité coupable, il pourra étonner le malade par la brutalité apparente de ses décisions , rencontrer des résistances opiniâtres ; mais la conscience
de ses devoirs le rendra inflexible.

Telle a été notre manière d'agir chez le sujet de
notre observation. La tumeur herniaire était dure ,
incompressible ; elle avait résisté , malgré les bains ,
les saignées générales et locales, à des manœuvres
multipliées de taxis dirigées par nos confrères expérimentés de Bordeaux. Ils partagèrent tous l'avis qu'il
était convenable d'y renoncer, si l'on ne voulait s'ex-

poser en pure perte à confondre et à dégrader les organes herniés. M. Lisfranc a également professé que lorsque la tumeur est dure comme du silex , et qu'on n'obtient pas le moindre affaissement , il ne faut pas insister plus long-temps sur le taxis ; on n'obtiendra pas la réduction : il faut opérer. Je n'ai pas hésité à prendre ce parti , plutôt encouragé qu'arrêté par le calme du malade , par la diminution des nausées et par le peu de sensibilité de l'abdomen. L'ajournement, avec des indications positives d'agir , pouvait devenir un leurre funeste. Le malade a compris sa véritable situation , ainsi que les dangers inévitables qui résulteraient de la temporisation , et l'événement a confirmé d'une manière heureuse les prévisions de la science.

HERNIOTOMIE OMBILICALE

COÏNCIDANT AVEC UN ÉTRANGLEMENT INTERNE PRO-
DUIT PAR UN ANNEAU CANCÉREUX DU COLON;

Par le Dr EUG. BERMOND.

———◄►———

Marie Bernard , de Saint-Estèphe (Gironde) , âgée de trente-six ans , est reçue à l'hôpital Saint-André de Bordeaux , le 14 août 1841. Cette femme , d'un embonpoint assez prononcé, offre les symptômes sui-vans : facies cholérique , voix altérée , température de la peau un peu abaissée , pouls peu fréquent , as-sez résistant , quoique petit. Ce qui frappe surtout mon attention est le ballonnement excessif du ventre, qui résonne fortement à la percussion. Une dou-leur vague est accusée dans toute cette région, sans que la pression l'augmente. La malade est souvent prise de vomissemens de bile jaunâtre ; quelques vers lombrics ont été ainsi rendus. Une constipation opi-niâtre dure , ainsi que les vomissemens , depuis qua-tre jours. Explorée dans son lit, la malade nous mon-tre une tumeur herniaire , ombilicale, survenue il y a huit ans à la suite d'un accouchement laborieux. Elle pouvait la réduire facilement , et depuis quatre jours seulement cela lui est devenu impossible. Aussi fait-elle dériver toutes les douleurs de cette circonstance. Cependant cette tumeur, qui est du volume d'une petite

24

pomme , est molle, élastique et mobile , sans changement de couleur à la peau , mais irréductible, quelques manœuvres que l'on fasse. (Bain. Potion avec
huile de ricin 30 grammes, et huile de crotontiglium
une goutte, par cuillerée de demi-heure en demi-
heure.)

La malade a vomi successivement les cuillerées qui
lui ont été présentées. Persistance de la constipation
et de la tympanite ; les anses d'intestin se dessinent
sur la convexité de l'abdomen.

Six heures du soir , application de vingt sangsues
sur la région ombilicale. Potion avec l'huile d'amandes
douces. Lavemens avec neuf grammes follicules de
séné.

Onze heures du soir. Une amélioration s'est prononcée : le facies est un peu moins altéré ; une selle
copieuse , accompagnée de beaucoup de gaz, vient
de soulager subitement la malade. Trois heures se sont
écoulées sans vomissemens. Les piqûres des sangsues
fournissent encore beaucoup de sang. Réduction de
la tumeur toujours impossible.

15 août. — La nuit s'est passée sans sommeil et
avec des vomissemens toutes les fois que la potion
huileuse était administrée. La tisane d'orge , au contraire, est toujours supportée. Deux selles ont eu lieu ;
envies fréquentes d'aller à la garde-robe. La température du corps est un peu abaissée . Le facies altéré de
la patiente , ses souffrances, le ballonnement du ventre me font craindre de perdre un temps précieux,
C'est alors que je me décide à lever l'étranglement.

Ne pouvant profiter des lumières de M. Chaumet, chirurgien en chef, absent de Bordeaux, je priai M. le docteur Perrin, qui faisait en ce moment la visite dans les salles de médecine, de vouloir examiner un cas aussi important. Ce médecin honorable se rendit avec empressement à mon invitation, et après avoir partagé mon étonnement sur les caractères extérieurs d'une tumeur qui donnait lieu à des accidens aussi formidables, après avoir reconnu l'inutilité des essais du taxis, il jugea également que l'opération ne devait pas être différée.

Je la pratiquai sur-le-champ, de la manière suivante, à neuf heures du matin.

Une incision de la peau, à l'aide de petits plis transversaux successifs, parcourt le diamètre vertical de la tumeur, en le dépassant en haut et en bas de près d'un pouce. Une masse arrondie graisseuse, peu hypérémiée, se présente, recouverte par un feuillet membraneux très-mince, que je divise sur une sonde cannelée, de manière à obtenir quatre lambeaux triangulaires.

Le doigt peut dès-lors arriver sur le contour de l'ouverture herniaire, parfaitement remplie par le pédicule de la tumeur. Le bistouri d'A. Cowper, conduit par l'ongle de l'indicateur gauche, est engagé, et fait une division du cercle fibreux en haut et à gauche. La masse graisseuse n'en restant pas moins irréductible, je pratique une nouvelle incision directement à gauche, et cette fois, après quelques manœuvres assez faciles, la portion herniée rentre sucessivement et complètement. Une compresse fenêtrée , enduite de cérat, des boulettes de charpie superposées au centre , puis une masse de charpie, des compresses longuettes et un bandage de corps , ont constitué le pansement. Cette opération, faite rapidement , n'a déterminé aucune plainte de la part de la malade.

Je prescris huit décigrammes de calomel en huit pilules, à prendre d'heure en heure. La malade a horreur des potions huileuses , qu'elle rejette presque aussitôt. Eau glacée pour boisson.

Quatre heures du soir. — Faciès moins altéré, pouls résistant, peu fréquent, température presque naturelle , plus élevée seulement à la région abdominale qui est toujours ballonnée , mais plus souple. La pression y détermine une assez vive sensibilité. Des borborygmes bruyans s'y font entendre de temps en temps. Les vomissemens n'ont plus reparu depuis l'opération. La malade désire ardemment d'avoir des selles : les pilules n'en ont pas encore produit. Une onction abdominale , pratiquée avec une pommade composée d'un gramme extrait de belladone sur soixante grammes d'onguent napolitain , détermine un soulagement immédiat ; elle est renouvelée au bout de trois heures.

16 août. —La nuit a été agitée et complètement exempte de sommeil. Fatiguée par de pressantes et inutiles envies d'aller à la garde-robe, elle est parvenue, à l'aide de trois lavemens huileux , à faire quelques évacuations peu abondantes. Le matin, en outre de la persistance du ballonnement excessif du ventre,

le facies est plus altéré , l'œil moins vif ; la peau un peu froide ; le pouls petit et très-fréquent. Avec ces phénomènes très-alarmans coïncident cependant la disparition de tout vomissement depuis le moment de l'opération et la diminution de la sensibilité du ventre. Hoquet à de très-rares intervalles. Nouvelle onction mercurielle belladonée. Continuation de l'eau glacée pour boisson. Vésicatoires camphrés aux deux cuisses.

A midi, sommeil d'une heure, en même temps que réaction fébrile , annoncée par l'injection de la face, la chaleur de la peau , et la force augmentée des pulsations de la radiale. Deux heures plus tard , la température de la peau devient glaciale, le pouls presque insensible ; perte de connaissance. Mort à trois heures de l'après-midi.

Nécropsie, *le* **17** *août*. — L'abdomen , fortement ballonné par les gaz comme pendant la vie , est incisé de manière à laisser intacte la région de la hernie. C'est alors qu'apparaît en arrière de la cicatrice ombilicale une masse graisseuse du volume d'une pomme , allant se loger dans l'écartement des lames du ligament suspenseur du foie , dont l'attache à l'ombilic a été conservée. Le pédicule de la tumeur graisseuse herniée primitivement se reconnaît à un cercle rosé ; mais la coloration de la masse atteste que l'étranglement a été médiocre.

Le péritoine , en quelque endroit qu'on l'examine, n'offre aucune trace de l'inflammation la plus légère.

Le grand épiploon a été déplacé , et se trouve caché par l'énorme dilatation des colons ascendant et transverse, bourrés par des matières fécales. Ce vaste arc de cercle circonscrit des anses d'intestin grêle également distendues, mais moins par des résidus fécaux que par des gaz.

Le colon descendant, à son point d'union avec le colon transverse, se fait remarquer par son mince calibre succédant tout-à-coup à une ampliation très-considérable, comme dans les cas d'invagination. Après avoir débarrassé l'arc du colon de la prodigieuse quantité de pâte verdâtre qui l'obstrue, j'arrive à reconnaître qu'il ne s'agit nullement d'une invagination, mais bien d'un bourrelet circulaire de deux lignes d'étendue verticale, formé par un tissu squirrheux, parsemé de mamelons rougeàtres d'une épaisseur uniforme et suffisante pour donner lieu à un rétrécissement très-étroit. Du reste, aucun corps étranger capable d'expliquer d'une autre manière l'arrêt des matières dans ce point. Aucune saillie extérieure ne correspondait à ce bourrelet.

Parmi les autres détails de la nécropsie, je ne mentionnerai comme digne d'intérêt que l'existence d'une tumeur fibreuse, du volume d'une noix, logée dans l'épaisseur du corps de la matrice, derrière la cavité de l'organe restée à l'état normal.

RÉFLEXIONS.

Ce n'est pas malheureusement chose très-rare que les étranglemens internes. On connaît leur mécanisme et l'infinie variété de leurs causes : entortillement,

aplatissement, resserrement circulaire des anses digestives ; pas.age d'une anse au travers des déchi-
rures ou d'un simple écartement des fibres d'organes
voisins, sous des brides accidentelles ou pathologiques,
invaginations, tumeurs polypeuses, fibreuses, cancéreuses, nées dans l'intestin, tout ce qui peut en un
mot intercepter le cours des matières fécales dans le
tube alimentaire. Les symptômes qui annoncent cette
interception complète sont absolument semblables à
ceux que produit l'étranglement des tumeurs her-
niaires, et deviennent rapidement mortels, à moins que
l'obstacle ne soit accessible aux ressources de l'art ,
comme dans certains cas qu'on pourrait appeler exceptionnels. Mais la difficulté déjà si grande de reconnaître la nature et le siége de l'étranglement interne,
pour appliquer au besoin ces ressources , n'est pas la
seule perplexité qui arrête le chirurgien. Si l'individu qui a été frappé subitement d'un événement
aussi formidable porte une tumeur herniaire visible
à l'extérieur ; si cette dernière surtout n'est devenue irréductible que depuis le même moment, n'est-
on pas exposé à la considérer comme l'unique cause
de tous les désordres , et à concentrer sur elle seule
les efforts de la thérapeutique chirurgicale ? La seule
chance pour éviter la méprise sur le siége réel du
mal , consisterait dans une série de phénomènes pré-
curseurs capable de donner l'éveil sur un obstacle profondément caché , et indépendante de celui qu'on
a sous les yeux. Quelquefois on pourrait être éclairé par des signes sensibles , témoin le cas signalé par

Velpeau , d'une femme affectée d'omphalocèle. En
proie à des symptômes d'étranglement , elle fut reçue
à l'hôpital de la faculté de Paris : elle aurait été , dit-il ,
soumise à l'opération , si on ne s'était aperçu que dans
la fosse iliaque droite existait une tumeur dure ,
profonde et douloureuse. Tel était encore le cas de ce
boulanger , affecté de symptômes d'étranglement , et
qui finit par avouer , le cinquième jour , que , depuis
plusieurs années , il portait une hernie qu'il avait fait
rentrer avec peine peu d'heures avant la manifestation
des premiers accidens ; la tumeur était réellement rentrée. Après avoir provoqué inutilement des efforts pour
faire ressortir la hernie , et pouvoir ainsi mieux estimer
sa part au développement des accidens, Sanson aîné ,
sur l'avis donné par la consultation , qu'il fallait inciser l'anneau et rechercher la hernie , à l'étranglement de laquelle on rattachait les accidens, se mit en
devoir d'opérer ; mais , peu d'heures après , il ne tarda pas à découvrir pour la première fois , parmi les
saillies formées par les circonvolutions intestinales ,
une colonne cylindrique qui descendait du flanc gauche à la fosse iliaque. Il supposa dès lors que l'obstacle au cours des matières fécales ne pouvait être
fort éloigné de l'anus. Des purgatifs et des lavemens
répétés amenèrent la cessation des accidens.

Ces exemples , empruntés à deux chirurgiens re-
commandables , démontrent la difficulté extrême du
diagnostic en pareille occurrence , en même temps
qu'ils font ressortir tout ce qu'il y avait d'insidieux
et d'obscur dans le cas qu'il m'a été réservé d'obser-

ver, et dans lequel la constriction médiocre exercée sur le pédicule de la hernie n'a joué qu'un rôle extrèmement secondaire.

En supposant que l'on se tînt constamment en garde contre des faits de ce genre, pourrait-on, en l'absence d'une tumeur appréciable de l'abdomen, faire la juste part de l'influence qu'exerce la hernie sur la manifestation des accidens d'étranglement dont on aurait eu l'habileté de soupçonner ailleurs la cause ? Parviendrait-on à ce but d'après les caractères de la tumeur herniaire comparée à l'état du ventre, d'après le point de départ, la nature et la marche des douleurs, etc. ? J'avoue que l'absence de dureté, de rénitence, de tuméfaction et de douleur dans une hernie, lorsque tout l'abdomen est ballonné et sensible, est une circonstance capable de faire naître des doutes, même avec la condition de l'irréductibilité subite ; mais, d'une autre part, n'a-t-on pas vu souvent des pincemens d'intestins se dérobant aux explorations des hommes les plus expérimentés ? Le malade succombait victime d'un étranglement herniaire méconnu, tandis qu'on soupçonnait soit un choléra, soit un volvulus, soit une invagination, soit un empoisonnement, etc. Il est de plus bien difficile de tirer un caractère distinctif du point de départ et de la marche des douleurs. J'ai vu des hernies étranglées susciter des douleurs diffuses dont le point de départ réel n'était nullement apprécié par le malade. En résumé, je pense que nous n'avons pas de signes bien positifs pour échapper à des méprises. Toutefois, il vaut mieux à mon avis s'expo-

ser à faire une herniotomie inutile , que courir la
chance de laisser périr le malade avec un étranglement
ignoré dont on aurait pu le sauver. Si l'on avait à
faire à une obstruction fécale sans étranglement herniaire, l'opération ajouterait peu de chances à une terminaison ordinairement fatale.

La composition de la tumeur herniaire chez le sujet de notre observation mérite une mention particulière. C'était , comme on l'a vu , un énorme peloton
formé par l'accroissement outre mesure des vésicules
adipeuses comprises dans l'écartement des lames du
ligament suspenseur du foie. M. Fardeau cite une hernie graisseuse du même genre , et M. Velpeau dit
également en avoir disséqué une. On connaît encore
l'observation publiée par M. Olivier dans le *Supplé-
ment au traité des hernies de Scarpa.*

OBSERVATION REMARQUABLE

D'UN COUP DE FOUDRE ;

Par le Dr Eug. Bermond.

Il n'est que trop commun d'entendre le récit des morts soudaines et violentes occasionnées par l'électricité céleste ; mais rien n'est plus rare que de voir un foudroyé renaître à la vie , lorsque la décharge électrique a été assez forte pour anéantir, du moins en apparence , toutes les fonctions vitales pendant près d'une heure. A ce titre , et sous beaucoup d'autres rapports encore , il nous a paru convenable de publier l'histoire d'un malade que beaucoup de personnes ont vu avec l'intérêt le plus mérité, à l'Hôtel-Dieu-Saint-André de Bordeaux , chambre des payans.

Le 29 novembre 1839 , à huit heures du soir , la foudre tomba sur le navire *l'Hélène* , mouillé à l'ancre au bas de la rivière de Bordeaux , devant Goulet. Un des passagers , âgé de trente-cinq ans , qui allait rejoindre sa famille à la Guadeloupe , où il est ingénieur des ponts-et-chaussées , fut atteint par la décharge électrique et privé subitement de tous les signes de la vie.

Avec les connaissances que nous possédons actuellement en physique, aucun détail ne peut paraître trop
minutieux pour expliquer comment arriva ce terrible
évenement.

M. Marie s'était promené pendant l'orage sur le
pont, et n'était descendu dans la *chambre*, où ses
compagnons de voyage jouaient à la bouillote, que
sur les vives instances de l'un d'eux qui voulait lui
montrer son jeu. Il s'assied sur la grande table à côté
de lui, s'accoude nonchalamment, en tenant les jambes croisées et le pied gauche appuyé sur une chaise
fixée au plancher par une barre de fer. La grande
lampe qui éclairait la table était suspendue au-dessus de la tête des joueurs au moyen d'une tige métallique attenant à la clairevoie du plafond. En un instant
indivisible la foudre tombe sur le mât d'artimon,
pénètre dans la chambre par la clairevoie, brise la
lampe en mille éclats, bouleverse l'assiette en porce-
laine contenant les jetons, et les éparpille circulairement au loin. Les passagers n'ont éprouvé qu'une commotion, à l'exception de M. Marie que l'on trouve
étendu sans aucune apparence de vitalité. Après lui
avoir prodigué en vain des secours, on ne trouve rien
de mieux, en désespoir de cause, que de l'exposer
à une pluie battante de grêle ; enfin, au bout d'une
heure et quart, quelques mouvemens révèlent que
l'existence n'est pas perdue.

Tout le système pileux de la face, les cils des paupières compris, avaient été brûlés, ainsi que celui du
tronc et des membres, par l'étincelle électrique. Une

vaste brûlure dessinait au cou et à la poitrine le trajet parcouru par une chaîne en or garnie d'un crucifix, cadeau maternel que M. Marie gardait constamment sur lui. Les anneaux de celles-ci avaient été dispersés; on n'a retrouvé intacts qu'un fragment d'environ un décimètre, et le crucifix. D'autres brûlures du second degré parcouraient toute la longueur du membre inférieur gauche, sur le côté externe principalement, en partant de la malléole péronière où existait la plaie la plus profonde. A cette même place, la foudre avait réduit en fusion la boucle en métal qui fixait la chaussure, et avait enlevé celle-ci à une assez longue distance, en la déchiquetant comme auraient fait des ciseaux. Le membre inférieur droit ne présentait de brûlure qu'à la partie supérieure de la jambe droite et sur la face interne de la cuisse. Les bras avait été entièrement préservés ; il n'existait à la face que de petites phlyctènes disséminées. D'après la série des solutions de continuité précitées, on est porté naturellement à penser que c'est par la boucle externe de la botte gauche, probablement en rapport avec la barre de fer fixant la chaise, que la décharge électrique s'est faite de la nuée à la terre; elle a sillonné la surface antérieure du corps avec d'autant plus de facilité que la chaîne en or lui offrait un excellent conducteur. La boîte de la montre, en même métal, que l'on a soumise à mon examen, avait été dépolie dans une foule de points, comme si elle eût été attaquée par du mercure.

Au moment où M. Marie reprit ses sens, il récupéra toute la force de son intelligence, et ce fut en vain qu'on chercha à lui faire prendre le change sur l'origine de son mal. Il se rappela alors comme aujourd'hui la vive lumière qui l'avait douloureusement ébloui ; le pétillement et la sensation de brûlure qu'il avait éprouvés à la face ; le cliquetis des jetons renversés aurait également frappé ses oreilles ; mais il n'en fut pas de même du bruit du tonnerre dont il n'a aucun souvenir, pas plus que de toute espèce de commotion violente. Ce retour au sentiment de l'existence fut accompagné de tristes découvertes : sa vue était entièrement abolie , toutes les parties de son corps ne semblaient plus lui appartenir , tant les sensations étaient obtuses et les mouvemens difficiles : c'était une intelligence conservée intacte au milieu des ruines de l'organisation.

Les besoins d'uriner et d'aller à la selle ne se manifestèrent pas jusqu'au troisième jour. Pendant les six jours suivans, l'expulsion de l'urine et des matières fécales s'opéra avec beaucoup de difficulté.

Lorsque le malade entra à l'hôpital Saint-André , le 18 décembre 1839 , les plaies des brûlures étaient encore très-vives, à granulations vermeilles , très-serrées ; pouls petit, fréquent, parfois irrégulier ; battemens du cœur obscurs ; l'auscultation n'y découvrait aucun bruit particulier , pas plus que dans les organes respiratoires. La température de la peau était un peu abaissée : sensation pénible habituelle d'un froid de glace.

Intelligence parfaitement intacte ; exagération des dangers de sa maladie; nulle espérance en la possibilité

de la guérison ; sommeil rare pendant la nuit, accompagné de rêves ayant pour objet des corps en ignition
de toute espèce, et suscitant parfois des réveils en
soubresauts avec accroissement de douleur aux yeux.
Pendant le jour, assoupissement presque continuel,
lourd et fatigant ; céphalalgie frontale s'étendant
parfois jusqu'à l'occiput.

Les sens de l'odorat, du goût, et surtout de l'ouïe
avaient acquis plus de délicatesse. C'est avec un charme
inconnu jusqu'alors que les sons des orgues de Bar-
barie ou des clairons frappaient les oreilles du malade.
Fixité et comme hébétude dans le regard. Immobilité des pupilles. Vision rétablie depuis treize jours,
mais d'une manière fort incomplète; les objets ne pouvaient être distingués en quelques sorte qu'à la déro-
bée, et en excitant un larmoiement très-abondant,
ainsi qu'un picotement très-vif. Sens du toucher obtus.
Voix affaiblie notablement. Respiration lente, peu
profonde.

Anéantissement complet, véritable résolution des
forces musculaires. Le malade ne sent aucun lien qui
unisse les membres. La colonne vertébrale, jouissant
d'une flexibilité exagérée, est incapable de se maintenir sans point d'appui. Les membres inférieurs ne
peuvent êtres mus que lentement et dans la position
horizontale seulement : les jambes et les pieds paraissent lourds comme du plomb. La faiblesse des bras
semble moindre. Tout le corps, dans les déplacemens
qu'on lui fait subir, est comme une masse inerte,
obéissant au gré de la pesanteur. Ses diverses fractions,

étrangères les unes aux autres , ont le jeu désordonné , d'après là comparaison triviale , mais juste du patient , des pièces d'un *pantin de foire* articulées au moyen d'une ficelle. *Crampes* douloureuses, s'étendant depuis les orteils jusqu'aux genoux, fréquentes surtout pendant la nuit. Elles se sont manifestées pour la première fois le 10 décembre.

Appétit peu prononcé ; digestions un peu difficiles, attribuées aux suites d'une gastrite chronique.

Pendant les dix premiers jours qui ont suivi l'entrée du malade à l'hôpital , des bains généraux et des collyres émolliens ont été prescrits. Le premier bain a été suivi d'un sentiment de bien-être assez prononcé, mais le second a produit un tel accablement qu'il n'a pas paru convenable de recourir à un troisième. Deux fois, et à trois jours d'intervalle , les sangsues ont été posées derrière les deux oreilles ; la seconde application a seule produit du soulagement , mais il n'a pas été durable. La céphalalgie se fait sentir surtout pendant la nuit. Un purgatif , avec soixante-quatre grammes huile de ricin , semble avoir imprimé des secousses salutaires à l'économie , et diminué un peu le sentiment général d'engourdissement. Pansement des brûlures avec le linge cératé.

26 décembre. — Aucune modification notable dans les symptômes. Seulement le malade n'a découvert qu'aujourd'hui la paralysie de l'œil droit. Eprouvant plus de douleur qu'à l'habitude dans cet œil , il s'est avisé de s'en servir en fermant celui du côté opposé , et il a eu la douloureuse surprise de ne pouvoir rien

distinguer. Il avait été jusqu'alors dupe d'une véritable illusion, en croyant percevoir avec les deux yeux
les images que lui transmettait l'œil gauche seul. (Continuation du collyre émollient. — Soupe au lait.)

10 janvier 1840. — Il y a huit jours que le malade est soumis à l'usage du sulfate de quinine à la dose
de 40 centigrammes dans une potion. L'association à
ce sel de 5 centigrammes extrait gommeux d'opium,
et dans une autre circonstance de 2 centigrammes acétate de morphine, a été bientôt suspendue, ayant pour
effet d'augmenter l'engourdissement des membres
sans diminuer les douleurs des crampes. Le sulfate de
quinine a été préféré à l'extrait de quinquina coupé
avec du lait, qui, donné pendant deux jours, a eu
l'inconvénient d'irriter l'estomac.

Même résolution musculaire; la sensibilité des yeux
est un peu moindre, grâce surtout au port habituel d'un abat-jour. L'œil droit a pu percevoir aujourd'hui des rayons lumineux. Larmoiement abondant; sensation presque continuelle de petits graviers
sous les paupières; pouls un peu petit; sensation de
froid moins vive. Les brûlures sont en voie de cicatrisation. Le malade suce quelques côtelettes.

12 janvier. — L'appareil électromoteur de M. Fozembas, de Bordeaux, a été appliqué hier au genou
droit, en dessus d'une plaie qui persiste plus opiniâtre
et plus douloureuse que les autres, et aujourd'hui sur
le front. Des effets remarquables se sont fait sentir; les
douleurs de la plaie ont disparu comme par enchante-
ment : les crampes ont été moins vives, la céphalalgie

25

moindre. Le malade a goûté pour la première fois un sommeil agréable et réparateur.

14 janvier. -— Le sulfate de quinine n'a pas cessé d'être administré tous les jours en potion et à la dose de 40 centigrammes. Il cause le plus grand plaisir au malade, qui dit en retirer progressivement un surcroît d'énergie vitale, un rétablissement de calorification, une diminution dans l'assoupissement, et enfin une excitation dans l'appétit, ainsi qu'une activité plus grande dans les fonctions digestives.

8 février. — L'œil droit a subi, depuis le 10 janvier, des améliorations assez rapides. Dans ses progrès, la vision a donné lieu à des remarques intéressantes. D'abord le malade ne percevait que les ombres des personnes. Puis sont survenues des illusions d'optique qui faisaient paraître à distance les objets très-alongés en divers sens, comme dans certains miroirs courbes. Plus tard, la teinte grise générale des objets a fait place à la perception de leurs véritables couleurs. Les yeux ont conservé une sensibilité qu'avaient semblé d'abord exaspérer les collyres liquides ; aussi leur avait-on substitué avec avantage les cataplasmes avec la pulpe de pomme cuite. Maintenant l'eau de rose et de plantain est préférée par le malade à tout autre topique.

Depuis trois jours un phénomène assez curieux est venu surprendre le malade. Par momens, l'image des traits sinueux et brillans de la foudre apparaît à ses yeux en suivant une direction rapide de haut en bas et en s'évanouissant tout-à-coup.

Pupille toujours immobile et dans un état de dilatation normale.

Les crampes ont diminué d'intensité. Naguère elles étaient quelquefois assez fortes pour imprimer un mouvement de ressaut aux deux jambes ; d'autres fois , au lieu de s'arrêter aux genoux , elles s'étendaient jusqu'aux hanches , et alors le mouvement général de ressaut s'accompagnait d'un bruit de claquement dans les articulations coxo-fémorales. Ces crampes, qui ne se sont jamais fait observer aux bras , sont plus prononcées dans la jambe droite que dans la jambe gauche ; pendant qu'elles ont lieu , la vitalité des membres , qui sont déja notablement atrophiés , semble reprendre de l'énergie : le tact y paraît alors moins obtus. Parfois aussi, le malade sent ses jambes comme rapidement labourées par des fusées électriques.

Nous noterons aussi que , depuis une quinzaine de jours environ , la raideur s'est manifestée dans les régions dorsales et lombaires , ainsi que dans les cordes tendineuses des jarrets; plus tard, les articulations des coude-pieds ont participé à la même raideur. Ce premier contraste avec la flaccidité antérieure des membres nous a paru de bon augure, ainsi qu'au malade, qui a eu dès lors la conscience de ses muscles. Depuis la même époque, il a pu porter lui-même sa cuiller à la bouche pour manger la soupe. Les bras , en supportant divers objets , ne donnent plus une sensation aussi exagérée de leur pesanteur. Dès ce moment encore le malade a essayé de faire quelque pas , en se faisant soutenir fortement les reins par un infirmier.

L'appétit est bon ; les digestions sont faciles. (Deux côtelettes.)

15 février. — Le malade peut se tenir debout sans appui. (Demi-poulet à chaque repas.) La vision est plus nette, surtout pour l'œil gauche, et permet de distinguer les contours des objets.

1er mars. — Les deux yeux éprouvent encore par moment un sentiment de brûlure ou de gravier. Il y a quelques jours, le malade s'est aperçu, en essayant les lunettes (n. 13) de son ami, âgé de soixante ans, que par ce moyen il lui était possible de lire les caractères d'imprimerie. Il s'est empressé de profiter de cette découverte pour écrire à sa famille. Son écriture a été très-imparfaite, à cause de l'état du toucher. Il lui semble que les objets tenus entre les doigts en sont séparés par une pellicule d'oignon. Toutefois, il est moins exposé qu'auparavant à des illusions. Il ne lui arrive plus par exemple de croire tenir un corps lorsque celui-ci a déjà fui de ses doigts. Il n'est pas non plus tout-à-fait insensible, comme auparavant, au chatouillement de la paume des mains, et la plante des pieds, lorsqu'elle repose sur le sol, n'en paraît plus séparée par une enveloppe de coton, pour nous servir de l'expression de M. Marie.

Depuis hier, des sueurs ont apparu pendant la nuit ; jusqu'alors la transpiration avait été complètement nulle. Un premier bain hydro-sulfureux avait été administré la veille.

Enfin, pour la première fois encore, le malade a la conscience d'une solidarité d'union, d'une *articulation* entre la jambe et la cuisse. Les genoux , qui pliaient d'eux-mêmes , donnent la sensation d'une résistance.

30 mars. — Les bains hydro-sulfureux donnés dans le but d'exciter l'énergie des muscles ont été suspendus, parce qu'ils semblaient en augmenter la raideur ; il en a été de même pour les frictions avec la teinture de quinquina qui avaient remplacé celles avec l'huile de jusquiame ; cette dernière avait au contraire favorisé la torpeur de la faculté contractile. Les bains gélatineux sont actuellement en usage ; la potion avec le sulfate de quinine a été fidèlement continuée , à la grande satisfaction du malade qui divinise le bien-être qu'il en a éprouvé. L'appareil de M. Fozembas n'est plus employé depuis une semaine environ.

Pendant ce mois, des progrès vraiment remarquables se sont opérés dans la locomotion : peu à peu le malade a été capable de marcher avec des béquilles , plus tard avec une canne seulement ; maintenant il peut le faire sans aucun point d'appui , mais d'une manière lente et peu sûre encore , à cause de la raideur qu'il éprouve dans les mollets. Les bras agissent très-bien ; la vue est en bon état ; l'érection dans le pénis a commencé à se manifester. Mais une circonstance bien curieuse qui n'a jamais failli jusqu'à ce moment, c'est une succession bien régulière de jours bons ou mauvais, comme dit le malade. En effet , un malaise général , la céphalalgie , la raideur musculaire , une aptitude moins grande à l'exercice , se montrent régulièrement tous les deux jours. Heureusement que les progrès de la locomotion ne sont pas enrayés ; les muscles prennent du volume.

M. Marie a pu s'embarquer pour rejoindre sa patrie et sa famille. Son rétablissement s'est complété, d'après ce qu'il annonce dans sa correspondance (1).

Un coup d'œil rapide d'analyse sur le fait qu'on vient de lire nous conduit aux propositions suivantes :

1° La décharge électrique qui s'est faite de la nuée à la terre s'est dirigée de la tête vers le pied gauche de M. Marie. En effet, le membre inférieur droit n'a éprouvé des brûlures que jusqu'à l'endroit où s'opérait son entrecroisement avec la jambe opposée lors de l'accident. Les membres supérieurs n'ont reçu en quelque sorte que de simples irradiations latérales du fluide électrique, puisqu'ils n'ont présenté aucune brûlure.

2° La direction dans laquelle s'est propagé le fluide électrique à la surface antérieure du corps nous paraît avoir été influencée par la présence des corps métalliques (chaîne en or, montre de même métal, boucle d'acier).

Le fluide électrique a parcouru le trajet des ramifications principales de l'axe cérébro-spinal. Les centres nerveux ne paraissent avoir été atteints qu'avec beaucoup moins d'intensité, et comme en seconde ligne. Abstraction faite de la première heure, la céphalalgie et l'assoupissement ont été les seuls symptômes de la participation de l'encéphale aux effets de la fulmination.

4° L'abolition complète dans les premiers momens

(1) Mars 1842.

et plus tard incomplète de la sensibilité et de la contrac-
tilité (les muscles de l'œil et l'iris n'ont pas été étrangers à ces désordres), a été la suite d'une perturbation
violente de l'innervation. Ce fait se rattache à l'inapti-
tude connue du système musculaire des sujets morts
sidérés à répondre aux excitations électriques.

5° La perturbation de l'innervation a été accompagnée ou suivie d'une accumulation exagérée de fluide
électrique dans les organes chargés de cette fonction,
s'il faut surtout en juger d'après l'efficacité des moyens
propres à soutirer le fluide.

6° Le trouble de la circulation et de la respiration,
celui de la calorification qui devait en être la conséquence, peut-il être attribué à la part qu'auraient
prise au désordre les plexus nerveux des artères et du
cœur? Le sang lui-même a-t-il été étranger à toute
modification chimique?

7° Nous n'avons presque rien à dire sur l'influence
ressentie par les organes exhalans et sécréteurs. Les
glandes lacrymales ont énormément sécrété, tandis
que d'une autre part la peau n'a fourni que très-tard
ses liquides perspiratoires.

8° Les premiers bains administrés au malade, soit
à Goulet, soit à l'Hôtel-Dieu, ont occasionné un très-
grand soulagement. On sait que l'eau est un excellent
conducteur du fluide électrique, qu'elle l'absorbe et
le dissout avec facilité.

9° Les saignées générales n'ont pas été pratiquées,
à cause de la faiblesse excessive du malade, maigre
d'ailleurs et doué d'un tempérament sec et nerveux.

10° L'appareil électromoteur de M. Fozembas a eu des avantages précieux et incontestables. Cet appareil se compose d'une boîte en verre, présentant dans son fond une double surface métallique, dont l'inférieure est armée d'un grand nombre de pointes d'acier très-aiguës. Au centre de la boîte est une petite ouverture donnant passage à un cordon conducteur, destiné à faire communiquer la surface métallique supérieure avec le sol ou réservoir commun. Un petit réseau de soie est étendu entre les bords de la base de la boîte, pour préserver la peau de l'action des pointes placées à l'intérieur. L'appareil est fixé à un bandeau de soie qui sert à son application sur les parties. Voici maintenant la théorie de cet appareil, dont l'idée mère honore beaucoup son inventeur. Une partie est-elle le siége d'une condensation d'électricité animale, les aiguilles placées vis-à-vis d'elle lui cèdent continuellement une électricité opposée à celle qu'elle renferme, et tendent ainsi à neutraliser peu à peu cette même électricité, de manière à en rétablir l'équilibre naturel. La communication permanente des aiguilles avec le sol, au moyen du conducteur métallique, rend cette action progressive et continue. (Voyez l'ouvrage intéressant de M. le docteur Coudret, intitulé *Recherches médico-physiologiques sur l'électricité animale*. Paris, 1837.)

Aussitôt après que nous avons eu recours chez M. Marie à l'électromoteur médical, le sommeil est devenu doux et agréable, les douleurs des brûlures ont disparu, les crampes ont eu moins de vivacité.

Déjà, pour faire disparaître ces contractures musculaires, on avait essayé inutilement les moyens banaux, tels que la tige de fer placée sous les matelas du lit, dans la direction de la partie souffrante, l'application des pieds nus contre le sol, etc.

11° Le trouble des fonctions nutritives et le sentiment profond qu'il donnait d'un anéantissement complet des forces a été merveilleusement modifié par le sulfate de quinine. Dès les premières doses, M. Marie s'est senti en quelque sorte doué de l'aptitude à vivre, car il en avait toujours douté, avec l'absence complète d'énergie dans laquelle il se trouvait. Cet alcaloïde a été administré sans interruption tous les jours pendant quatre mois consécutifs, sans jamais causer la moindre excitation à son estomac, bien qu'il eût été le siége d'une longue irritation chronique. Rien n'égale l'enthousiasme du malade pour ce médicament. C'est par lui, disait-il, que je me sens animé de mouvement, de chaleur et de vie.

12° Le retour des images de la foudre sur la rétine et l'intermittence des jours de bien-être et de mal-être se rattachent à des lois déjà connues du système nerveux.

13° Les progrès de la force musculaire ont été signalés et accompagnés par une raideur des organes contractiles, qu'avaient même augmentée les bains sulfureux et les topiques excitans. Ces derniers ont été abandonnés pour faire place aux bains gélatineux et aux linimens huileux.

QUELQUES OBSERVATIONS

DE

MALADIES DE L'ENCÉPHALE;

Par le Dr Eug. Bermond.

L'histoire des maladies de l'encéphale , bien qu'elle doive de nombreux perfectionnemens aux beaux travaux des pathologistes modernes , est encore enveloppée d'une foule d'obscurités qui appellent le zèle des observateurs à de nouveaux efforts. Combien de phénomènes encore inexpliqués , combien de théories ingénieuses qui viennent échouer contre un certain nombre de faits brutaux ! combien d'exceptions à de magnifiques lois dont la découverte a fait l'honneur et la célébrité de leurs inventeurs ! Qui oserait affirmer que la science est trop riche en matériaux pour accomplir la tâche qui se déroule encore devant elle? Telles sont les réflexions qui m'ont amené à publier les faits suivans , dont j'ai été témoin depuis que je suis attaché à l'Hôtel-Dieu Saint-André ; ils ne me paraissent pas tout-à-fait dénués d'intérêt.

Amaurose. — Hydrocéphalie. — Mort. — Nécropsie. Kyste hydatique au niveau de l'entrecroisement des nerfs optiques ; épanchement considérable de sérosité dans les deux ventricules , etc.

Jean Larabas, âgé de seize ans , tisserand , d'un

tempérament lymphatique, n'avait encore subi aucune maladie sérieuse, lorsqu'en mai 1837 il fut pris de fièvre intermittente, accompagnée d'une violente céphalalgie. La fièvre céda à l'usage du sulfate de quinine; mais les douleurs de tête persistèrent, et le 15 juin de la même année le malade s'aperçut d'une diminution notable de la vue dans les deux yeux. Alarmé sur son avenir, il vint demander des soins à l'Hôtel-Dieu Saint-André de Bordeaux, où il fut admis, le 12 juillet 1837, dans le service chirurgical.

On reconnut une amaurose sans beaucoup de difficultés, et on dirigea contre elle plusieurs applications de sangsues aux tempes et aux apophyses mastoïdes. Plus tard un vésicatoire fut placé à la nuque. En dépit de ces moyens thérapeutiques, la céphalalgie ne perdit en rien de son intensité, et la vue alla de plus en plus en s'affaiblissant. Vers la fin du mois d'août, la cécité était complète; intelligence et appétit dans l'état naturel.

Dans le mois de septembre, malgré l'application plusieurs fois réitérée de la pommade de Gondret derrière les oreilles, l'état du malade va en empirant. Il se plaint continuellement de douleurs à la tête (cris hydrencéphaliques); celle-ci est tenue constamment renversée en arrière et les yeux sont dirigés en haut. L'usage de l'acétate de morphine par la méthode endermique n'apporte aucun soulagement, et le 11 octobre un nouvel exutoire est placé à la partie postérieure du cou. Le malade est devenu maigre, étiolé; cependant les fonctions s'exécutent bien, les membres

n'offrent rien de particulier. Le 20 , il fait une chute
du haut de son lit; dès ce moment il est dans un état
presque habituel de somnolence ; cependant il assure
que la céphalalgie est moins considérable. Le 22 , le
malade expire tout-à-coup dans la nuit.

Nécropsie le 22 octobre 1837.

Crâne. — En incisant la dure-mère , il est facile
de s'assurer qu'il n'existe de l'un ni de l'autre côté du
cerveau aucun liquide d'interposition entre les deux
feuillets arachnoïdiens , qui offrent un aspect légèrement luisant et sur lesquels le doigt passe sans garder
la moindre empreinte d'humidité. La surface des
deux hémisphères est unie , uniformément convexe
par suite de l'affaissement des circonvolutions; celles-ci
n'ont aucune vascularisation apparente , si ce n'est
au niveau des anfractuosités qu'elle seule sert à faire
reconnaître , tant elles sont effacées.

Avant de détacher le cerveau , à peine une incision
transversale est-elle pratiquée sur la partie supérieure
des lobes antérieurs, qu'il jaillit des flots d'une sérosité ressemblant à l'eau la plus limpide et qui distend
les deux ventricules latéraux augmentés notablement
dans leurs dimensions. La voûte dite à trois piliers a
conservé assez de résistance pour pouvoir être soulevée sans se rompre. Les couches optiques , les corps
striés, et généralement toute l'étendue des parois des
deux ventricules sont dans un état parfait d'intégrité
et semblent avoir subi une sorte de lavage. Les tranches pratiquées dans l'épaisseur de la substance cérébrale sont partout d'une consistance et d'une blan-

cheur parfaite, avec absence du moindre piqueté rouge.

A la base du cerveau apparaît, au niveau de la partie postérieure du *carré* des nerfs optiques, une vésicule grande comme un œuf de pigeon, remplie d'un liquide opalin, et laissant voir flotter, à travers la diaphanéité de ses parois, des corpuscules jaunâtres imitant des grains de poussière. Parmi ces corpuscules s'en trouve un du volume d'un pois, qui consiste en un amas de granulations de la même couleur. Une quantité considérable de ces dernières restent adhérentes à la face interne des parois de la poche hydatitique. Après que le kyste a été vidé, on peut très-bien s'assurer qu'il a pris naissance sur une masse quadrilatère de la forme et du volume de la selle turcique au niveau de laquelle elle était située. Cette masse est friable, et consiste en un tissu assez ferme, criblé d'une multitude de grains jaunâtres dont quelques-uns sont mous, tandis que la grande majorité a la consistance de la craie et s'écrase comme elle entre les doigts. Elle repose sur la partie postérieure du kiasma des nerfs optiques qui est déformé, enduré et un peu renflé à l'endroit où se séparent les deux nerfs optiques, qui du reste n'offrent rien de particulier.

A part quelques tubercules dans le poumon, les autres organes n'ont présenté rien de bien important à signaler.

*Accès épileptiformes. — Paralysie du côté droit. — Mort;
masse tuberculeuse considérable dans l'hémisphère
gauche du cerveau.*

Aller, âgé de seize ans, d'une constitution scrofuleuse, avait été amputé à la jambe droite, deux ans
auparavant, à l'Hôtel-Dieu-Saint-André, pour une
ostéite tibio-tarsienne, lorsqu'il rentra au même hôpital le 13 septembre 1837. Il est pâle, anémique;
la teinte de la peau est exactement celle qui est particulière aux chlorotiques. Il est frappé de paralysie
du côté droit, sans déviation des traits de la face ni
de la langue, et il est sujet presque continuellement
à des accès épileptiformes, pendant lesquels il grima-
ce, a les yeux en convulsion et se gratte avec la main
gauche le côté droit de la face. Cet état persiste jusque
vers le mois de décembre, époque à laquelle il est pris
d'un délire très-loquace, qui dure près de deux jours
sans interruption, et semble céder au bout de ce temps
à l'usage des alimens qu'il réclame avec de vives instances et mange avec beaucoup d'avidité. Pendant les
jours suivans, lucidité dans les idées, interrompue
de temps à autre par des propos incohérens ayant
constamment pour objet des idées lugubres d'empoisonnement, de mort prochaine, de funérailles. Cette
idée fixe, qui l'afflige sans cesse, s'est fait remarquer,
depuis la première apparition, pendant les neuf derniers jours du délire jusqu'aux heures qui ont précédé
la mort, bien que du reste il reconnût les personnes
qui l'approchaient, répondît aux questions qu'on lui

adressait et fût exempt d'accidens nerveux. Jusqu'au dernier jour aussi , il y a eu de l'appétit et de la constipation.

Nécropsie le 4 janvier 1838 , huit heures après la mort.

Après l'incision de la dure-mère du côté gauche , on reconnaît que l'arachnoïde est adhérente au pourtour d'une surface blanc-jaunâtre occupant la partie la plus élevée de l'hémisphère , dans une étendue de trois pouces de longueur sur deux pouces de largeur. Plongé en cet endroit , le bistouri est conduit dans une grande masse de matière tuberculeuse jaunâtre , ayant exactement l'aspect du pus concret, et formant au centre ovale de Vieussens un amas globuleux plus compacte, reposant profondément sur la moitié gauche du corps calleux avec lequel elle se confond. Non loin de ce noyau, se rencontre un véritable sac à parois membraneuses et mobiles , qui découvre , après l'incision , une cavité tapissée de matière purulente à demi-concrète ou tout-à-fait liquide. Ce kyste, qui pouvait contenir une grosse noix, ressemble à beaucoup d'égards à une caverne pulmonaire. La couche cérébrale qui entoure toute la masse tuberculeuse est blanche , ramollie , comme déliquescente ; on dirait de la crême.

Dans l'hémisphère du côté droit , la membrane arachnoïde, la cavité du ventricule correspondant ont présenté l'état normal. Rien de particulier dans la substance cérébrale.

Les cavités thoraciques et abdominales n'ont pu être ouvertes.

L'articulation du genou droit était ankylosée ; la surface du moignon se trouvait convertie en un tissu fibreux dans lequel venaient se confondre les bouts des vaisseaux, des nerfs, des muscles ; ces derniers étaient atrophiés.

Un autre exemple d'affection tuberculeuse du cerveau s'est offert peu de temps après à mon observation chez un jeune homme robuste, atteint d'un rétrécissement du canal de l'urètre. La difficulté d'uriner n'était pas telle qu'il fallût recourir sur-le-champ aux instrumens ; aussi les deux premiers jours qui suivirent l'entrée du malade à l'hôpital Saint-André se passèrent-ils sans qu'on y fît beaucoup d'attention ; il avait d'ailleurs de l'appétit, se promenait dans la cour. Le troisième jour, après avoir essayé inutilement le cathétérisme, on cherche à franchir de vive force l'obstacle à l'aide de la sonde droite d'argent. Ces tentatives n'eurent d'autre résultat qu'une hémorragie abondante du canal de l'urètre, accompagnée de vives douleurs ; le soir, la verge se gonfla considérablement, la fièvre s'alluma, et le malade tomba tout-à-coup dans un coma profond. Une saignée fut pratiquée, sans amener aucune modification. Des révulsifs cutanés furent également impuissans contre une affection cérébrale qui se déclarait avec autant de violence. La mort eut lieu dans la nuit.

A l'autopsie, nous trouvâmes dans l'épaisseur du lobe postérieur de l'hémisphère gauche du cerveau un tubercule du volume d'une grosse noix, dense et de couleur jaunâtre dans sa partie centrale, déliquescent à sa périphérie, entouré dans un rayon de près d'un pouce d'étendue par une bouillie blanche, presque liquide. Toutes les autres régions du cerveau, le cervelet, la protubérance cérébrale, la moelle, furent soumises au plus sévère examen et ne présentèrent rien de particulier.

Ainsi, dans l'espace de douze heures seulement, des symptômes sont venus révéler le travail pathologique dont le cerveau était le siége dans une si grande étendue et à un si haut degré. Jusqu'à ce moment le malade n'avait éprouvé que des accès de morosité que l'on pouvait attribuer à des chagrins dont il était miné ; ses camarades me racontèrent encore que souvent il était comme assoupi. Mais il y avait loin de cet état d'incurie ou d'affaissement moral à la gravité des symptômes qui se sont déclarés subitement, le jour même où des manœuvres violentes et douloureuses avaient été exercées sur la verge. Il est difficile de dire si celles-ci ont été absolument étrangères à l'explosion des phénomènes cérébraux. Y avait-il rapport de causalité ou simple coïncidence ? La première hypothèse trouverait son appui dans un assez grand nombre d'exemples d'étroites sympathies entre les organes génito-urinaires et l'encéphale. Je me contenterai de citer l'excellent ouvrage du D^r. Lallemand sur les pertes séminales.

TABLE DES MATIÈRES.

Pages.

Pages.

www.ingramcontent.com/pod-product-compliance
Lightning Source LLC
Chambersburg PA
CBHW061004220326
41599CB00023B/3821